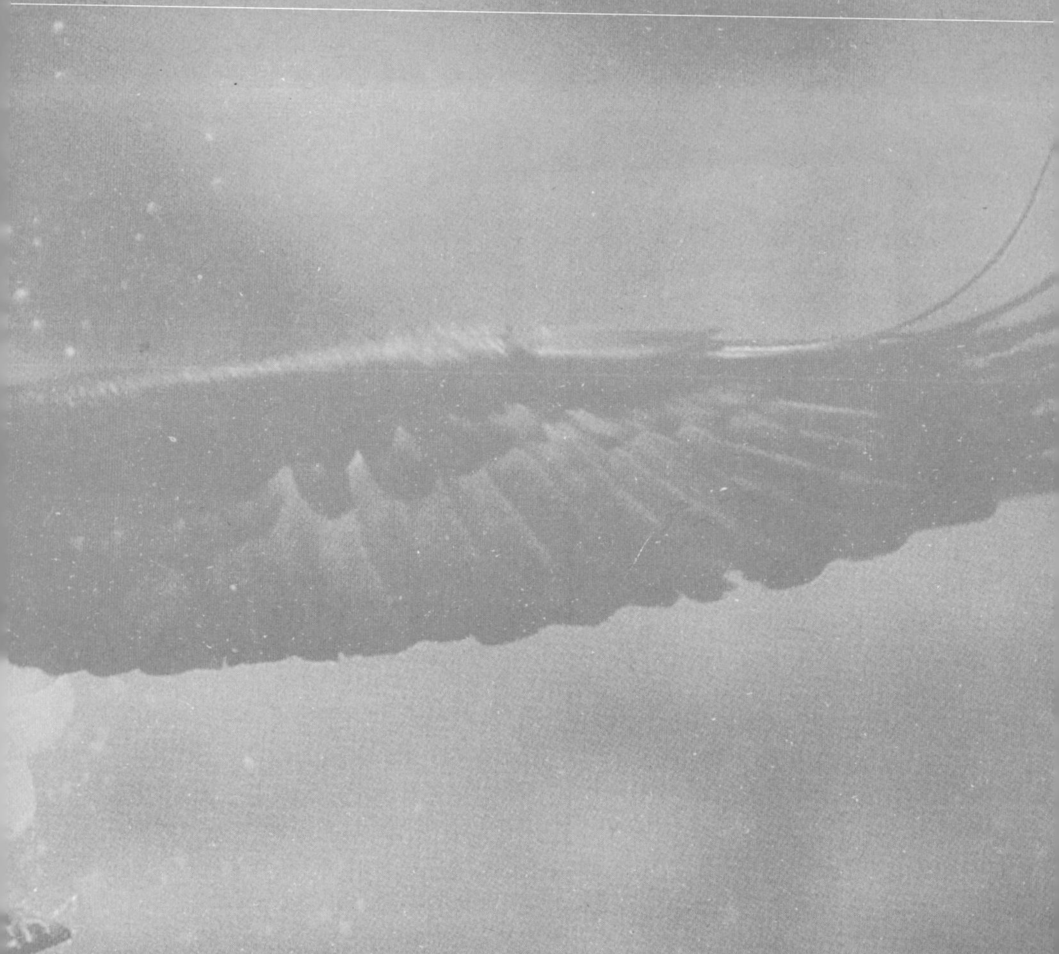

大展好書 好書大展

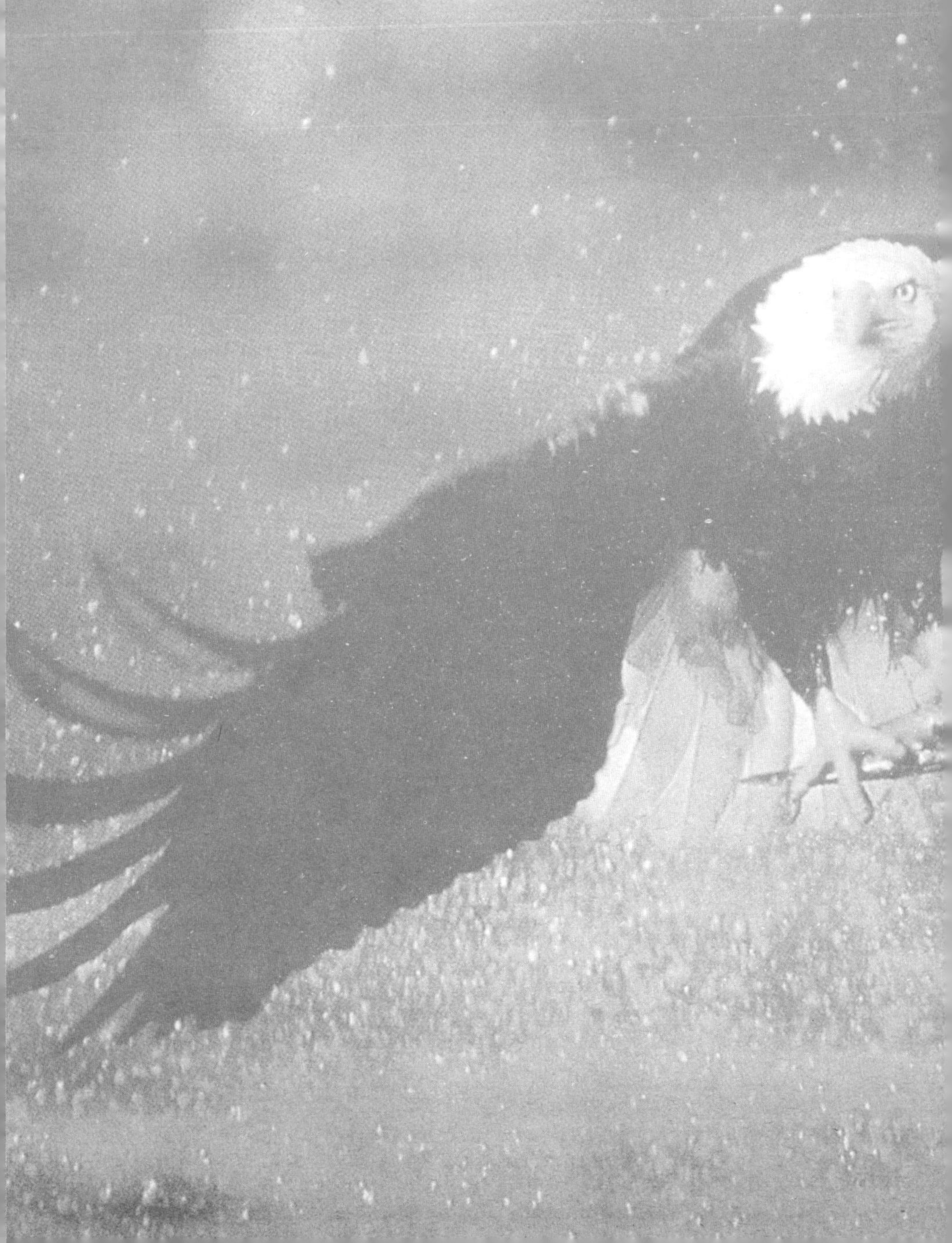

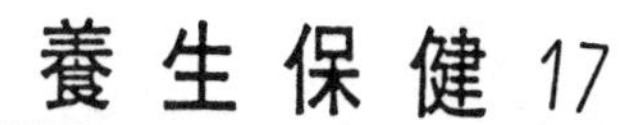

三元開慧功

辛桂林／著

大展出版社有限公司

前言

氣功是中華民族寶貴的文化遺產，是中國醫學寶庫中的一顆燦爛明珠。氣功是一門既古老又新興，涉及多種學科的交叉科學。它是當今人類研究探索人體科學，揭開人體「特異功能」奧秘等奇異現象的敲門磚。錢學森曾指出：「氣功是現代科學的科學，高技術的最高技術。」

三元開慧功是在繼承佛、道、儒、武、醫等傳統功法基礎上，結合個人三十多年練功體驗，融合各門派之精華而創編的、獨具特色的上乘功法。它是以辨證唯物主義，中醫學理論，以及現代科學系統論、全息論、物場論、心理學等為理論基礎的。

本書分為上、中、下三篇。上篇內容為功理；中篇內容為功法；下篇內容為醫療氣功的機理與技法。在功理部分，力求運用現代有關科學理論，清楚地闡述古老的氣功，使其呈現新意。功法部分是本書的主要內容，以大量的文字和圖，介紹三元開慧功的基礎功、中級功和高級功，以及養生法。

基礎功包括七節樁功、九節動功;中級功介紹外氣內收、採氣、內氣外放與回收、氣感辨物、遙感訓練、看光看氣等方法；高級功中介紹了空虛功、念力功、思維設場、調場以及金鋼彈子功等功法。

在醫功部分，介紹了醫理、醫技、醫效，以及適應症和病案，可以使讀者體會到，氣功不僅可以健身，而且還是一項全新的醫療技術。它是作者多年氣功醫療實踐的體驗。

三元開慧功具有整體性，各種功法構成一個完整的體系。它以強腎、舒肝、健脾、益肺、養心、開慧增智為出發點，以祛病健身、調動人體潛能，調整、煥發精、氣、神三元為目的，運用三調（調身、調息、調意）通三關，把自我融於宇宙大我之中。人在氣中，氣在人中，天、地、人三元合一。

然而，三元開慧功各種功法又具有一定的獨立性。每個人可根據各自的不同情況選擇其中某一部分進行練習。但練到一定程度後就要有計劃地、系統地刻苦練習全套功法，以便提高功力，上升到更高層次，開發出潛在功能。

三元開慧功既不純粹是佛家功，又不全是道家功，更不只是武術拳路，它是各家的共有財富。在創編過程中，力求遵循古老氣功的原則，又求與現代科學相結合，所以它具有獨到之處。

但由於本人水平有限，它也難免有缺欠之處，敬請各位氣功前輩和氣功同仁不吝賜教！

願將三元開慧功奉獻給龍的故鄉、炎黃的子孫，以及愛好氣功科學的各國朋友們。

辛桂林

一九九二年九月於廊坊

目錄

中篇 功法

下　篇　醫療氣功的機理與技法

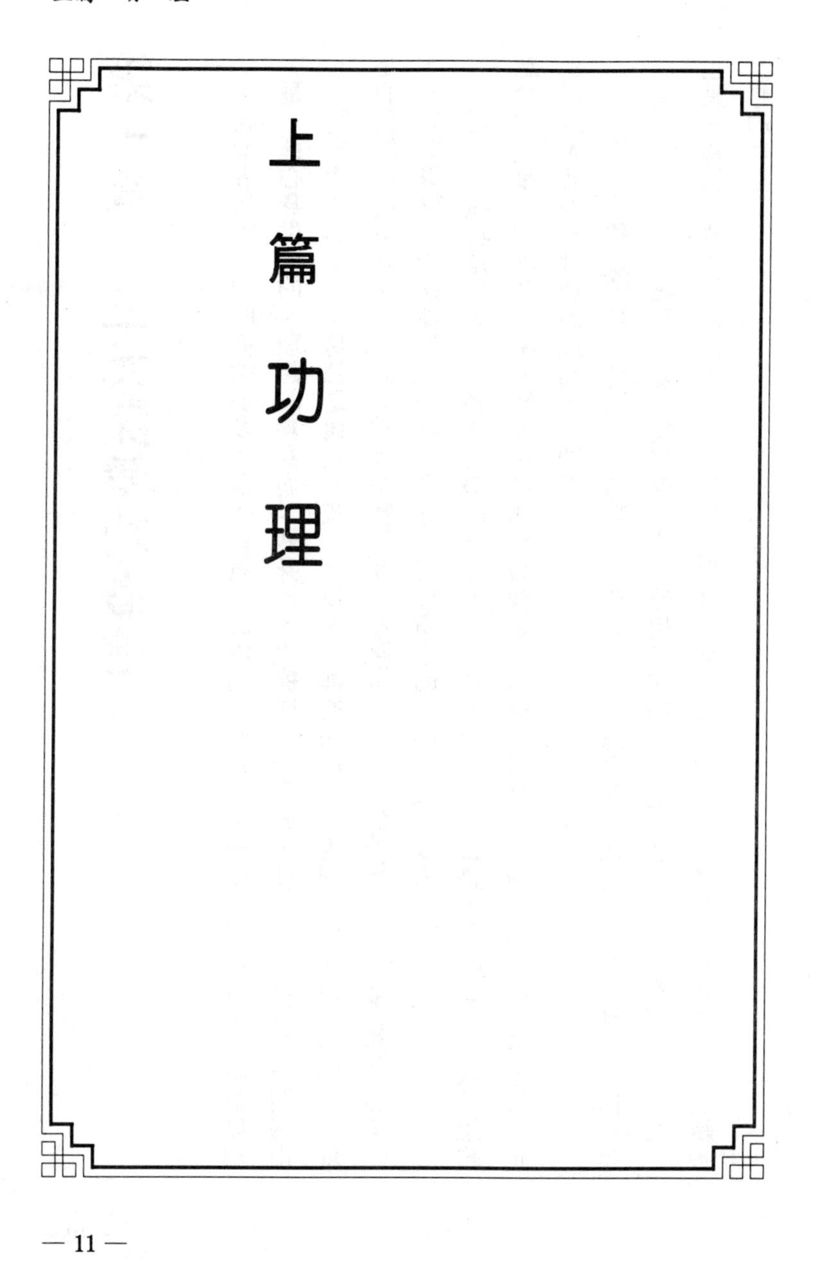

上篇 功理

第一章 三元開慧功概述

我國古代對氣功的稱謂很多。現代對氣功的內涵仍然是衆說紛紜。嚴新講：「所謂氣功，是一種心身併練的、理想的養身術、健身術、治療術、長壽術、技擊術、增智節能開慧術。」劉貴珍認為：「氣功就是通過姿式、呼吸、心神的調練，來達到培育元氣的目的，這就是我們統稱的氣功。」（《氣功療法實踐》）林厚省認為，氣功就是「練氣和練意的功夫。」（《氣功學》）錢學森講：「氣功是近代高技術中的一門高技術或者說最高技術。」可見，氣功是通過人體各種姿勢的調節，即調身，和呼吸的調整，即調息，以大腦思維意念的調整，即調意，來調動人體各部分的機能，誘導和開發人的潛在功能的一種方法，也是運用人體內氣做功的最高技術問題。

當代功法種類繁多。有動功、靜功、有意念功、無意念功、性功、命功、硬功、內功等。三元開慧功是一種既有動功又有靜功的動靜相兼的功法，是意念微微、沾意即得的功法，也是一種性命雙修的功法，同時，它又是既練硬功，又練內功，外氣內收、內氣外放的練養兼修的功法。

第一節 三元內涵

三雖然是數詞，但代表多數，表示事物的組合與發展，是一個生人之數，內涵豐富。三生萬物。《老子》：「道生一，一生二，二生三，三生萬物。」揭示了自然界演變的客觀規律。

張紫陽說：「道是虛無生一氣（太極），便從一氣生陰陽（一而二），陰陽再合（太極之神）成三體（二生三），三體充生萬物昌。」在自然界，積陽為天，積陰為地，天地陰陽相互作用，便產生出生命。生命的出現，不是簡單的陰陽相加，而是一種全新的事物。這樣，在這裡，我們就提出了一個新的公式：一加一等於三。

這不同於一般的數學等式，它揭示了客觀事物相互作用的本源。一個系統同另一個系統組合，構成一個新的更大系統，這個系統已不再是原來的任何一個系統。男女結合構成一個家庭，生兒育女，就已不再是原來的一男一女組成的家庭，而是一個有兒有女的家庭。陰陽二氣相互作用，獲得新的平衡，形成一個新的統一體。此新的統一體不能再看成是二，而是比二又進一層。按照現代系統論的觀點，各因素相組合而形成新的統一體不等於各部分之和，它是一個新系統，「系統功能大於各部分之和」。如一支筷子易折而一把筷子折不斷；一根線不能當衣服穿，織成布就可以做成各種各樣的服裝。所以，一個新的系統陰陽統一體，既具有陰與陽兩種相反的質，又具有整體統一的新質，因此，得出一加一等於三的算式。

這不是一般的算術，而是客觀事物組合演變的自然規律。從這種意義上看，三是一個無限大的數字，也是事物發展的基數。

三元解義

提到三元，有不同的內涵。宇宙三元指天、地、人，天之三元指日、月、星，地之三元指火、風、水，人之三元指精、氣、神。

一、宇宙三元

天、地與生命三者共同構成了宇宙，天、地、人被稱為宇宙三元。

在這三元之中，天為陽，地為陰，人得陰陽中和之氣，天地人三元合一。人是宇宙的全息元，人和天地自然大同小異。人的生命受之於天地中和，人的精神受之於天，人的形骸受之於地。法天之理，亦具三元之氣。人與自然是一個統一的整體。古人謂之「天人合一」。天有晴陰雨雪，人有喜怒哀樂；天有不測風雲，人有吉日之災。宇宙間大自然生態息息相關。人與自然、人體自身各器官之間也構成這種「天地與我並生，萬物與我為一」（《莊子·

齊物論》）的生命鎖鏈。所以，自然界天地萬物的變化勢必影響人的生命活動；反過來，人的生命活動，又作用於天地萬物，影響改變它們的運動過程。

在天、地、人三元關係中，「惟人萬物之靈。」人是生動的、有靈魂的宇宙的主體。人既順應大自然客觀變化的規律性，又能改造大自然，以滿足人類自身生存的需要。天地演化有了人，人所以能在千變萬化的大自然中繁衍生存下來，就是由於人有駕馭自然的能力，人有順應自然和改造自然的雙重本領。人如果失去其一，就會被自然所淘汰，招來毀滅之災。所以，人既不要聽信天命，也不要忘乎所以，違背天地之規律，要充分發揮人的智慧，去適應和改造自然，成為立足於天地之間的主宰。

二、人之三元

人之三元精、氣、神，又謂三寶、三奇、三業。太凡練功之人，無論何門何派都十分重視精氣神三元在人體中的重要地位和作用，都強調對精氣神的修煉。《類修要訣•養身要語》：「元氣實，不思食。元神會，不思睡。元精足，不思慾。三元全，陸地仙。」《性命圭旨》：「精、氣、神，謂之三元。三元合一者，丹成也。」

1、精，生命的物質基礎　《素問•金匱真言論》：「夫精者，身之本也」。柳華陽《金仙證論》指出：「精為萬物之美，即養身立命之至寶。」又：「人有其精則生，人無其精則死，所以精者，即性命之根源。」可見精是人生命活動的物質基礎、原生之本。

精有「先天之精」與「後天之精」的區分。《靈樞·經脈篇》中寫道：「人始生，先成精，精成而腦髓生。骨為幹，脈為營，筋為剛，肉為牆，皮膚堅而毛髮長。穀入於胃，脈道以通，血氣乃行。」說明人在母體孕育時，最先生成的就是精，謂之「先天之精」，又稱元精。它稟受於父母，來源於先天的精氣，能繁殖後天，所以又是生殖之精。後天之精，是指水穀等營養物化生的精微物質。它是通過脾胃的運化升降消化吸收而生成的。這些精微物質分貯在五臟，所以，有心精、肺精、肝精、脾精、腎精之說，統稱臟腑之精。人體之精，以腎為藏精之要處，即所謂腎藏精、腎為本。腎精的盛衰與否直接影響人體的生長、發育、生殖能力與健康。歷代醫家、氣功家、養生家，無不以固精養腎為要。

三元開慧功也從這點出發，把強腎固精、練精化氣作為充養其身的主要手段，達到增智開慧、防病治病、延年益壽之目的。

先天之精與後天之精相互依存、相互促進。先天之精為後天之精準備了物質基礎，創造了先天條件，奠定了能級，又稱慧根。先天之精越是充盈，慧根能級就越高，練功就有了先天條件，就為成功奠定了堅實的基礎。

然而，如果先天不足，就只有靠後天之精不斷的充養了。這就是人通過進食水穀，經過脾胃運化消化吸收不斷補充。保精、固精，是充養先天之精的另一種手段。保精為養生長壽的第一需要。《上陽子》：「養生之士，先寶其精，精滿則氣壯，氣壯則神旺，神旺則身健而少病。」保精，重要的是防漏。張景岳講：「慾不可縱，縱則精竭，精不可竭，竭則真散。益精能生氣，氣能和神，營衛一身，莫大於此。」《黃庭內景經》：「閉了精路可長活，壽億萬歲將有餘。」所以，精氣切須堅慎守，益身保命得長久。

聚精、採精、是補充先天之精的第三種方法，謂之煉精。通過三元開慧功的修煉，可以不斷地疏通經絡，採取天地之精氣，獲宇宙大自然之精微、三才合真。《道家．太極門．三才合真訣》：「應時訣：天地應子丑，人物看寅卯；應時接真炁，二至二分交。」二至，指冬至、夏至。二分，指春分、秋分。此乃正是陰陽相交之分。「合真訣：抛玉引金，以真合真；先開心戶，地脈天經。合得人炁，百脈開屏，合得地炁，磁向應身，合得天炁，三界通靈……」。要接三才真炁，必先修得自身真炁，叫「以真合真」。

接人神真炁，向師傅學功，必先打開自身心戶性門。接地炁須打開地脈，接天炁須打開天經。開門戶並不是容易的，功夫到時才能開。合得人炁，百脈百穴開張，通體太和聚炁成精。合得地炁，自身磁場與大地磁場共振，融為一體。合得天炁，引發神通，即謂六通：天眼通、天耳通、他心通、宿命通、神境通、漏盡通。《陰符經》：「天人合發，萬化定基」。人的潛在功能充分發揮調動出來了。

2、氣，生命活動的動力　氣，是構成人體和維持人體生命活動的最基本物質。《素問．

寶命全形論》寫道：「人以天地之氣生，四時之法成」，「天地合氣，命之曰人」。說明人的形體構成，是以氣為物質基礎的。《醫門法律》又說：「氣聚則形成，氣散則形亡。」《難經・八難》說：「氣者，人之根本也」；張景岳在《類經・攝生類》一書中寫道：「人之有生，全賴此氣。」可見，氣對於人體的生理功能具有十分重要的作用。其功能主要表現在五個方面：

①推動作用。氣是活力很強的精微物質，對於人體的生長發育、各組織器官的生理活動、血的生成和運行、津液的生成、輸布和排泄等，均起著推動、激發的作用。

②溫煦作用。《難經・二十二難》寫道：「氣主煦之」，說明氣是人體熱量的來源。人體體溫，是依靠氣的溫煦來維持恆定的；臟腑器官生理活動、血和津液的正常運行活動，也要依靠氣的溫煦來實現。

③防禦作用。氣的防禦作用表現在護衛全身肌表、防禦外邪入侵。氣的防禦作用減弱，全身防禦能力必然隨之下降，機體也易罹疾病。

④固攝作用。氣的固攝作用，主要是對血、津液等液態物質有防止其流失的作用。固攝血液循脈而行，防止逸出脈外；固攝津液，控制其分泌排泄量，防止無故流失。氣的固攝作用體現在輸布、排泄與防止無故流失兩方面。由於兩方面的相互協調，構成了正常的運行、分泌、排泄，維持人的器官、腺體的正常功能。

⑤氣化作用。氣化，是指精、氣、血、津液的新陳代謝及相互轉化。

人體的氣，從整體來說，是由腎中精氣、脾胃運化而來的水穀精氣和肺吸入的清氣組成。具體講又是多種多樣。主要有如下幾種：

①元氣，又名「原氣」、「真氣」，是人體最基本、最重要的氣，是生命活動的原動力。其組成，以腎藏精氣為主。《難經・三十六難》：「命門者……原氣之所繫也」。腎中精氣以受於父母先天之精為基礎，又受後天水穀精氣的培育。元氣通過三焦布於全身。《難經・六十六難》：「三焦者，原氣之別使也」。其主要功能主人體生長、發育，溫煦和激發各個臟腑、經絡等組織器官的生理功能。所以先天原氣不足或後天失調，耗損太過，都會造成元氣虛衰而致病。

②宗氣，是積於胸中之氣。宗氣聚積之處，又稱膻中。宗氣，是由自然呼吸入肺的清氣與脾胃運化的水穀精氣組成。宗氣聚集胸中，貫注於心肺之脈，上出於肺、咽喉，下行於足。其作用，走息道主呼吸，貫心脈而行血。凡氣血的運行、肢體的寒溫和活動能力、視力、心搏的強弱及節律都與宗氣的盛衰有關。

③營氣，是與血共行於脈中之氣。因其富於營養，故又稱榮氣。它與血密切相關，不可分不可離，常以「營血」並稱。營氣主要來源於水穀精氣，為血液組成部分，營於全身。其主要功能是營養和化生血液兩個方面。

④衛氣，是運行於脈外之氣。衛氣與營氣相對而言。營屬陰，衛屬陽。主要由水穀精氣所化生。運行於皮膚、分肉之間，熏於盲膜，散於胸腹。其功能一是護衛肌表，防外邪入侵；二是溫養臟腑、肌肉、皮毛；三是調節控制腠理開合、汗液排泄、維持體溫恒定。

人體之氣，除上述四種之外，還有臟腑之氣、經絡之氣等等。氣的名稱很多，如把營養氣稱水穀精氣、穀氣；把致病之氣稱邪氣；把機體生理功能、抗病能力，稱正氣；把寒、熱、溫、涼稱「四氣」等等。

氣與血、津液之間存在著極為密切的關係。氣屬陽，血屬陰，氣主煦，血主濡。氣為血帥，血為氣母，氣行血行，氣鬱血滯，氣能生血。氣旺，則化生血的功能強；氣虛，則化生血的功能弱，導致血虛。氣能固攝血，使血不致逸出脈外。

氣與津液的關係與氣和血的關係相同。氣能生津，又能行化津，還能攝津，津能載氣。津液的生成、輸布和排泄，全依賴於氣的升降出入運動和氣的氣化、溫煦、推動和固攝作用。而氣在體內的存在，不僅依附於血，且亦依附於津液，津液也是氣的載體。

綜上所述，氣功鍛鍊調整、調動人體之氣，無疑對人體血的生成、運行，津液的生化、輸布、排泄具有十分重要的作用。《抱朴子》說：「夫人在氣中，氣在人中，自天地至於萬物，無不須天以生存者也，善行氣者，內以養生，外以卻惡，然百姓日用而不知焉。」

3、神，是人的大腦思維意識以及一切生命活動的表現　它是人的生命活動的主宰，人的一切行為無不受大腦思維意識所支配。人的神，生來有之。《靈樞・本神篇》：「故生之來，謂之精，兩精相搏謂之神。》神，也靠後天水穀之精氣濡養。《靈樞・平人絕穀篇》：「故神者，水穀之精氣也。」可以說，神是有一定物質基礎的，不是憑空產生的。神與形俱是生命的主要徵象。《靈樞・天年篇》：「百歲，五臟皆虛，神氣皆去，形骸獨居而終矣。」《素問。移精變氣論》說：「得神者昌、失神者亡。」所以，練功修道要特別注意練神、養神。《管子》：「治身，太上養神，其次養形。神清意平，百歲皆寧，養生之本也。」

養神關鍵在凝神。凝神專注，心神集中，排除雜念，守住一竅，不散亂，不昏沉，寂寂惺惺，修止修定，眼不看，鼻子不嗅，耳朵不聽，腦子不想，心裡不煩，乃是養神之道。養神有助於養氣，養氣可以養精，寶精養氣，須先養神，淨化心靈。《諸真聖胎神用訣》：「神凝則心安，心安則氣升。」

養神還在於不勞神。《七部語要》講：「神靜則心和，心和而神全。神躁則心蕩，心蕩則神傷。將全其形，先在理神。」所以勞神過，即傷身、損神。因此，凡事不要思慮太過而傷神，無心無相無為才能獲得最高智慧，成功大業。

神，有元神與識神之分。元神指先天之性，又稱元性。人生下來的那種感覺靈動狀態，就是元神。元神乃人之真性，不生不滅，是無朽無壞之真靈，非思慮之心。識神，道家認為：「心為識神。」是有思、有慮、有念之靈覺。總之神本由心，心無則為元神之性，心有則識神之性。識神又稱慾神。它屬於後天人與環境發生關係後所產生的情志、慾望及認識。《青華秘文》說：「夫神者，有元神焉，有慾神焉。元神者乃先天以來一點靈光也，慾神者，氣稟之性也。元神乃先天之性也，形有後有氣質之性，善反之則天地之性存焉。」可見，無為之動為元神，有為之動為識神。先天制後天，以元神調元氣，元氣生則元精產，所以練功就是練元神、除慾神。

4、精、氣、神的關係 概括講，精是基礎，氣是動力，神是主導。三者是一個統一整體。《類證治裁》中寫道：「神生於氣，氣化於精，精化氣，氣化神。故精者身之本，氣者神之寶，形者神之宅。」精氣神的相互轉化，不僅是維持人體物質代謝和能量代謝的重要形式，而且對於維持人體正常的生理功能有著重大作用。所以，人體精氣神相互轉化，對人的健康和長壽有著重要意義。

三、三三歸一

《三一九宮法》說：「夫三一者，乃一身之靈宗，百神之命根。」三一者，吾今認為：精、氣、神；天、地、人；虛、無、空即三三歸一。練功修道若不明三三，則無從入門；若不知歸一，則終難出戶，故三三歸一，乃是三元開慧功修煉之綱要。

三三歸一，得三大：一理大，二智大，三用大。所謂理大，即性理也，明心見名真性，無所住心，離一切諸相。無我相，無人相，無壽相，無衆生相，無官相，無色相，無慾相，無法相……明心見大道。無心、無相、無私、無為，凡所相皆是虛妄。無心，即無意識：人之本來面目；完全處於虛無空狀態；恍兮惚兮，渾渾沌沌，幽冥之中；泯滅識神，回歸元神；元神歸位，元氣亨通，三三歸一。

所謂智大，明心生慧。三三歸一，渾然一體，空空寂寂，虛虛無無，空寂發慧，大智大慧，謂之大明，人心以智為明，以愚為暗。慾求大明，先必心性無為，靜定生慧，慧而生明，乃謂之大明之明。人生最高智慧，莫過於正確認識對待人生，明心見性：正確認識、對待自我生命的價值，取得事業上的成功；正確認識、對待親戚朋友與他人，與人為善，無爭無怨；正確認識、對待生老病死的大自然變化的法則；正確認識對待人世間一切事物，超凡大度。此謂之智大。

脫俗超凡，謂之用大。彭祖曰：「道在不煩，但能不思衣、不思食、不思聲色、不思勝負、不思得失、不思榮辱，心不勞、神不極，但爾，可得千歲。」

人一切奢望不在其心，無憂無慮，自由自在，順其自然，則心安、氣順、神寧、福壽無邊，可謂用大。

天地人，精氣神，虛無空，三三歸一，謂之大道。三元開慧功不是單純講防病治病、延年益壽的問題，而是講悟道開慧、修養人生的大法。

第二節 悟道開慧

悟道開慧是三元開慧功的真諦所在。

一、悟 道

道為何物?《易經・系辭上傳》:「一陰一陽之謂道。」《黃帝內經・陰陽應象大論》:「陰陽者,天地之道也,萬物之綱紀,變化之父母,生殺之本始,神明之府也。」陰陽是自然界對立統一的根本法則。《內經》:「人生於地,懸命於天,天地合氣,名之曰人,人能應四時者,天地為父母,知萬物者,謂之天子」。人的生命由天地陰陽二氣合和而成,人能順應四時氣候,生命就充實,人若能明了一切事物,則萬物能為人所用。《素問》:「陰陽四時者,萬物之始終也,……逆之則災害生,從之則苛疾不起……從陰陽則生,逆陰陽則死。」人生活在宇宙天地之間,生命與大自然息息相關。春、夏、秋、冬四時的變化,燥、暑、濕、熱、寒、風、雨、雪,以及自然生態平衡等無不對人體健康產生影響。

練功修道,防疾治病,求的是陰陽平衡。《太平經》:「故有陽無陰,不能獨生,治亦絕滅,有陰無陽,亦不能獨生,治亦絕滅,有陰有陽而無和,不能縛其類,亦絕滅。」又曰

：「陰陽者，要在中和，中和氣得，萬物滋生。」練功過動傷陰，練功過靜傷陽，此時，若陰傷而陽無所成，陽亦傷，陽傷而陰無所成，陰亦傷，造成兩敗俱傷、病入膏肓的惡果。因此，練功必動靜相兼，以求陰陽平衡。《不費錢最真確的養生法》一書：「氣功以動化靜，以靜運動，合乎陰陽，順乎五行，發其生機，神其變化，故能通和上下，分理陰陽，去舊生新，充實五臟。」

陰陽雙方的關係是辨證的。陰陽學說認為一切事物都存在相互對立的兩個方面。一切事物中的陰陽也是相互對立的，它們之間相互制約，相互鬥爭，有鬥爭才有發展，有制約才有規律，合之於道。對人體而言無論在生理或病理狀態下，都存在著陰陽的相互對立和鬥爭。如脾氣上升（升為陽），胃氣下降（降為陰）。《素問》：「陰陽上下交爭，虛實更作，陰陽相移。」證明了陰陽相互對立鬥爭。

陰陽雙方既是對立的也是相互依存的，任何一方都不能脫離另一方而獨立存在。上為陰，下為陽，有上就有下，沒有上就無所謂下；沒有下，也談不到上。左為陽，右為陰，沒有左，無所謂右，沒有右，也無所謂左。前為陰，後為陽，寒為陰，熱為陽，冬為陰，夏為陽……總之陰陽相互依存。《素問》：「陰在內，陽之守也，陽在外，陰之使也。」所以，「陰無陽不生，陽無陰不成。」

陰陽雙方不是靜止的，而是相互轉化與消長。陰陽雙方在一定條件下，各自向相反方向轉化，陰可以轉為陽，陽可以轉為陰。《太平經》：「陽極者能生陰，陰極者能生陽，此兩者相縛，比若寒盡反熱，熱盡反寒，自然之術，故能長生也。」

《老子》：「有物混成，先天地生……可以為天下母，吾不知其名，字之曰道。」「天地之本，亦即人生之本」故練功修道之人，無不講觀本性，覓本源。

所謂本性，即本心、本體、本源自性。本，指無為，人生來本無為，並不是為了什麼名、利、地位、待遇、官銜、職稱、厚祿等來到世上的，這些都是後天人為造成的。所以人之本心即本來之心，亦即真心，是無，「真空智，知本來無，則無所畏」。《重陽祖師授馬丹陽二十四訣》：「性命本宗原無得失，微不可測、妙不可言，乃為之道。」

所謂悟道，《云祖壇經》曰：「悟人頓修，自識本心、自見本性。」速心速性、《禪源諸詮集都序》：「真心，無始本來性自清淨，明明不昧，了了當知，盡未來際，常住不滅，名為佛性。」神清不多慮、滅絕一切胡思亂想，真心使自己進入清靜的境界，這就達到清靜的妙道。

《性命圭旬》：「大道不遠在身中，物即皆空性不空。性若不空和氣住，氣歸元海壽無窮。欲得身中神不出，莫向靈台留一物，物在心中神不清，耗散真精損筋骨，神御氣，氣留形，不須雜術自長生。」所以，悟道一要心自靜，息萬念、絕情慾、無心、無相、忘我自得，二要物空性不空，見其本性才能得道。正如《道鄉集》所述：「大教人先止念，念頭不住亦徒然。未練還丹先煉心，此心不煉難成真。」就是說，心靜才能練得出真功夫；練功時一定要排除雜念；要排除雜念，必須維持正念；心中無物為虛，念頭不起為靜，從而悟道、得道。

二、開　慧

入定開慧謂之定慧。定，指離開散亂、昏沉的一切寂定心境。《大智度論》卷五解釋說：「心住一處不動，是名三昧，亦之名定。」定又分為有心定、無心定。有心定，即為有觀念的定境。無心定，定中無任何感覺，意想活動的境界。

定，生慧，謂之定慧，一稱止觀。止，意為心持續專注一境不亂，而達心身「輕安」之境。即「心一境性」、「現法樂住」。「心一境性」，指心安住於一境或無分別的定境而不動。觀，為觀察分析之義，特指寂定心中。現法樂注，指練功入定達到「止觀」，使人得身心「輕安」——輕快安恬，享受到一般人未曾嘗受過的幸福安樂心境，謂之氣功快感。

慧，佛家謂之「般若」。包括聞、思、修三種。聞慧，佛家指從佛教經論中理解其說而得來的智慧。一般指練功人通過對氣功功理的理解而得到的智慧。思慧，佛家指通過深思佛教教理而得到的領悟。對練功者來說，是對氣功功理以及相關科學理論的深思研究而得到的領悟。修慧，是指「止觀」的實踐在氣功態下得到的超越理性知識的特殊智慧。聞慧、思慧是練功入定止觀的主導，若未得思慧，就無法止觀修慧。

明確了何為「慧」之後，我們關心的就是如何開慧以及開慧之後的物象了。修煉三元開慧功即是開慧的重要手段，修煉的方法我們將在本書的功法部分介紹，下面所要講的即是開慧的結果：人體潛在功能的激發。

人體潛能，是指人體潛在的，沒有被人們調動開發利用的那部分功能。包括人體各種器官的潛在功能和人體特異功能。特異功能是超出現代生理學所能認識的生理功能，包括特異感知、特異致動和特異發放等三類。

1、人體器官潛在功能 人體的許多器官存在著巨大的潛在功能，既表現在各個器官的結構上，也表現在功能態上。

心臟功能，正常人在安靜的情況上，每分鐘排血量五千毫升；病人減少到一千五百毫升時也不會危及生命；人在運動時心臟快而有力，每分鐘排血量增加到二萬毫升；運動員的心臟每分鐘排血量高達三萬五千毫升，為正常人的七倍。

肺有三億多個肺胞，表面積五十至一百平方公尺，正常人在安靜的情況下，肺通氣量四千二百至六千毫升／分；病人下降至每分鐘一千二百毫升以下，也可維持生命；人在劇烈運動時，每分鐘通氣量高達十二萬毫升，是安靜情況下的三十倍，是最低值時的一百倍。

肝臟潛能也很大，甚至可以再生。有實驗證明，將狗肝切除百分之七五，八周後長出新肝來。

消化系統的潛在功能也很大。五至六米小腸的表面積比平滑的同樣直徑的管大六百倍。腎臟二十七分鐘可將全身血液過濾一遍，但正常人平時只使用不到百分之三十的功能。所以切除一個腎臟的人還可照常生活。

人的眼睛如果在黑暗處呆一分鐘，對光的敏感度可增加十倍；呆上二十分鐘增加到六千倍；四十分鐘可增加二萬五千倍。此時可在夜裡看到三公里外煙頭的光亮。

人的大腦有一百四十至一百五十億個細胞神經元，每天能記錄約八萬六千條信息。科學家們計算，人的一生能記錄儲存一百萬億條信息，而正常人只用了其不到百分之十的功能。人的大腦還是一台高級電子計算機，每天都在編排、整理、存入、輸出各種信息卡。這種計算機是世界上任何計算機都無法與之相比的。

人體還存在一個巨大的免疫系統。起免疫作用的細胞達到一千億個以上，折合重量約二公斤。它分布在人的全身，能對付一百萬種以上有害因素的侵襲。它是人體健康的忠誠衛士。

人體肌肉張力潛力也很大，據科學家們計算，人的肌肉如果集中到一點上發力，可產生二十四噸的抗力。所以，練硬氣功有素的人，就可以頭斷石碑、鋼槍刺喉而毫無損傷。

綜上所述，人體各器官存在著巨大的潛在功能，通過氣功鍛鍊是可以較好地得到開發與利用的。

2、人體特異功能 所謂特異功能是人體的一種功能態表現，許多功能是因人類在長期進化中不再使用而退化了的功能。人體特異功能有如下三種：

①特異感知。接收與處理信息的能力。如非視覺、特異聽覺、思維感傳、遙感和預測感能力。

②特異致動。也叫心靈致動，是利用思維念力和外氣，使有生命和無生命物體產生位移。如外氣致動，念力調場、突破空間障礙、搬運以及意念書寫等。

③特異發放。具有特異功能的人放出的特殊物質和能量，如光、磁、電、微粒子流、香味等。

開發調動人體潛在功能的方法有許多種，但是最為理想的方法就是通過氣功鍛鍊和接受「外氣」的激發。三元開慧功是一種理想的功法。因此，三元開慧又叫人體潛能開發術。一九八八年九月，作者在齊齊哈爾作組場帶功報告，有名叫李曉強的兒童被激發出了人體透視功能。次年八月在大連傳功中又激發了十二名兒童身體任何部位非視覺認字的功能。最快的三至五分鐘就可以認出來，最慢的用四十多分鐘。

有個叫安穎的小孩，將寫好的字放在她手上、腳底下、腋下、屁股下、胸前、背後都可迅速認出來。一九九一年九月在齊市傳功時，有位叫李珍重的女孩，練功三天就出現了人體透視和遙視功能。可見，氣功是開發調動人體潛在功能的最佳途徑。

第二章　三元開慧功原理

三元開慧功是古典氣功理論與現代科學知識相結合的上乘功法。它是建立在整體效應、心理誘導、生命全息、物場共振、陰陽平衡等理論基礎上的。

第一節　整體效應

一、事物相關性

恩格斯在《自然辨證法》中講：「宇宙是一個體系，是各種物體相互聯繫的總體。」世間任何事物都不是孤立存在的，它們之間必然存在著某種形式的相互聯繫、相互作用、相互影響的關係。

用一句形象的話來說，這就叫「牽一髮而動全身」。拿自然界的生態平衡來說，人類盲目的砍伐森林和開墾荒地，造成大地森林的消失和植被破壞，使動物失去生存的棲息之地，大氣環境污染嚴重，水土流失，旱、澇災害接踵而至，傳染性疾病爆發……只要人類做錯了一件事，自然界給予人類的懲罰就一環扣著一環地毫不容情地襲來了。可見，自然界的一切，有生命的和無生命的，統統被相互牽扯在一起。

「天人相應」，《黃帝內經》把人的身體看成是自然界的組成部分，人的養生規律和自然規律密切相關。《黃帝內經・素問》：「萬物之外，天氣之內，天地之變，陰陽之應，彼春之暖，爲夏之暑，彼秋之憤，爲冬之怒，四變之動，脈與之上下。」說明四時六氣的變化，與人體生理的改變是密切相關的。

《素問・四氣調神大論》還講：

「春三月，此謂發陳……夜臥早起，廣步於庭，被發緩形，以使志生，生而必殺，予而勿奪，賞而勿罰，此春氣之應，養生之道也。夏三月，此謂蕃莠……夜臥早起，無厭於日，使志無怒，使華英成秀，使氣得泄，若所愛在外，此夏氣之應，養生之道也。秋三月，此謂容平……早臥早起，與雞俱興，使志安寧，以緩秋刑，收斂神氣，使慶氣平，無外其志，使肺氣清，此秋氣季應，養收之道也。冬三月，此謂閉藏……早臥晚起，必待日光，使志若伏若匿，若有私營，若已有得……此冬氣之應，養藏之道也。」

說明氣功養生之道與四時陰陽變化、氣候天令密切相關，應該在不同時辰、不同季節採取不同的練功養生之法。

二、五行克生與乘侮

自然界由互相關聯的無數事物組成了大系統。人作為自然界的重要組成部分，其自身也是一個系統，而且不是一個封閉的系統，它處於整個宇宙中間，和宇宙的其它事物彼此相通。人體自身各個器官之間，更是互相關聯密不可分的。

中國醫學認為：人體是一個有機整體。構成人體的各個部分，其結構是不可分割的，在功能上是相互協調的，相互為用的。

人體是由若干臟器和組織、器官組成的。各個臟器和組織器官，都有著各自不同的功能，這些功能又是人體整體活動的組成部分。人的機體整體性是以五臟為中心，配以六腑，通過經絡系統聯繫而實現的。五臟代表人體的五個系統：心、肝、脾、肺、腎。人體所有器官都包括在這五個系統之中，通過經絡系統，把六腑、五體、五官、九竅、四肢百骸等全身組織器官聯繫成一個有機整體，組成一個人體巨系統。這個系統又通過精氣神，血、津液的作用，完成人體的機體功能活動。

人體的局部與整體是辨證的統一，人體某部分的病理變化，往往與全身臟腑、陰陽的盛衰有關。因此，從人體是一個有機整體觀出發，在練功與接受氣功治療中，治療局部病變，必須著眼於整體，採取適當措施，才會獲得滿意療效。

對於宇宙各種事物間和人體內部各臟器、組織間的辨證統一關係，中國古老的五行學說對它們有形象的說明。所謂五行，即木、火、土、金、水。五行學說即以它們之間的相生相剋關係說明了世界上一切事物發生和發展的規律。

1、五行屬性

木的屬性：古稱「木曰曲直」。「曲直」，是指木具有樹木生長形態，枝幹曲直，向上向外舒展。引申說明具有生長、升發、發達、舒暢等性質的事物。

火的屬性：古稱「火曰炎上」。「炎上」是指火具有溫熱、上升的屬性。引申說明具有溫熱、升騰作用的事物。

土的屬性：古稱「土爰稼穡」。是指有播種和收穫農作物的作用。引申說明具有生化、承載、受納作用的事物。「萬物土中生，萬物土中滅，和土為萬物之母。」

金的屬性：古稱「金曰從革」。「從革」是變革之意。引申說明具清潔、肅降、收斂等作用的事物。

水的屬性：古稱「水曰潤下」。指水具有滋潤和向下的屬性。引申說明具有寒涼、滋潤、向下運行的事物。

綜上所述，事物的五行屬性，並不是單指木、火、土、金、水本身，我們可以從它們的屬性推演、歸類、類比自然界的所有事物，以及人體組織器官，如圖表：

五行類比圖表

自然界							五行	人體						
五音	五味	五色	五化	五氣	五方	五季		五臟	六腑	五官	形體	情志	五聲	變動
角	酸	青	生	風	東	春	木	肝	膽	目	筋	怒	呼	握
征	苦	赤	長	暑	南	夏	火	心	小腸	舌	脈	喜	笑	憂
宮	甘	黃	化	濕	中	長夏	土	脾	胃	口	肉	思	歌	噦
商	辛	白	收	燥	西	秋	金	肺	大腸	鼻	皮毛	悲	哭	咳
羽	鹹	黑	藏	寒	北	冬	水	腎	膀胱	耳	骨	恐	呻	栗

從表中可以看出，五行學說，將人體的臟腑組織結構分別配屬五行，同時又將自然界的五方、五時、五氣、五味、五色等與人體五臟、六腑、五體、五官等聯繫起來，把人與自然環境統一起來了。《素問·陰陽應象大論》講：「東方生風，風生木，木生酸，酸生肝，肝生筋……肝主目」，這樣把自然界的東方、春季、風、酸等通過五行的木與人體的肝、筋、目聯繫起來，反應出天人相應的整體觀念。

2、生剋乘侮 五行學說並不是機械地把事物歸屬於五行，而是以五行間相生相剋乘侮關係來闡述事物的相互聯繫、相互協調和平衡的整體性和統一性以及意義。

相生，是指事物間相互促進、助長和滋生的作用關係；相剋，指事物間，一事物對另一事物的生長和功能具有抑制和制約的作用。

相生、相剋，對自然界來說是維持生態平衡的正常現象；對人體來說，是維持人正常生理功能的常見現象。

五行相生順序是：木生火，火生土，土生金，金生水，水生木。

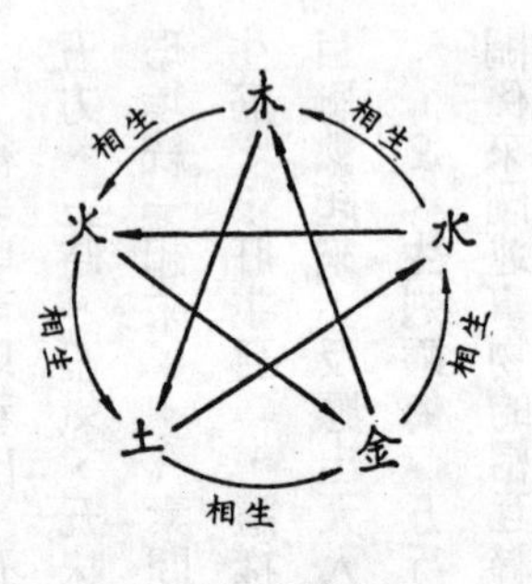

圖二—1　五行相生相剋圖

五行相剋順序是：木剋土，土剋水，水剋火，火剋金，金剋木（圖二—1）。

五行相生相剋，如環無端，生化不息，維持事物之間的動態平衡。《類經圖翼》說：「造化之機，不可無生，亦不可無制，無生則發育無由，無制則亢而為捨。」由於五行間存在著相生相剋關係，所以對任何「一行」來說，都存在著「生我」、「我生」、「剋我」、「我剋」四方面的關係。「生我」和「我生」好比「母」與「子」的關係。「生我」者為「母」，「我生」者為「子」。如木生火，木為火之「母」，火為木之「子」。

五行又相乘相侮。五行之間的這種關係，是生剋制化遭到破壞後出現的不正常相剋現象。

相乘：乘是指以強凌弱，五行相乘就是指五行中某「一行」對被剋的「一行」剋制太過，從而引起一系列不正常相剋反應。其原因是某「一行」本身過於強盛，造成被剋制一行的剋制太過而至虛弱。如：木過於強盛，則剋土太過，造成土不足，即稱「木乘土」。再者，如果被剋者本來就虛弱，剋者就更顯增強，被剋者就更虛弱。如：土虛弱，木正常也顯增強；土本身不足，木相對增強，土更加不足，這稱為「土虛木乘」。

相侮：指反侮之意。五行相侮，指某「一行」過於強盛，對原來剋我的「一行」進行反侮，亦稱反剋。如：木剋金，即反剋。原本是金剋木，由於木過於強盛時，不僅不受金剋，反而去剋金，稱作木侮金。

綜上所述，五行之間相生相剋、相乘相侮的關係，說明了事物之間的關係是錯綜復雜的，任何一個事物都不會孤立存在，它都受到其它事物的制約，同時它也制約別的事物，以維持相對的平衡。自然界如此，人體生理平衡也不例外。三元開慧功正是從五行之間的這種關係出發，從整體效應下功夫，調整、調動、開發人體功能，達到祛病、健身、開智增慧、延年益壽之目的。

三、整體功能效應

整體功能，指由若干部分或要素組成的系統，在與環境相作用時，表現出來的不同於各個部分或要素孤立存在時的奇特效應。

整體功能，亦稱系統功能。系統功能與系統的整體性和系統結構、外部環境密切相關。

1、整體性，是指系統所特有的特性和規律　這種特性和規律，是各個孤立部分或要素所沒有的。整體性並不是各部分要素的隨意湊合，而是各個部分，要素按特定的需要組合成系統時才能表現出來的。

不同的系統，它的整體性有不同的形態和內容，其整體效應也不一樣。三元開慧功就是從系統整體性出發，避免了偏面性和單一性。從心理情緒到五臟、六腑、五體、五官、四肢百骸，從人的整體調治出發，改變整體狀況，達到祛病健身的目的。

三元開慧功從整體性出發，性命雙修，動靜相兼，站、行、坐、臥合理搭配，構成從基礎到高層次的嚴謹的功法系統。從而能在整體素質上提高人們的健康水平。

2、整體性效應體現在質和量兩個方面　質是主要的，關鍵的。所謂質，指系統具有各部分或要素所沒有的新質。所謂量，指「整體大於它的各部分的總和。」

新質，是系統整體性效應的標誌。它全然不同於組成系統的各個部分或要素的功能，完全是一個全新的，作為一個整體所體現出來的新的功能。例如，線，只是線，它只能起「縫」的作用，而把線織成布，它就可以做成各種各樣精美的服裝，其功能，遠遠大於線。此時線具有新質，就是布。布的功能是線所不具備的。再例如，氧是助燃的，氫是燃燒的，把氧氫組合成新的系統──水，卻是滅火的好材料，顯示出系統整體性在新質方面的效應。

量，這裡所說的量，指的還是系統所有的新的功能，已經不只是組成系統的要素原有的功能。新的功能，在量上超過各個部分的功能總合。一根筷子和一把筷子的不同就說明了這個道理。

三元開慧功就是從這一原理出發，把人作為一個系統整體，通過功法修煉來激發、調整、調動、人體五臟、六腑、五體、五官、四肢百骸的功能，使其產生新質，讓人具有無限的智慧和超人的功能，從而變成一個全新的人。

第二節　生命全息

生命全息，是根據我國學者張穎清教授一九八六年提出的「全息生物學」理論提出的。人體是一個整體，人體的五臟、六腑、五體、五官、四肢百骸之間息息相關，同所有生物體一樣，存在著全息規律，無論在形態、生化、遺傳、病理等方面都存在全息。

生命全息原理的運用，對指導練功、氣功診斷與治療等都具有重要意義。

一、全息的內涵

全息概念最早是由於匈牙利物理學家嘎伯（D.Gabor）等發現波前再現的兩步無透鏡成像現象，從而發明了光學全息術，並提出了「全息」的概念。

張穎清教授借用了這一「全息」概念，並把它運用到生物全息現象、全息理論中。他研究發現生物整體與相對獨立部分之間的相關性中有種特殊關係，即部分與整體的相似性，部分存在著整體的信息，是整體的縮影。他把這種現象稱之為全息現象。對全息現象進一步研究，發現生物全息律，人體穴位分布的全息律等，提出了全息生物學理論。

生命全息，指示的是人體生命的全息規律性。機體中每個組織都存有整體的信息，這每個組織部分在全息中，稱之全息胚，又稱全息元或全息單位。生命全息還揭示了，整體信息對機體各個組織器官起到調控作用，使各個部分保持平衡。同時，機體各個部分對整體信息還起到調節作用，身體任何部分患病疼痛都會引起全身的不適，產生病理反應。同樣，對身體任何部分的疾病的治療，都是對全身的一種調整。這種作用稱為全息反饋。

1、身體全息 人的身體形態分枝，同生物體相似，均為五分枝。人的五分枝是頭、兩手、兩腳。頭又分為五官，手腳又分為五指（趾），體現了生物整體五分枝性。人的身體結構還存在著黃金分割律的全息現象：人的臉型長與寬比，張口的嘴巴和眼眶的長與寬比，肚臍到腳的長與身高的比，眉毛到脖子的長與從頭頂到脖子的長之比，從鼻尖到脖子的長與從眉毛到脖的長之比等等，都是「黃金數」（〇•六一八）。

可見人體的形態同生物體全息相關，人與生物體信息相通。在氣功修煉中，把自身置於大自然中，同生物體進行氣體、能量等信息的交換是完全可能的。

2、生理全息　生理活動是機體內生物物理、生物化學動態變化代謝的過程。這種動態變化代謝過程也存在著全息相關性。如人的大腦能夠通過它的某一部分取代另一部分的功能，完成全腦的思維意識功能。世界上有許多手術切除一半大腦的人，仍可由僅存的一半大腦指揮全身的功能。我國雲南有位工人，一九六六年在昆明醫學院第一附屬醫院切除大腦右半球，治療他五歲時就有的癲癇病，直到一九七八年他仍同正常人一樣工作、學習。上海姑娘許歡，切除大腦一半，現仍在一家福利廳工作，具有一定的生活自理和工作能力，還可以唱歌、跳舞，與別人一樣思維，有語言和運動能力，而且性格活潑、開朗。

3、病理全息　人體的任何部位都不是孤立於機體整體之外的。任何一部分發生病變都與整體全息相關。整體功能下降，氣血失調正氣不足，是導致部分發生病變的根本原因，從這一全息觀點出發，對病理認識和疾病的治療，應從整體上入手，從改變機體的整體內外環境入手，才會取得滿意的療效。三元開慧功從這一原理出發，把整體調動、調治機體功能，開發人體潛在功能，作為功法的修煉根本目的。

4、遺傳全息　生物全息律認為：生物全息現象是基因表達的結果，是細胞中DNA儲存的物種全套遺傳密碼，含有整體信息的縮影。如兒子總含有他父母及祖輩的遺傳信息。人類在長期的進化過程中，人體的許多功能退化了，作為生理基因、遺傳信息密碼卻部分的存在，仍具有祖先的功能，在某種條件的作用下，還可以煥發出來。功法修煉為重新激發人體這種潛在功能，創造了條件和可能。

人體特異功能，是人體遺傳全息的表現。在人類的祖先具有特異功能的時候，這些功能並不特異，而到了現代人，特異功能被人們看成是奇特現象，讓人難以置信，並且引起了學術界專家、學者的關注和爭論，這實在是因為對生命全息特別是遺傳全息的不了解。隨著氣功研究和人體科學、生命科學研究的深入，人們會逐漸領悟到氣功開發訓練出來的高級功能皆是特異功能，是人體潛在的遺傳信息再現。

人體特異功能類型大致為：手感、體感、透視、遙視、遙感、預測、心靈移動術、搬運、隱身術、定身術等等。正如佛家所說的五眼六通。所謂五眼，《大乘金剛經論語》：「問曰：以何知見，名為五眼？世尊曰：肉眼者，光見暗不見，見前不見後也；天眼者，前後內外，山岩石壁，真見無礙是也；慧眼者，能見文字義理淺深，前生後世，善惡因果，如掌明也；法眼者，能見三世佛法，則種種方便，量根施道，不失其對是也；佛眼者，圓明普照，無始劫前，無終劫後，一切因果如對目睹，毫毛不失是也。」所謂六通指佛家所說：天眼通、天耳通、他心通、宿命通、神境通、漏盡通。前五通之見在神通，可得也可失，只有得了第六通才稱無漏神通方可永在。

遺傳全息告訴我們：人體特異功能的存在是人體生命的本源。《大乘金剛經論語》講：《眼須分五，照共一心，見性修行，人人有分。》可見，特異功能在每個人體中都存在，只要淨心修煉，人人都可以得到。然而，要獲得五眼六通之特異功能，並不是人人都可辦得到的。由於生理基因、慧根不同，練功修行程度不同，所修功法不同，結果也就不會相同。

二、穴位全息律

人的耳朵上有可以治療全身疾病的穴位群，稱為耳穴位系統。此外還有頭皮穴位系統、手足穴位系統等等。這些穴位系統的特點都是代表體內相應的部位和器官。現代全息律發現了在人體某一部分都可找到整體在這一部分的縮影（如圖二—2）。穴位分布的全息律，為氣功修煉和氣功醫療獲得更好效應，提供了新的科學理論依據和途徑。

1、新的穴位、新的穴位群的發現

從人體穴位全息概圖看出，在身體的每個部分都可以找到對應的器官所在的穴位，這樣就發現了無數個新的穴位、穴位群和穴位系統。

2、按穴位系統治療布氣　穴位分布全息律，不僅使我們發現了許多新穴位和穴位系統，而且把已經發現的耳針、頭皮針、鼻針、面針、足針等穴位系統都納入穴位分布全息律體系之中。這樣，為氣功修煉，氣功醫療布氣、點穴、意針等提供了新方法。按穴位系統實施治療，《牽一髮而動全身》，局部發功即治了全身，只要尋找到局部反應點採取治療措施，

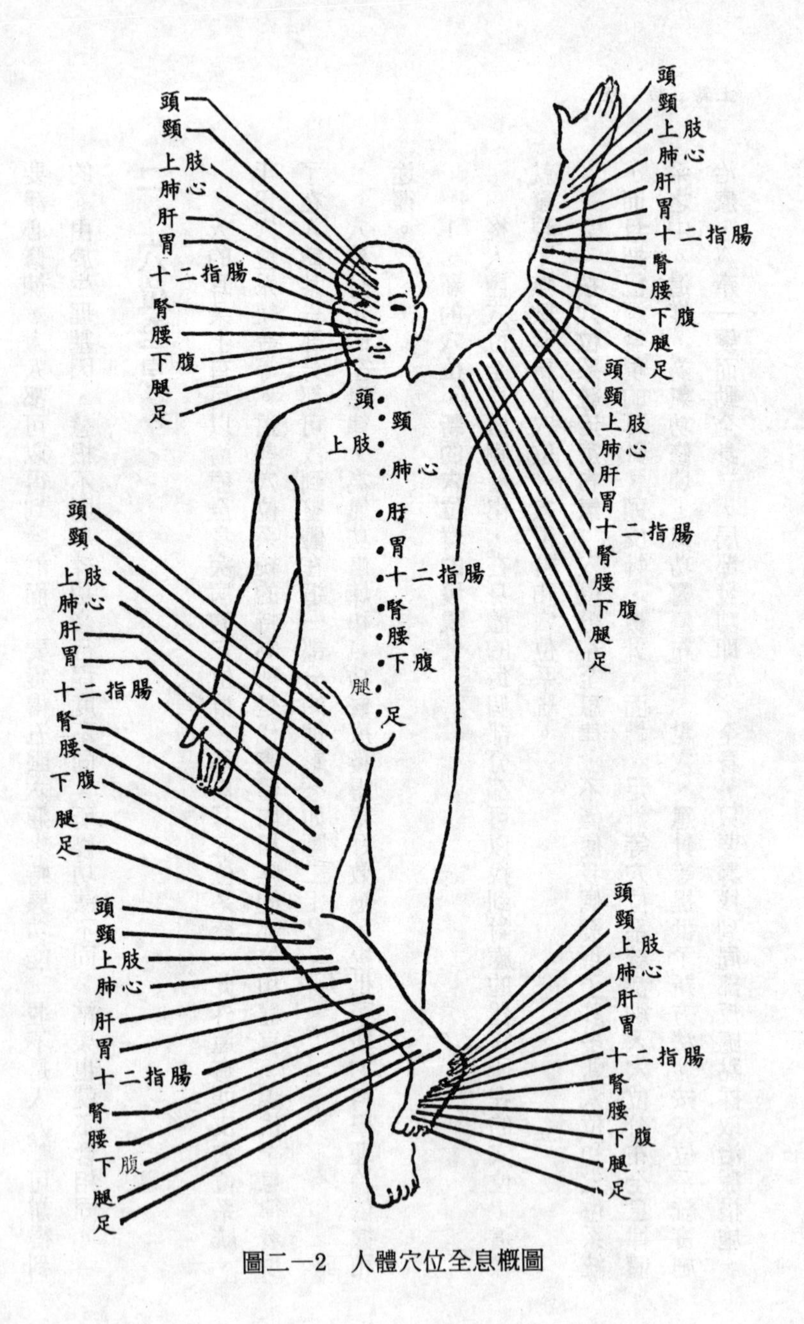

圖二一2　人體穴位全息概圖

就會取得整體的效應。

第三節　心理誘發

心理誘發，是指通過心理誘導、激發等心理學方法，調整、調動心理能量，獲得積極氣功效果的原理。

心理誘發原理，在三元開慧功中具有十分重要的地位和作用。氣功是一種自我鍛鍊法，它充分發揮人的意識思維，對於調整和改善自身生理機能與心理狀態的能動作用，從而達到強身、防病、治病、增智、延年的目的。說到底，氣功是一種心理功夫。練功，首先是修心，練功不修心，到頭沒有根。《諸真聖胎神用訣》講：「凡修道者，先修心定之法，即得定法，還丹不遠，金液非遙，仙道得矣。」《大學》中講：「欲修其身者，先正其心，欲正其心者，先誠其意，欲誠其意者，先致其知、致知在格物。」可見，修心在練功過程中居首要地位。

一、心理誘發原理的作用

心為傳道之本，修道之基。精氣神三寶在人體中雖然起重要作用，但都聽命於心。人的大腦意識思維活動，不但支配人的外在行為，而且也在調節支配人的機體內在氣、血、津液、五臟、六腑的活動。

1、調整心態 這裡所指的心，不是人們常說的主血脈滋養全身的肉體之心，而是指主宰大腦思維活動、支配精神和肉體相應運動的慧心。心是一切的根本，一身之主，神之帥。對心態的調整，直接關係到三元開慧功的效應。

正確的心態產生積極的效應。所謂正確心態，就是正確的思維意識觀念，無私無為，無心無相，無憂無慮。《鶴林玉露》講：「火必有光，心必有思，聖人無思，非思也。外無物，內無我，物我既盡，心全而不亂，物至而知可否，可者作，不可者止。因其自然，而吾未嘗思，未嘗為，此所謂無思無為也。」

在這裡古人告訴我們，火必有其光芒，人不可能沒有思想，就是聖人也不例外，只是不亂思。人應外無物，內無我。物，指事物，即使有什麼事到跟前，心也要不亂，當做則做，不該做則不做，順其自然，不要花費那麼多腦筋。《友漁齋醫話》中講：「七情者，人不能免，惟不可過耳，過則傷矣，其傷雖在五臟，其實一心耳。」人，不能無思無情，該想當想，但不能過。人居塵世，難免有慾，營求之事，有得無得，全不在乎，心安自得。《列子•精神》講：「神躁則心蕩，心蕩則形傷。」《詩經》講：「心之憂點，其毒大苦」。可見正確心態對形體十分重要。《壽世傳眞》講：「多憂者，其思結，氣將沮也；其氣沮，神將索也。」說明人如果憂慮重重，就會使機體氣機紊亂，氣沮滯，神衰，嚴重影響健康。當然，練功也不會有好的效果。

綜上所述，調整心態，克服各種雜念，存一身之正氣是獲取三元開慧功練功效應的基礎。

2、強化人體機制　心體誘發原理對調整改善內分泌和氣、血的運行機制具有強化效應。人體中氣、血運行，津液的分泌與輸泄，都是靠副交感神經的興奮與抑制完成的，與大腦的思維意識活動密切相關。通過某種心理誘發方式，刺激大腦思維意識的活動，引起副交感神經的興奮或抑制，激發機體氣、血的運行和津液的分泌和輸泄，從而活化機體臟腑，組織器官的功能。這種刺激—反應—激發—活化的誘發過程，重複不斷進行，就達到了強化機制的作用。在這種心理誘發條件下練功或治療，久而久之就出現了重複效應——頓悟，即靈感的經驗。心裡變得突然明亮，就像一道手電光照進了黑暗的胡同，產生氣功快感，許多由心理不暢、情感鬱滯造成的疾病，就可以很快被治癒了。

3、改變適應能力　心理誘發作用的第三點效應，是改變人對客觀環境的適應能力。環境對人的作用有積極的一面，也有消極的一面。積極的一面，會使人產生一種奮發向上的勇氣和信心，而消極的一面會使人情緒低沉、意志頹廢，甚至失去生活的信心和力量。

人對環境的適應能力，主要取決於人的心理狀態。心理誘發可以改變人的心理狀態。在三元開慧功的修煉過程中，通過心理誘發作用，能使人的心態發生如下五種變化，從而增強人對環境的適應能力。

第一，對物質生活的要求降低。

通過三元開慧功的修煉，在心理誘發作用下，可以明心見性。由於練功要求無私無為，追求精神上的純靜，因此，對自己在物質生活享受方面的要求越來越不關心，越來越低。對自己的吃、穿、用不僅不計較，相反的，還要去救濟貧苦，行善積德，精神境界得到昇華。

由於對自己的衣食住行用的物質生活標準要求很低，知足者常樂，不去與人攀比，不去計較得失，所以從心理上最容易達到平衡，因此也就沒有煩惱，心踏實，精神愉快。因此，他對環境的適應能力最強。

第二，對人生價值的認識提高了。

在心理誘發的作用下，人們追求的人生目標逐漸發生變化，從低層次上升到高層次，以自我實現的需要、追求事業上的成功為目標。什麽名利、地位、待遇，以及他人的冷言冷語全不理會。「遣其慾而心自靜，澄其心而神自清。」

需要是有機體對延續和發展其生命所必需的客觀條件的反映。人的行為，自覺或不自覺的、直接或間接的，都是為了某種需要的滿足。美國心理學家馬斯洛把人的需要分為五個層次。一是生理上的需要。吃、穿、住、用、性……，二是安全上的需要。人身安全，職業保障……，三是社交上的需要。友誼、愛、情感……，四是尊重上的需要。自尊、權威、地位……，五是自我實現的需要。事業、成功、成就……。這五個層次是從低層次上升到高層次的過程。當一個人在心理誘發下，明心見性，真心顯現的時侯，就會認識到，人生最高、最美好的需要，莫過於自我實現，取得事業上的成功。在有生之年做點實事，不貪酒、色、錢、財；不貪功、名、利、祿。一個人有了這種人生觀，就有了適應環境的堅實基礎。不管客觀環境怎麼改變，他都能經得住考驗。「空色皆寂滅，緣業亦何名。」

第三，人格整合。

通過三元開慧功的修煉，在心理誘發下，對人格的改變有著整合的作用。著名瑞士心理學家榮格認為：人格的發展與父母對子女的影響、社會環境熏陶、學校教育等其他影響，對人格整合起著重要作用。

榮格還指出：「人格作為一個整體就被稱為精神或靈魂。」人的精神是一個相對閉合的能量系統。其能量主要來自通過感官進入到精神系統中來的各種經驗。

心理學動力學認為，精神系統中能量的分配是沿著兩個方向流動的，前行流動用於適應外部情境，退行流動用於激活無意識的心理內容。退行對於調整一個人的精神是有好處的，使自己沉浸在一種寧靜的冥想之中。功法修煉中，常常採取退行心理誘發，使其回歸到童年天真浪漫的年代，回歸到最快樂、最幸福的時刻，沉浸在美好的回憶中，從而維持和實現人格的和諧與整合，煥發青春的活力。

環境對個性化整合有著重要作用。我國有句俗話：近墨者黑，近朱者赤。良好的社會環境、生活環境、學習環境，為人們提供了心理修養、個性化整合的理想場所。在這裡，人們的態度、興趣、趣味、價值觀等，無疑要受到潛移默化的影響，對追求人生更高目標產生驅動力。

集體練功、組場帶功、組場治療等方式，就為人們創造了許多個性化整合的心理誘發條件。老師的語言誘導，給人們一種心理暗示。心理暗示對個性化整合起到關鍵作用。所謂暗示，來自環境的，稱為他人暗示；來自本人的，稱為自我暗示。暗示，在無對抗的態度下，用含蓄或間接的方法對人的心理和行為產生影響。暗示給人以啟示，給人以力量，給人以勇氣和信心，使人能理智地對待自己，對待他人，對待社會，對待困難，對待疾病，對待名利……明心見性。

氣功態下，人處在意識與無意識之間。在這種狀態下，心理暗示或其他心理誘發方式，都能對大腦產生一種強烈刺激，引起潛意識及印痕的激發，以往的壓抑、心理失調的感情，猶如打開的閘門，傾瀉而出，哭、笑、跳、唱，都很盡情。所以，心理誘發是解除心理印痕所造成的心身疾病的絕妙方法。它是人格個性化整合的良好途徑。

第四，人際關係發生變化。

人際關係，是人與人之間心理上的關係。它反映了個人或團體尋求滿足其社會需要的心理狀態。雙方在相互交往中都獲得了各自的需要的滿足，相互心理上得到平衡，並表示友好的情感。簡而言之，人際關係，就是人與人之間的相互交往和聯繫。人際關係內容十分豐富，有朋友關係、家庭關係、同學關係、戰友關係、同志關係、老闆與員工關係、領導與被領導關係、師徒關係……總之，人與人通過不同的交往形式，結成多種多樣的人際關係。

人際關係在社會生活中有著重要的作用。首先它影響一個團體的內聚力和工作效率。大家在一起互相關心，互相幫助，互不計較得失，人人心情舒暢，這個單位或這個家庭內聚力就強，工作效率也就高。反之就差。

其次，人際關係影響個體的自我完善與發展。人是社會化的動物，個體在自我成長發展的過程中，無疑要受到周圍環境的影響、受人與人交往的影響。馬克思講：「人的發展取決於直接和間接進行交往的其他一切人的發展。」（《馬克思恩格斯全集》第三卷）良好的人際關係有著一種社會助長作用。人與人可以互相激發，互相促進，共同進步。

人際關係的建立，受多種因素的影響。它首先受客觀環境的制約。人與人彼此接觸機會越多，相互依賴、相互幫助的時侯就越多，共同為著某一目的，共同遵守某些規定，從而形成了一個內聚力很強的集體。

人際關係的建立除受客觀環境制約外，與人的主觀因素，如性格、氣質、愛好、興趣、主觀印象、思想品德等有關。一個人待人態度和善，性情寬厚，對人處事有同情心，心地善良，願意助人，體諒他人，就易受到他人歡迎，也易建立起良好人際關係。反之，一個人性格孤僻，固執，不願意同人來往，同他人格格不入，或驕傲，目中無人，對人不理解，不善解人意，那麼他的人際關係就緊張，大家就煩他，厭惡他，不願意同他交往。這人，通過氣功的修煉，是可以改變其性格和心態的。他逐漸會領悟，作人要心地善良，要與人為善，多做好事、善事，多體諒別人，幫助別人，心胸開闊、性格開朗。在老師、學友潛移默化的心理誘發下，從「死胡同」裡走出來，與大家交朋友，從而改變他的人際關係。

在修煉功法的過程中，由於人們有著共同的目的、信念，所以能相互吸引、親近，產生感情上的共鳴，大家在一起想的是功，說的是功，練的還是功，有共同的追求，從而建立了良好的人際關係。大家團結友愛，相互關心，相互助長，從而調整、調動了心理能量，獲得積極的氣功效果。

二、心理誘發的方式與方法

一項事業成功恰當的心理誘發方式與方法，是充分地調整、激發心理能量的最高技術。心理誘發的方式與方法如下：

1、語言暗示　為了提高練功與治療的效果，從激發心理能量入手，打開大腦「思維開關」，使練功者、患者與老師同步，進入練功與治療情境，並不斷地在語言暗示下進入氣功態。語言暗示方式有三種：

一是誘導性語言。如，「請大家站（坐）好，現在我們開始練功了。現在開始放鬆——，頭放鬆——，四肢放鬆——，身體放鬆——，意念，人在氣中，氣在人中，天、地、人三元合一，隨著呼吸全身毛孔、竅穴都在呼吸……放鬆、放鬆……。讓病氣從腳底湧泉穴排出去，輕輕體會一下，腳底有什麼感覺，意念不要過重……」就這樣，根據當時的情境，產生的功象、功態，適時而恰當的進行語言誘導，使其心理能量得到激發，機體氣機得到調整。在語言暗示過程中，氣功師對患者病灶區進行治療、布氣或調場。

二是咒語口訣。就是在練功和治療過程中，氣功師採用誦念咒語口訣的方式，調整、激發患者和練功者的心理能量。咒語又稱特音，裡邊會有語言信息流。它特有的發音方式，對大腦神經系統、意識思維，產生一種刺激——反應——激發——活化效應，調整、調動人體內生命信息流，很快使練功者或患者進入氣功狀態，煥發機體潛在功能，進行身心調整。

咒語口訣，短語或字音。梵語曼多羅，又稱咒、神咒、密語、明咒、咒陀羅尼等。最常見的是六字大明咒「唵嘛呢叭彌吽」唵（om）表示依致敬，嘛呢（mani）意為隨意變化的寶珠，比喻人的心性；叭彌（padmc）意為蓮花，比喻心性清淨不染；吽（hom），達到目的，破除障礙。總意表示，歸依觀世音菩薩，願仗您的力量加持，我與你一樣，心性清淨無染。隨著達到目的，除去障礙，自性功德。

密宗典籍中的咒語真言成千上萬，但據稱可以「唵、啊、吽」三字總攝，稱為三字「總持咒」。表示三身，法身、極身、化身。《瑜伽大教王經》說：「唵字是大遍照如來，阿字是無量壽如來，吽字是阿閦如來。」誦念咒語真言，無疑是一種較好的入定方法。真言多以空、不生、成就誓願為本，反覆念誦起自我暗示的作用，使人漸漸入定。同時，對咒語真言運用有素又成為有效的發功信號，激發調發功能的一種信息能量流。誦念時，能產生內震動，打通身中經絡，擊發內氣，煥發功能。咒語真言還可產生外震蕩，摧毀某些障礙物，出現心靈移動等特異功能。

總之，咒語真言具有奇特的氣功語言效應，持誦會出現許多奇異現象，應做到：不驚、不喜、不恐、不悲、不急、不為。按咒語真言的發音要求，無思無為持誦即可。

三是背誦經典。所謂經典。指那些傳統權威性著作，如杜甫、李白的詩，佛教的金剛心經等經文，莎士比亞的詩歌，毛澤東的詩詞等。從中領會真諦，把自我帶入一個廣闊的美好的新天地。從而，把靈魂潛能煥發，激發氣功效果。

2、思維想像 所謂思維想像，指在練功中，為了避免各種引起心緒不好的雜念產生，採取的一種積極正面的思維方式。人與動物的顯著區別是，人的大腦善於思維，不讓大腦思維是不行的，也是做不到的，就是睡眠狀態下還要做夢。「凡人不能無思」，關鍵是怎麼想、想些什麼？這就要用積極的思維去壓抑那些消極的思維，用正面的艮性思維去抵銷那些反面的劣性思維。

積極思維方法是：

想像思維。練功中用想像思維抵銷雜念。如想像自己在雲遊祖國的大好河山；想像自己站在寬闊無邊碧藍的大海邊；想像自己坐在雲端，在白白的雲海中穿行；想像自己坐在盛開的蓮花上……但意念要輕，順著一個想像連續思維，切不可亂想，一會兒想這個，一會兒想那個。最好是在老師的誘導下跟著想像，漸漸進入氣功態，就會出現令人心曠神怡的氣功效應。

體驗性思維。就是要求練功者或患者把思維意念微微飄在體表，體會氣的感覺。但意念只要一飄即可，不可盯著不放。

3、回憶　回憶也是心理誘發的一種方法。通常是自我回憶和誘導式回憶。自我回憶，是自己隨意性的回憶，回想自己任意一段美好的人生旅程或一件事情。所謂誘導式回憶，是在氣功師語言誘導下，根據需要，對某一事情、某一段生活情境進行回憶，從中調發所需的某種心理能量。如，有的人總覺得生活沒意思，產生厭世的心理，影響身體健康。在進行心理誘發時，就可採取誘導式回憶，讓他回憶最美好的那段生活或事情。從而煥發他對生活的信心和力量。採取這種方法，要求氣功師必須對練功者，或患者的情況很了解，並掌握其心理狀態。

4、解釋 在練功過程中或對患者實施布氣治療中，常常出現奇異現象，對這些現象氣功師給以解釋，可以使練功者保持穩定心態，並激發其心理能量。如練功和治療中出現的幻覺、幻境，以及八觸、功象、動象等，只要氣功師及時給以解釋性誘導，就會消除其懼怕心理，增強練功信心。

5、結手印 手印又稱「印契」，為雙手所做的各種姿勢。《慈氏菩薩念誦法》說：「手印相者，謂誓教法，即如國王敕級印文驗，隨所行處，無人敢違。」手勢也是一種無聲的語言，表示一定的含義，輔助真言咒語。它起到一種自我心理暗示作用，誘發氣血交流開合，便於意念思維穩定，達到入靜入定。恰到好處的手印，對激發心理能量、機體組織器官的氣血運行、調節氣機、開發特異功能，都有著十分重要的意義。

所以，氣功師及時誘導練功者和患者結相應的手印，對提高功力和治療效果，開發人體

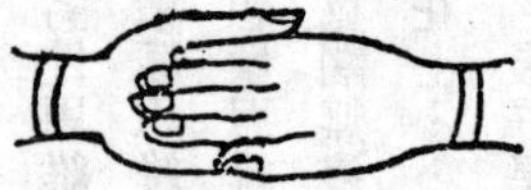

圖二—3 上下合掌手印

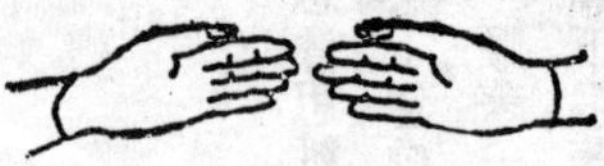

圖二—4 安忍手印

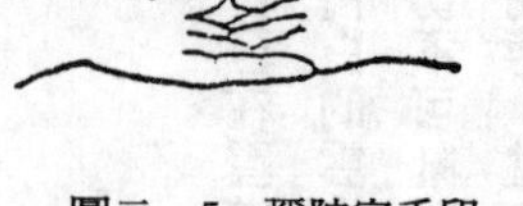

圖二—5 彌陀定手印

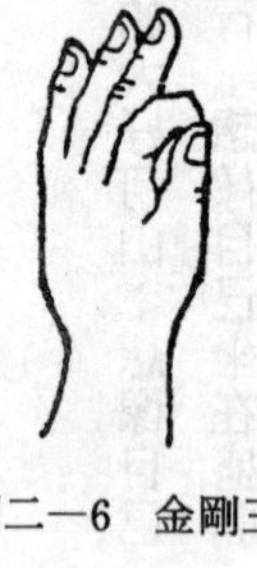

圖二—6 金剛三手印

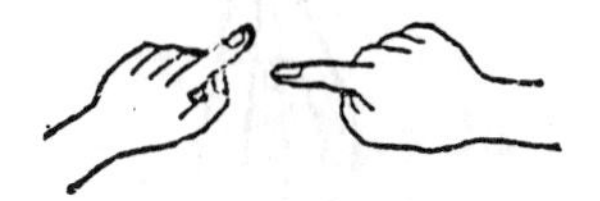

圖二—7　釋迦牟尼驅魔手印

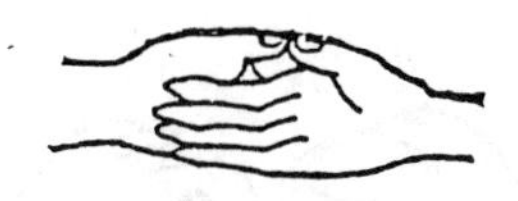

圖二—8　釋迦牟尼大手印

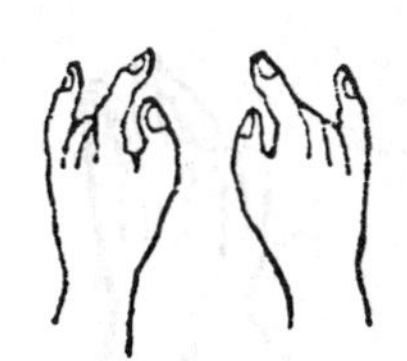

圖二—9　金剛三灶手印

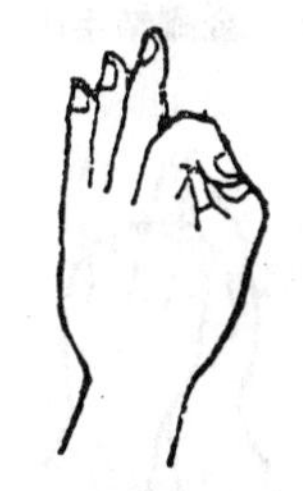

圖二—10　釋迦牟尼雲蓋手印

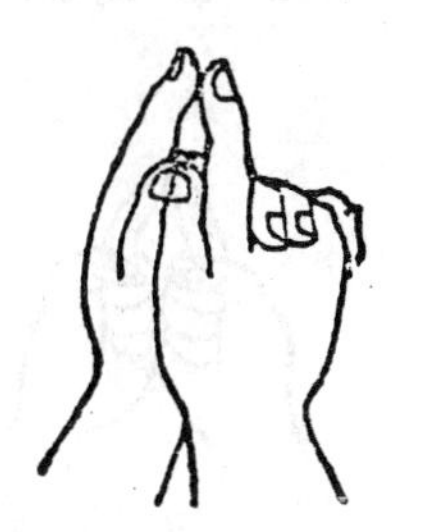

圖二—11　觀音禪定手印

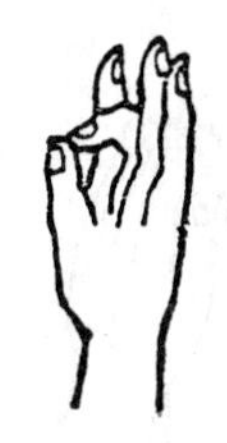

圖二—12　吉祥手印

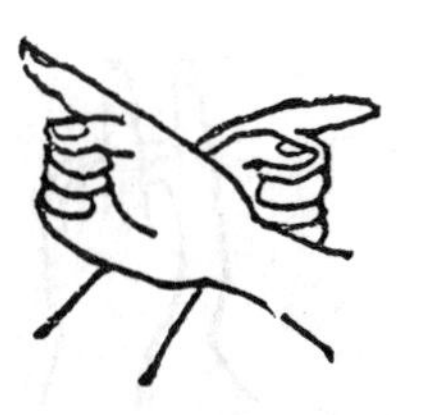

圖二—13　驅魔手印

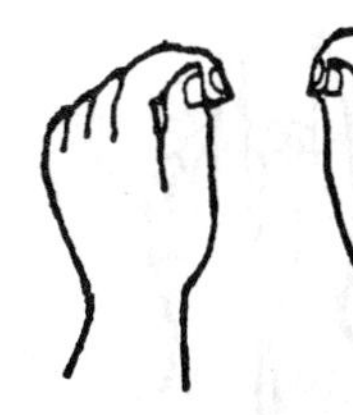

圖二—14　蓮花拳手印

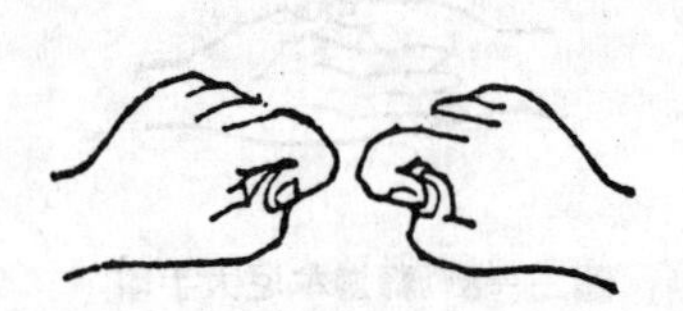

圖二—15　金剛拳手印

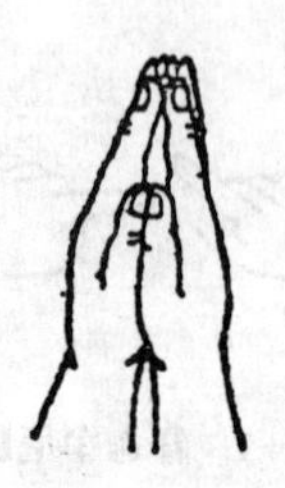

圖二—16　蓮花合拳手印（合十印）

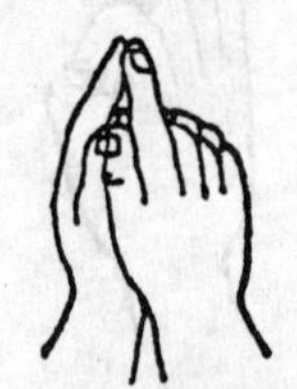

圖二—17　釋迦牟尼抱身佛手印（抱身印）

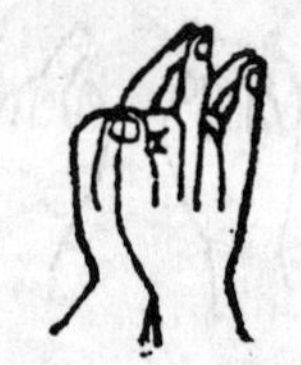

圖二—18　馬頭明王手印

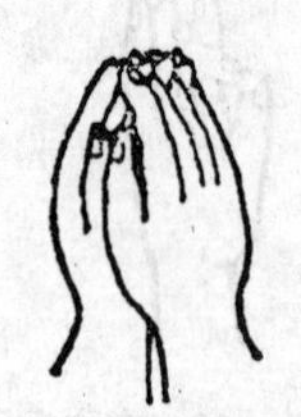

圖二—19　虛心合掌手印

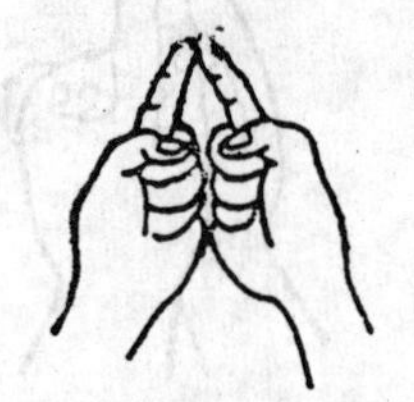

圖二—20　火輪手印

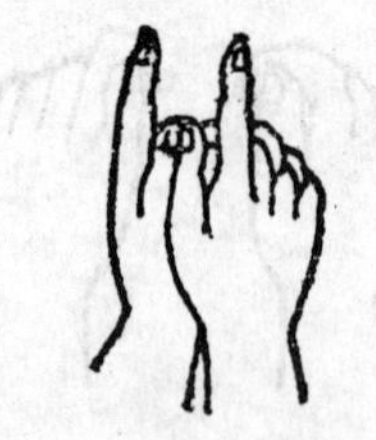

圖二—21　安住惠菩薩手印

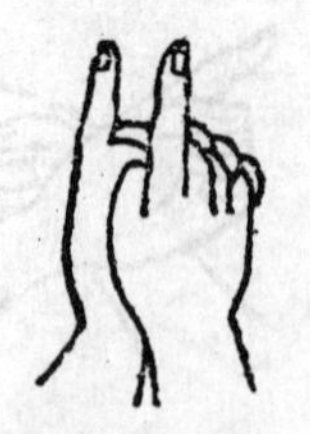

圖二—22　精進波羅蜜手印

潛化功能都具有神奇的效果。常用手印有：安忍印、合十印、禪定印、金剛印、大手印、抱身印、雲蓋印、驅魔印、蓮花拳印、金剛拳印、吉祥印、金剛三灶印、彌陀定手印等（圖二—3—22）。

第四節　物場共振

在無限的宇宙空間，在大自然界中，物場種類繁多，到處可見，無處不有。只要你存在於這個世界上，你就無時無刻的不是生活在物場中。充分調動場能，對激發人體潛在功能具有廣泛深遠的意義。

一、物場分類

所謂物場，是指物質存在狀態的一種形式，是在物質運動中產生並存在於物質內部及外部空間中的，以粒子或以能量形式存在的各種物質。如磁場、電場、電磁波等。

物質存在的形式有多種多樣，我們通常所見的是固態、液態、氣態，第四種狀態就是場。這種狀態，人們要在一定條件下，憑藉一定手段才能體察和看到它的存在。物場的種類繁多，無窮無盡，如果對所有物場進行分類，在當今是難以辦到的。在此，根據練功的需要大體分為如下幾類：

1、天場

天場，指宇宙空間存在的物質場。包括宇宙中各種天體及宇宙空間中，存在的各種天然物質所產生的能量，及各種粒子狀態的物質。如：日、月、星和空間游離物質能量，彌散性粒子物質及其所產生的引力、磁力、無線電波、輻射線、紅外線和紫外線等光粒子流等等。天場的各種物質場的性質及功用各不相同。它們的能量取之不盡，用之不竭。

①大氣場。包圍地球空間的大氣層場。包括以大氣爲主的，電、磁、熱、放射線、各色光等在內的粒子及能量。其性質總是氣主上升，屬清陽。但是由於受氣候變化的影響，春夏主陽氣上升，秋冬主陰氣下降；晴天主陽氣升，陰雨天陽氣下降而成陰升。因此，對人的機體影響較大。一般說來，其物場可生津清熱，通陽宣表，利陰爽神，補五行之氣。然而，陰雨天氣清陽不得申，濁陰不得降，空氣重濁濕度大，易傷人之陽氣。天氣乾燥的季節，陽氣盛而陰氣不足。風燥天氣，空氣中潮濕度小，易傷人陰血津液。當風和日麗、空氣清新時，陰陽之氣調合適度，對人的健康大有益處。

②、粒子場。在天場中存在著不為常人所見的粒子、離子場。包括α、β、γ、χ中子、介子等輻射性很強，具有貫穿能力和能量的粒子流。還包括各種空間物質的離子層、離子流。它蘊藏著很高的能量物質。這些物質其性質屬陽，可調升人體之陽氣，同人體中真氣有

某些相似之處，它可補人體元氣不足，健脾去濕濁，驅陰邪，療疾患，益神開智。

③、電磁場。相互依存的電場和磁場的總稱。變化的電場由運動的帶電粒子引起；強弱變化的電流又形成磁場。電磁場能量向四周傳播形成電磁波。電磁場是物質存在的一種形式，具有質量、動量和能量。它同粒子、離子一樣屬陽，具有激發人體潛在功能和補充陽剛之氣的效應。

④光子流。由可見光和紫外線、紅外線組成的光波。光具有波粒二象性，有時表現為波動性，有時表現為粒子性。光子的速度是三〇萬㎞／秒（用C表示），具有一定的頻率ｖ，能量為rh（ｈ為普朗克常數）、動量為vh／c，質量為vh／c²，其靜止質量為零。

光，有日光、月光，星光和其他光等，光直線傳播，可以被遮擋。光的屬性：太陽光屬純陽，月光屬陰，月光中明亮部分也屬陽，星光屬陰中之陽。火光等其他光屬陰中之陽。光是生命的重要組成部分，生命的生長發育靠光合作用來完成。太陽之光，可避寒邪。提神壯魄，助人陽氣，補君相二火，即心火、命門之火，令人美顏生命不衰。月亮之光、星之光可抑虛陽上炎，培補陰氣，陰中補陽，其性多屬陰，可清肅心神，醒腦除煩，補血生津。

⑤天體游離場。指天體空間中的游離物質，以及浩翰無垠的宇宙空間場。蘊藏著巨大的能量。其屬性，天體為陰，空間為陽，具有調合陰陽、平和五臟六腑、增神益智、開慧的功能。

總之，天場屬陽，天體中各種各樣的電磁場，對人身的陰陽、氣血、五臟、六腑、經絡、表裡，四肢百骸都有著調節作用。其場取之不盡，用之不竭，是維持人生命的巨大能源。

2、地場

地場，指地球場，即地磁場、地球物質場，包括金場、土場、水場、火場、木場，還有地球上我們觀察到或感覺到的光、熱、電、磁、放射線等，地球物質元素釋放出來的各種場等。地場屬陰。金場、土場、水場屬陰，火場屬陰中陽。由地球物質釋放出來的光、熱、電、磁屬陰中陽。

組成地球場的物場很多，其屬性與構成物質各異。同時，由於處在地球不同地點，其地場的強度、屬性又有所不同。高山與平原，大海與湖泊，地球的南、北、東、西、中，均各有不同。因此，利用地場要區分性質，採取不同的練功功法才能取得滿意功效。

①地磁場。又稱地球磁場。人類居住的地球，有其固有的磁性，所以在地球和近地空間存在著磁場，即地球磁場。它的強度和方向隨緯度而變化。地球磁場是一個強度很弱的磁場，其平均強度約〇•五奧斯特。然而，練功的人是可以體察到它的存在，並利用它來提高自身的功力。特別是在那些有磁鐵礦存在的地域練功，更會明顯地感到地磁場的強度作用。所以古人尋找所謂風水寶地，一方面是那個地方有山有水，有茂盛的植被、森林樹木，更重要的是那個地方地磁場的強度大，在那裡生活、修道可以感到異樣的不同，功力長得很快。因

此，筆者每到一個地方出差，總是先採坐功尋找這個地方地磁場比較強的地方，然後，就在那裡感受、練功。這很有助於提高自己的功力。

地磁場分為「基本磁場」和「變化磁場」兩部分。來源於地球內部的稱為基本磁場；來源於地球外部的稱為變化磁場。地磁場並不是一成不變的，它是隨著地球緯度的不同而不同，隨著地下礦的分布不同而不同，同時隨時間的變化而變化。所以，生活在不同緯度、不同地點，在不同時間內，受地磁場的影響是不相同的。

為了了解當地當時的地磁場強度，最簡便的方法是使用羅盤測量，先測出南北極方向，再測東西，如果當地磁強度大，羅盤指針偏角就大，按磁偏角找到位置即可。當然，練功達到一定功夫時，只要採取調場的辦法，自己就可以找到所尋位置。這是最簡便不過的了。

此外，目前已出現的地磁圖，也可以幫我們找到磁力較強的位置。

地磁場性質屬陰中之陽，可補命門之火，補血脈生氣血，通陽活血，養筋生髮，通天避寒，對氣血雙虧、虛勞、萎寒、肢體痲木等均有較好的療效。

②地輻射場。所謂地輻射場，指地球包括地面和大氣輻射形成的一種場。地面長波輻射一部分被雲團和大氣吸收，一部分穿過雲團大氣進入宇宙空間。雲團大氣層也同時向宇宙空間放出長波輻射，這兩部分組成了地球輻射。

地面輻射，是地輻射場的重要組成部分，主要是地面吸收太陽輻射後，同時依據本身的溫度時刻不停地向外放出輻射，這種輻射稱為地面輻射。它的輻射通量（Ee）表示如下：

$$Ee = \delta \sigma T_4$$

式中δ為地面相對輻射率，通取$\delta = 0.90-0.95$。σ為常數，T為地面溫度。地面輻射通量的大小主要取決於地面溫度。Ee隨地面溫度升高而增大，輻射場強度也就增大。地面輻射在地面溫度為$-40°-+40°C$條件下，Ee值為0.22－0.75卡／厘米^2・分。

地球輻射與地面輻射構成地輻射場。其性質屬陰中之陽，對寒凝氣滯、命門火衰、筋骨痛痹、肢體沉重等寒病有通陽活血、通關避寒、大補命門之火的效應。借其陽火修煉功法，對風寒、痹症的患者有明顯療效。

③物質場。指構成自然界中的一切物質所形成的場，如金場、土場、水場、火場、木場以及某些物質所釋放出來的光、熱、電、磁、放射線等物質場。這些物質場對人體作用極大，是構成機體生命力的重要源泉。

ⓐ金場，指各種金屬物質在各種條件下釋放出的光、聲、電、熱、磁等放射線、粒子所形成的場。這種場，其強度一般比較大，作用迅速，性質屬陰和陰中有陽，具有清潔、肅降、收斂、大補血脈、生氣血、通陽活血、滋陰生津、潤燥清熱的功效。在一定條件下，金場具有激發人體潛在功能、開發特異功能的作用。

ⓑ土場。土場包括石場，這是由於土由石分化而生。土的成分十分複雜，它是地球表面

陸地上能夠生長植物的疏鬆表層。土壤中含有多種礦物質，如鐵、鈉、鉀、鈣、硅、磷等和無機鹽類，以及有機質、生物腐蝕物、微生物、有機鹽類，大量的水溶液和空氣。

土壤是人類生命活動能量的重要來源，是各種生物，包括動物和植物生存、活動的場所。土場對人類及生物的影響最大，關係極其密切。

土所形成的場，豐富多彩，除土本身，還有生物場、礦物場以及其他生命場的存在。其性質，土屬陰，但陰中有陽，陽中又有陰，性質較為複雜。其地氣性涼多濕，主靜。對陰虛潮熱、五心煩熱、虛陽上亢等熱症具有滋陰生津、潤燥清熱、調補陰虛之功效。

ⓒ水場。水在地球表面分布極廣，江、河、湖、海，還有地下水、冰川等。水占了地球表面積的百分之七十點一。此外，水還分布在土壤中、生物體內、大氣中。人體內的水占人體重量的百分之六十五以上。在空氣中有大量的水蒸氣，不斷地形成雨、雪降落在地面。總之，在地球上幾乎到處都有水，沒有水就沒有生命。

水是地球上人和一切生物得以生存的物質基礎，人類在生活和生產中，都不能缺水。水資源是其他任何物質所不能代替的資源。水雖然由氫氧化合而成，但自然界中的水卻含有多種物質成分，海水中含有大量食鹽以及多種物質元素，淡水中含有多種礦物質和微量元素，有許多元素是人所不可缺少的。

水所形成的水場，其性質是陰中之陰，涼濕，具有滋陰生津、清熱潤燥、大補陰虛的功效。在水邊練功，調水場會感到清新柔暢、心神安寧、津液爽口，獲得爽心悅目之快感。

ⓓ火場。火場是指火的輻射所形成的場。它給人以熱和能量。火具有溫熱、升騰的特性，其性質屬陽。火的本身是純陽。但是，由於火的來源不同，所以又有不同的屬性：地心之火，體陰而性陽；木之火為陽中之陽；煤火為陰中之火。火具有補陽抑陰之功效，可大補命門相火，通陽避寒，補心陽君火，通利血脈。

ⓔ木場。指植物場。自然界植物植被具有物質場，它每天都在與大氣層進行氣體交換，吸收空氣中的二氧化碳，釋放出氧氣，使空氣得到淨化。樹木等植被在與空氣進行氣體交換時，也同時放場，各種不同的粒子釋放出來形成木場等植物物質場。如在丁香樹附近會感到一種濃郁的丁香味，在檀香木前會嗅到一種檀香味，在松樹附近會嗅到清香的松香味。各種樹木、植物，都有它特有的氣味，釋放出不同的粒子場。

木場的屬性由於不同樹木其性不同而不同。松、柏、柳、桐樹陰重陽少，楊、槐、桃、杏樹陽重陰少。在不同屬性木場中對人體的感覺不相同，對人體的作用也不同。性屬陰重陽少的感到清涼，令人頭腦清醒覺得舒服；性屬陽重陰少的感到溫熱柔和、輕鬆，但在此場中時間久了會感到頭腦發脹，有燥熱之象。

3、動物場

指動物釋放出的物質場。有些動物為了保護自己，或為了某種需要，釋放出一些具有特殊氣味和作用的物質場。如麝鹿釋放出麝香味，狐狸釋放出狐臭味，黃鼠狼釋放出既嗅不到，又看不到的使人或其他動物神經紊亂的特殊作用物質場。

動物場，其性多屬陰，刺激性大，對激發機體潛在功能作用顯著。所以有些人在這種場的強烈刺激下得功，稱之為陰功，這種功屬附體型，功夫時間不持久，在遇到某些特殊情況時，功就可能消失了。

4、人體場

又稱人體能場。在印度被稱為「普瑞那」（Prana）的萬有能，被看作是一切生命的基本組成部分和本源。在中國古代把這種場稱為「炁」，認爲有生命和無生命的物體都是由「炁」組成的。認為「炁」含有陰陽兩方面，二者是相互平衡的，不平衡人就會生病。

西方的一些學者認為，這種場是一種發光體，稱之為靈光。帕拉塞爾蘇在中世紀把這種場稱為「依麗埃斯特」，並說是由生命力和生命物質組成的。十九世紀，赫爾蒙特和邁斯默，把這種場稱之為「流體」，認為生命體和無生命體都帶有這種「流體」，並能在一定距離內相互作用。馮•賴欣巴赫稱該場為「自然力」，認為具有磁場性質。一九二一年，基爾納根據他的研究提出人體周圍關於「氣」的理論。基爾納描述，沿著全身周圍有顯明的氣霧包裹著，分為三層，靠近皮膚的是四分之一英寸厚的暗色層，它外面是二英寸厚顏色較淡的一層，紋理垂直於體表。再外第三層，六英寸厚，外部是弱光。這種包圍著人體的氣被稱為「

基爾納」氣（圖二—23）。

在本世紀三十至六十年代，美國伯爾與諾思拉普提出「生命場」理論。他們認為人類和一切生命機體存在著電磁能導引場，稱之為「生命場」。後來瑞維茨進一步確定，人的生命場顯示出周期性波動。這種波動性與人的精神、心理穩定性有關。精神病學家威廉・賴希把人體能場又稱之為「奧戈尼」。他觀察到「奧戈尼」能在天空，在一切生物體、無生命體的周圍都存在脈動。

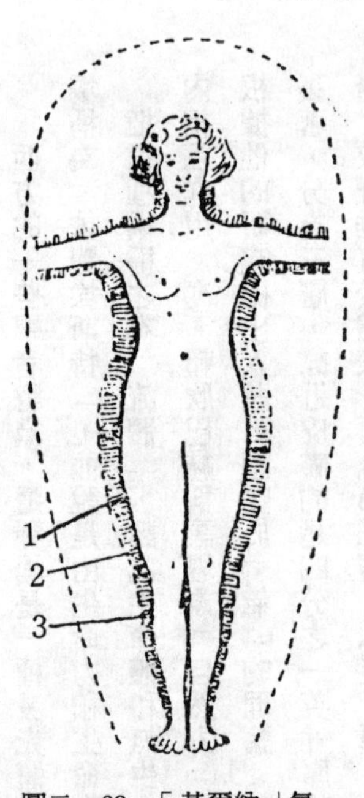

圖二—23 「基爾納」氣

原蘇聯喀山大學生物物理學教授維克托・英尤欣博士和他的研究組，對人體能場進行了廣泛的研究。提出了由離子、自由質子和自由電子組成的「生物等離子能場」的假定說。並且，英尤欣把它定義為物質的第五態，即場態。

人體場，即人體能場是由七種一層套一層的不同的「氣」體組成。它們相互滲透，每一層的能量比其外層更加精微。內部三層，靠機體的一種稱為精微體，於生理相關；再一層是魂魄體，於人的感情相關，第三層是精神體，於思想思維過程相關。其能場最外幾層是輻射層、電磁波等粒子流。對人體能場所產生的「氣」光，練功有素的人，是可以觀察到的。人體周圍有著一至十公分以上的氣霧光環。練功有素的人其光環更大，厚度更大。功夫深的人甚至全身都可以變成一個發光體。機體只不過是一個生命能場稠密物質的凝聚體。這種能場在人體周圍的存在，也只是機體的一種外在表象。

人體場由三種主要能流形成，包圍在人體的周圍。西方一些科學家研究實驗指出：人體場能流是互相垂直的，像電場總是與相關的磁場垂直一樣（圖二—24，人體場能三種主要能流示意圖）。第一種沿脊柱人體中心軸線上下垂直流動，並感應產生其他能流與之相垂直，即為第二種輻射能流。在第三種輻射能流作用下，又感應產生了第三種與之成直角的能流，即環形場。於是形成能流交織，維持生命的人體場。本迪特把它稱為「那第斯」。

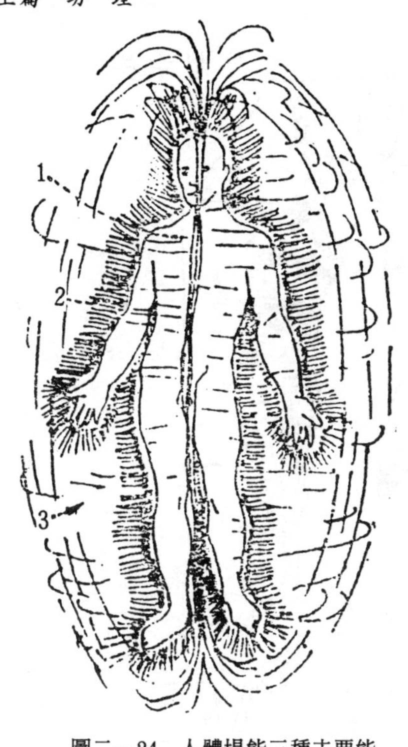

圖二—24　人體場能三種主要能流示意圖

這個人體場能流的分布並

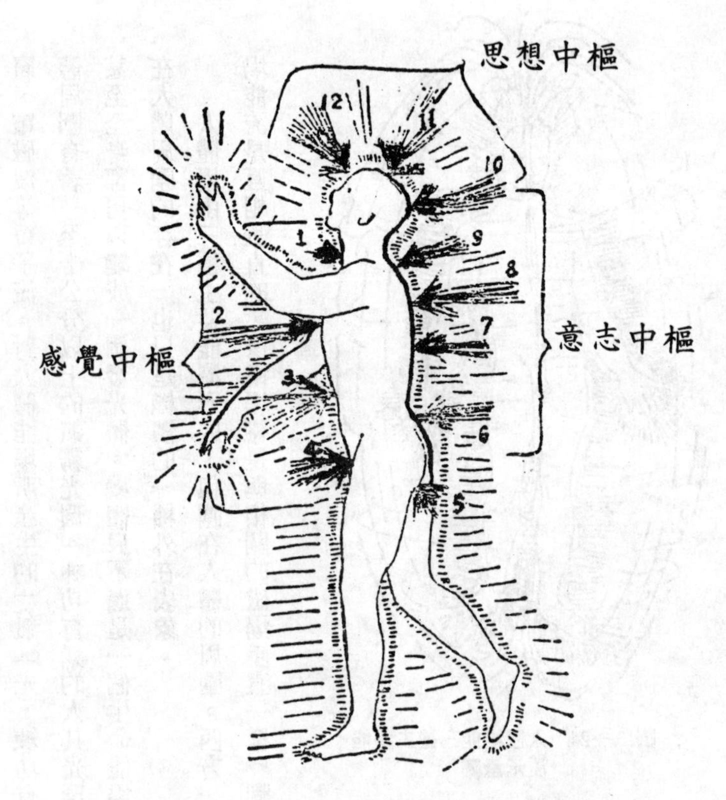

圖二—25　主要「查克瑞」及相關的心理功能

不是均勻的，有漏斗狀的旋渦，國外稱作「查克瑞」。筆者稱其為「經輪」。其位置說來真巧，它與中醫經絡中的主要穴位相對應，特別是人體背後與前腦，沿督脈與任脈上的一些主要穴位，如督脈上的尾閭、命門、至陽、身柱、大椎、風府、百會、天目等穴位與「查克瑞」五之十二相對應；任脈上的天突、膻中、神闕、會陰等穴與「查克瑞」一之四相對應（圖二—25—28）。另外在人體其他經絡線

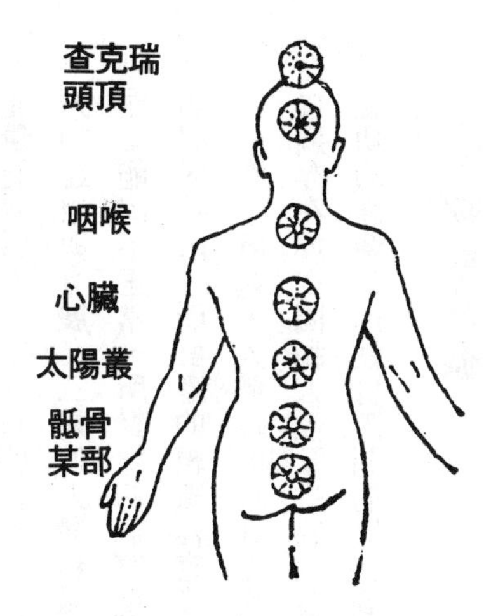

圖二—26　主要「查克瑞」的位置

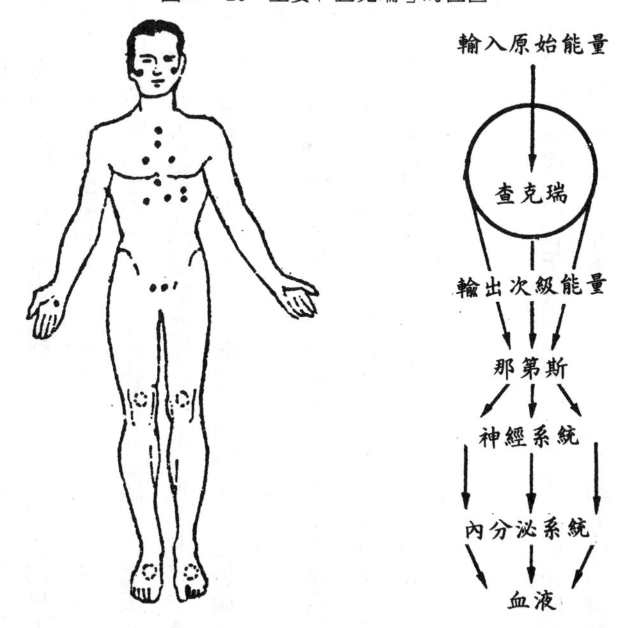

圖二—27　次要「查克瑞」的位置　　圖二—28　輸入原始能量的代謝路線

上也有相對應的次要「查克瑞」。如手上的勞宮穴，腳上的湧泉穴，小腹恥骨穴等都有「查克瑞」能量旋渦相對應。即筆者所說的「經輪」的存在。筆者感到：凡是經穴存在的地方都有「查克瑞」相對應，即「經輪」的存在，只是能量流的多少、強度有所不同。「查克瑞」能量旋渦對人體主要有四種作用：一是賦予機體以生命力，二是導致自我意識，人體潛在能力的運用與發展，三是使人體精氣神三元合一，四是監測機體健康狀況的好壞。凡是「查克瑞」能流不正常，所對應的器官就表明有病變發生。即「經輪」能量旋渦變小，或破壞，說明經穴被阻，而對應的組織器官產生病變。

綜上所述，人體場的存在是事實，不管它被叫什麼名字，它是一種不容否認的萬有能，普遍存在於空間和人體及生物物質中。特別是在人體周圍存在著的人體場，只要通過三元開慧功的修煉，你就會深刻的體察到它的存在，並且認識到它對機體生命力的重要意義。

二、物場共振

前文我們已經講到，人是一個辨證統一的系統，但它不是封閉的，在他生命的每時每刻、每一活動中都與自然界中的一切事物息息相關，發生著能、場、信息等多種多樣的聯繫。自然界天地萬物的各種變化總是直接或間接地影響人的生命活動；然而，人的生命活動又可作用於天地萬物，改變其活動過程和結果，服從人類生存的需要。

《內經・素問・四氣調論》講：「陰陽四時者，萬物之終始，死生之本也。逆之，則災害生；從之，則苛疾不起。」古人在這裡充分的論述了自然界變化與人的生命之間的重要關係，同時，指出了人順應自然界的變化規律則苛疾不起，逆之則災害叢生。

如何順應自然界的變化，古人講「天人合一」，筆者稱之為「等頻物場共振」，即把自身與客觀環境融為一體，使人體場與物質場、地場、生物場等場頻率一致，於是產生等頻物場共振，激發人體潛在功能，增強機體活力，人也就有了巨大的能力。這種作用效果，筆者稱為「等頻物場共振效應」。或「三元效應」。

要達到「三元效應」，實現「天人合一」，需要有創造一定的條件。

一是個體要有安穩的內環境。即要有穩定的心態：情緒安定，精神內守，不為瑣事煩惱，心胸開闊，超凡脫俗，保持艮好的心緒。

人體場也是一個場的巨系統，由無數個場所組成。人體各個組織器官的狀況，尤其是心理狀態，影響著場的性質和強度，也影響著人體場與物質場的共振效應。因此，個體艮好的內在環境，是實現人體場與人體場，人體場與動物場、植物場、地場、天場等自然界物質場共振，進行物質、能量、信息交換的首要條件。

二是創造一個客觀安定的自然環境。自然環境是一方面指物場的性質而言，另一方面是自然環境對心理狀態的作用。從這兩方面出發創造安定環境是實現物場共振，激發「三元效應」的必要條件。

在自然界中到處都有重力場、引力場、電場、磁場、電磁場、聲場、光場、熱場、輻射場等，然而，其性質、場強卻大不相同，因此，在練功中，要實現人體場與物場共振，達到「三元效應」，就必須對自然界中的場有所選擇。

環境對人心理上的作用表現為：環境優雅、舒適，空氣清新，能創造良好的心理環境，在練功中便於入靜入定，很容易與物場發生共振，人與人相通，人與天相通，人與地相通，人與物相通，沒有間隔、無內無外，忘我無我，上下四方，往來古今，天地人物渾然一體，超越時空，全身晶瑩透明，光亮耀人，從而，獲得終生難忘的感受。

人在氣中，氣在人中，堅持修煉會進一步激發物場共振，打開人體「經輪」能量旋渦，使「查克瑞」能量迅速與天、地、物場相通，機體能量迅速增加，當達到一定能級時，某「經輪」部位就會出現明亮閃光，接著轟鳴一聲爆炸，全身震動，一片光明，「三元效應」便達到了。

第五節　陰陽平衡

《易傳》說：「一陰一陽之謂道。」說明宇宙間陰陽對立與消長是事物變化的基本規律。

《類經・陰陽類》講：「陰陽者，一分為二也。」說明事物分為陰陽兩個方面。事物發生、發展變化的根本原因是陰陽雙方矛盾的對立和統一。《素問・陰陽應象大論》說：「陰陽者，天地之道，萬物之綱紀，變之父母，生殺之本始，神明之府也。」指出了事物無窮的變化規律。

陰陽學說是中醫和氣功理論的重要基礎，是進行氣功修煉和氣功醫療的指導理論。陰陽學說不但貫串中醫理論體系的各個方面，而且氣功中從功法原理到功法操練，以及氣功醫療等無一能離開陰陽學說所闡述的規律。它被用來說明人體的組織結構，生理功能，疾病的發生、發展，氣功功法修煉操作的原理，以及疾病的診斷與治療等。

一、陰陽概說

宇宙間的任何事物都可以概括為陰陽兩類，任何事物內部又可分為陰和陽兩個方面，存在著對立統一、互根互用、消長平衡的關係。

1、對立統一　陰陽既是對立的，又是統一的，統一是對立的結果。對立的一面是絕對的，統一的一面是暫時的，沒有對立也就沒有統一。統一是陰陽相互制約和相互消長的結果。如自然界春夏秋冬有四季，四季中溫熱涼寒的氣候，就是陰陽相互消長變化的結果。制約消長的過程是動態求得平衡的過程。謂之「陰平陽秘」。對於人體來說，一旦這種平衡遭到破壞，就要生病。所以說，陰陽失調是導致生病的重要原因。

三元開慧功從陰陽對立統一的原理出發，在功法修煉和氣功醫療中力求性與命的統一、功與效的統一、練與治的統一、神與意的統一、練與養的統一、內與外的統一、上與下的統一等七統一原則。以求符合自然界陰陽變化的規律，從而達到開發調動人體潛在功能、健身強體的目的。

2、互根互用 陰陽既對立統一，又互根互用，相互依存。任何一方都不能離開另一方而獨立存在。如上為陽，下為陰，沒有上，也就無所謂下。左為陽，右為陰，沒有左，也談不上有右。如此等等，陽依存於陰，陰也依存於陽，每一方都離不開對方而單獨存在。其中一方是另一方存在的條件。《醫貫砭・陰陽論》說：「陰陽又各互為其根，陽根於陰，陰根於陽；無陽則陰無以生，無陰則陽無以化。」陰陽之間的這種互相依存的關係，就是陰陽的互根互用。

陰陽這種互根互用的關係，不但體現於相對立的事物間的依存關係，而且還體現在事物功能之間的關係上。

如組成人體和維持人體生命活動的基本物質氣和血的關係，氣屬陽，血屬陰；氣為血之帥，血為氣之母，二者互根互用；氣行血行，氣滯血瘀，二者也是互根互用。《素問・陰陽應象大論》講：「陰在內，陽之守也；陽在外，陰之使也。」即是從陰陽的互根互用的理論出發，高度地概括了機體物質與物質之間、功能與功能之間的相互依存關係。陽依賴於陰而存在，陰依賴於陽而存在，二者誰也離不開誰。當二者的依存關係遭到破壞，就會導致「孤陰而不生，獨陽不長」，「陰陽離決，精氣乃絕」的情況。在練功中也要特別注意陰陽的互根互用，練功不能只練陽功而忽略練陰功，只練陽功會陽氣過盛，至燥，太過則純陽自焚。當然，只練陰功也不行，陰氣過盛而陽衰，導致陰冷氣滯血瘀，形成腫瘤而死亡。

所以，三元開慧功特別強調陰陽平衡、互根互用，既練陽功又練陰功，既練靜功又練動功，既練站功又練行功，既講練功又講養生。練養相兼，動靜相兼，以求達到陰陽平衡，保持機體各部分的協調一致。

陰陽互根互用是有條件的。破壞這種條件，就會各自向相反方面轉化。所以在三元開慧功修煉中，強調陰陽互根互用的條件性，以適度為準。無論在練功的時間安排上、練功方法上，還是練功的強度上，都強調「適度」，保持平衡。雖然修煉氣功能強身健體，開發人體潛能，但練功時間、方法、強度不當，也會適得其反。時間安排，早上最好，子時最佳，午後最差；方法上，站久傷筋，行久傷骨，坐久傷肉，臥久傷氣；強度上，強度不夠氣調不起來，真氣不理想，強度過大，會感到疲勞、無力。所以，練功要本著陰陽變化的規律，才能逐漸提高功力達到理想境界。

3、消長平衡 所謂消長平衡，是指陰陽的互根互用、對立統一是永遠處在不斷變化的動態平衡之中的。這種平衡不是靜止的，絕對的，而是在一定條件下的平衡，是在「陰陽消長」之中維持相對的平衡。所以修煉氣功，一個時間取得顯著效果，也並不是一勞永逸的，隨著客觀條件的變化，機體狀況也要發生變化。因此，修功，要堅持持之以恒，才能不斷長進。

二、陰陽為用

人體內部同其它事物一樣，也充滿著陰陽對立統一的關係。《素問・寶命全形論》講：「人生有形，不離陰陽。」人體的五臟、六腑、五體、五官、百骸以及四肢，一切組織結構，都可以劃分為相互對立的陰陽兩部分。《素問・金匱真言論》講：「夫人言之陰陽，則外爲陽，內為陰。言人之身陰陽，則背為陽，腹為陰。言人之臟腑中陰陽，則臟者為陰，腑者為陽。肝、心、脾、肺、腎五臟皆為陰，膽、胃、大腸、小腸、膀胱、三焦六腑皆為陽。」上為陽、下為陰；體表為陽，體內為陰；四肢外側為陽，四肢內側為陰；眼為陽，鼻為陰；耳為陽，口為陰等等人體組織結構的上下、內外、表裡、前後各部分之間，無不包含著陰陽。

辨陰陽，調心神。《素問・陰陽應象大論》云：「善診者，察色按脈，先別陰陽。」「審其陰陽，以別柔剛，陽病治陰，陰病治陽。」凡陽虛陰盛之病人，應「扶陽抑陰」，以熱治寒，練功以練外功為主。凡陰虛陽亢之病人，應「養陰抑陽」，以寒治熱，氣功亦練內功為主。李贄《養生醍醐》講：「人心思火則體熱，思水則體寒。」

總之，人體內外、表裡、上下各部分之間以及機體物質與功能、功能與功能、物質與物質之間，必須經常保持其相對的陰陽協調關係，才能維持正常的生命生理活動。否則，陰陽失調導致各種疾病的發生與死亡。練功就是辨陰陽，調整心神、氣血的陰陽平衡，達到健身祛病的目的。

《靈樞・通天》把人的體質分為五種類型：

①太陰之人——多陰而無陽

②少陰之人——多陰而少陽

③太陽之人——多陽而無陰

④少陽之人——多陽而少陰

⑤陰陽和平之人——陰陽氣和

根據體質強弱，辨證靈活地選擇功法練習或施功十分必要。《養生膚語》講：「虛病宜存想收斂固密，心志內守之功以補之；實病宜按摩導引，吸努掐攝，散發之功以解之；熱病宜吐故納新，口出鼻入以涼之；冷病宜存氣閉息，用意生火以溫之。」

總之，多陰之體宜練動功，補陽之不足，多陽之體宜練靜功，以解陽之盛，散陽以調陰。多數人宜練動靜相兼、動中有靜、靜中有動的性命雙修的功法。練功中要自動的進行調解，缺陽補陽，缺陰補陰，求得陰陽相對平衡，才會有益於健康。

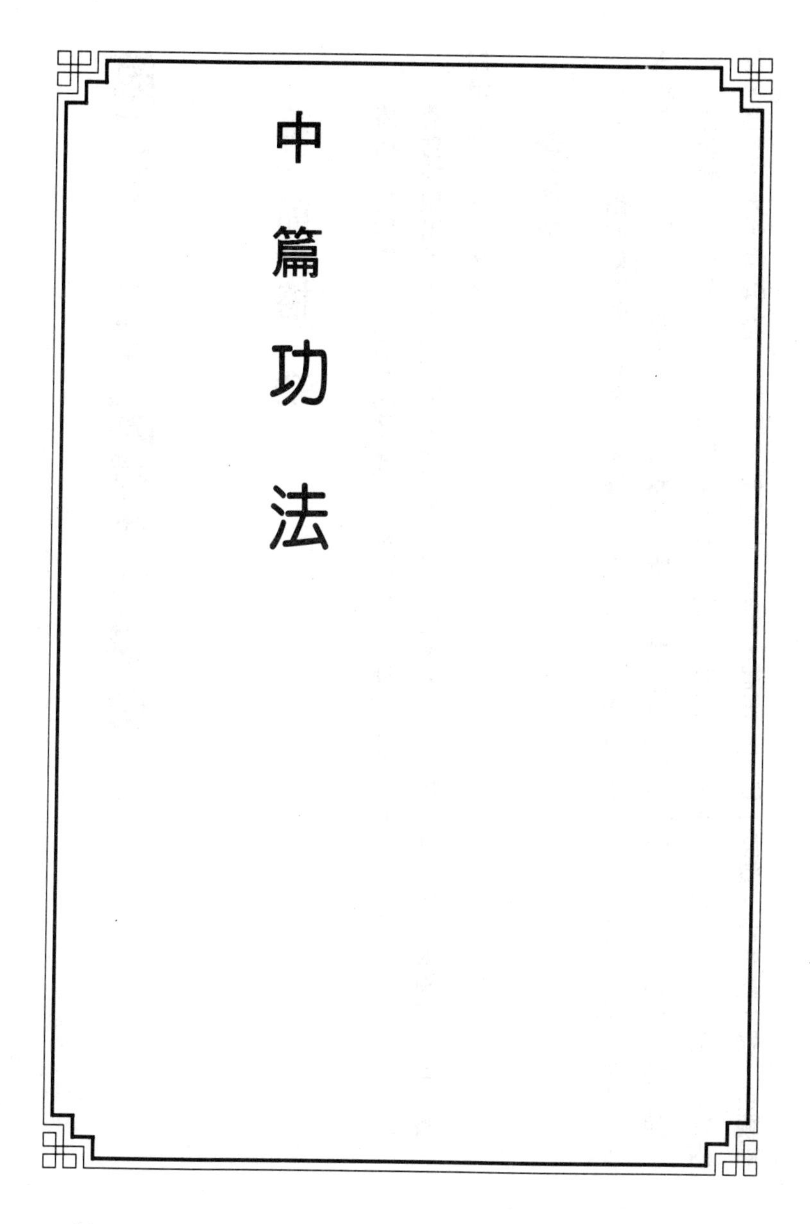

中篇　功法

第三章　三元開慧功基礎功

第一節　樁　功

樁功，又稱樁法。它屬站著練的一種靜功，是練功入門的功法。樁功種類繁多，本書主要編著了無極樁、養氣樁、馬步樁、拜佛樁、太極樁、三元樁、銅鐘樁等七種樁法。

一、無極樁

無極，指原始的無形無象的本體。《老子》云「復歸於無極」，也指無形態，無方所。《庸言》：「陰陽神而無名是以無極。」所以，無極樁，就是自然鬆靜站立練功的一種方法。

練功要領：雙腳分開，與肩同寬。自然站立。雙臂自然下垂，沉肩垂肘，虛腋，下頦內收，百會頂天，含胸拔背，鬆胯，使胸椎、腰椎，尾椎上下成一條線。舌輕抵上顎，目視前

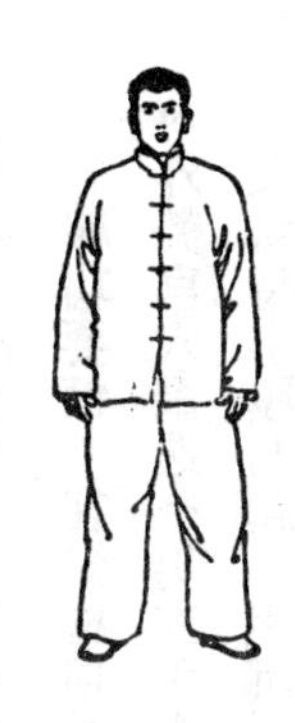

圖三—1

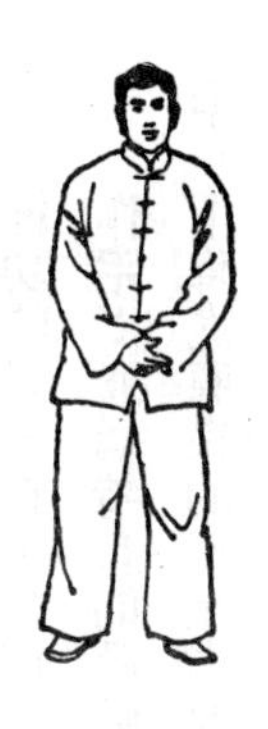

圖三—2

方或閉成一條縫，鬆靜站立三十分鐘（圖三—1）。

練功要求：全身放鬆，鬆靜自然站立無形無象，猶如塑像一般的無聲無色。練功時無心無相，《傳心法要》講：「如今但學無心，頓息諸緣，莫生妄想分別。無人無我，無貪瞋，無憎愛、無勝負，但除卻許多種妄想，性自本清靜。」呼吸自然、均勻，不知不覺為最好。

靜極生動，產生外動現象時要順其自然，只要不倒地，就不必加以控制。當出現大動要倒的時候，加意念：「大樹扎根」、「站穩」，進行調整。

練功作用：主要用於調整大腦神經系統功能。消除大腦緊張造成的頭昏、心煩意亂、失眠、心悸、食慾不振等症狀。對中老年更年期綜合症，也具有較好的治療作用。

二、養氣樁

所謂養氣，是指調養體內之氣，在練功中，納自然清氣入丹田。《丹陽真人語錄》講：「是以要道之妙，不過養氣。」

三元開慧功養氣樁，是通過意念的調整，把諸多經絡進出氣的門戶打開，在意念的支配下，進行納清排濁，溫養精氣。

練功要領：在無極樁基礎上，雙手向前慢慢抬起，向內攏氣，同時雙膝彎曲下蹲，雙手內外勞宮穴重迭（男左手在裡，女右手在裡）按在丹田穴上，拇指魚際穴對在肚臍神闕穴上。吸氣時小腹凸起，氣沉丹田，收會陰提肛、閉氣；呼氣時小腹內凹，將氣慢慢呼出，同時全身毛孔也呼吸。調息七至二十一次，鬆靜站立十至三十分鐘（圖三—2）。

要求：一是注意拇指魚際穴要對正神闕穴，使雙手勞宮穴對正下丹田。二是呼吸一定要採取順式腹式呼吸法，注意小腹隨呼吸凹凸。三是吸氣入丹田的同時要提肛、收會陰，謂之點火，吸足後閉氣，閉氣不是憋氣，而是讓氣停住。呼氣時先放肛，鬆會陰，再呼氣。

練功時意念在下丹田，輕輕體會一下丹田的氣感即可，不可意念過重，不需意守。

作用：通過特有的呼吸方式——順式腹式呼吸法，調節丹田之氣，使丹田、命門發熱；中膈下降從原來的三至六厘米提高到九至十二厘米，從而使肺的呼吸量提高；腹部的凸凹，對內臟起到按摩作用，使胃腸蠕動功能增強，助消化，增食慾；調整心臟功能，消除心悸、心慌現象。

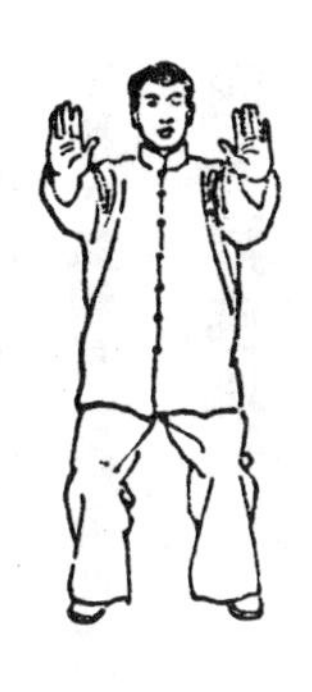

圖三—3

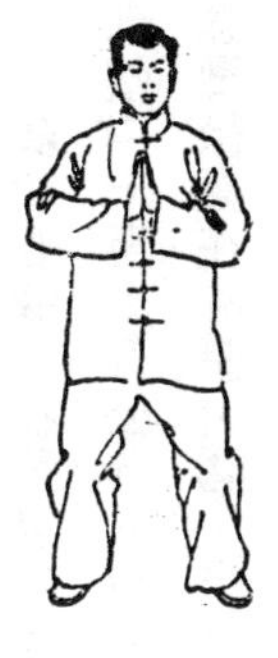

圖三—4

三、馬步樁

馬步樁，又稱騎馬樁，是練氣強身，練雙掌發放外氣的一種功法。修煉這種功法，必須要有堅強的毅力。堅持練即能發放較強的外氣，又修養了人的堅強意志和吃苦精神（圖三—3）

練功要領：在無極樁基礎上，雙臂慢慢向前抬起，雙膝彎曲下蹲成七十度至九十度角，雙臂抬手略停。然後，雙手上翹變雲掌，力臂推山十至三十分鐘。把手心勞宮穴打開，發氣發力。

要求：雙腳微向內扣，成內八字站立，雙膝下蹲角度八十至九十度，產生的力最大，猶如大功率的泵一樣，把氣泵到臂上，手上發勁發力。下蹲時，身體盡量不要前傾，保持與大腿成九十度最好。力臂推山時，雙臂要伸直、舒展，掌指根用力外推，有推倒大山之勢。

練功中，意念似有似無，不需要意守丹田或其他部位，意念放在手掌前方空無的境界中。呼吸自然均勻，深吸，慢呼。練到一定程度後，全身會顫動，出現外動。

作用：馬步樁法屬於外氣樁法，對調動內氣外發、調整機體內氣運行、疏通經絡、消除氣積、氣滯具有顯著作用。特別是對肩周炎、風濕症、類風濕等疾病的治療效果顯著。

四、拜佛樁

拜佛樁，又稱童子拜佛樁。是一種修道、修心、修身的樁法。《四教儀》講：「二三果去重慮緣，真名修道。」《諸真聖胎神用訣》講：「凡修道者，先修心定之法。」《周易大傳•復》「不遠之復，以修身也。」練此功，要安定精神，約身克己，萬念皆去，安閒自得。

練功要領：在養氣樁基礎上，調息七至二十一次後，雙掌抬起，合十在胸前，雙掌距胸部膻中十至十五公分。指尖與下顎平齊（圖三—4）雙膝下蹲六十至七十度，呼吸自然。意念微微飄在身體周圍。排除萬念，耳不聽，眼不看，腦不想，心不煩。

當練到掌心發熱、脹、麻時，雙掌前推，力臂推山，然後，外展雙臂抬平，變立掌，接著手掌放平，划三圈收於腹前丹田穴，成三元樁，站立三分鐘收功。

要求：雙腳尖內扣成內八字。雙肩下沉，虛腋，下顎內收，頭微微向上領勁。雙掌合十後要至誠至意，清淨虔誠。

練功中，無論身體出現什麼內象與外象，均不要驚慌，不要追求氣感，使自身完全處在清淨無為之中。

作用：該功法對消除由於長期精神壓抑，及「七情」過度造成的心理障礙性疾患，有著良好的調整與治療效果；對涵養心性，修養道德，正確認識自我，認識人生，有著非常重要的作用。《元氣論》講：「夫術數者，莫過修神，淘煉宜氣，使延年疾瘉，外禳邪惡，清淨心身，使禍害不幹」。

五、太極樁

太極，是指陰陽兩方面的原始混沌之氣。含運動與靜寂於內。《太極圖說》講：「太極動而生陽，動極而生靜；靜而生陰，靜極復動。一動一靜，互為其根。分陰，分陽，兩儀立焉。」

太極樁，意在中和。《太平經》講：「陰陽者，要在中和，中和氣得，萬物滋生。」天在上，地在下，人在其間，天地中和謂之人。

練功要領：在馬步樁基礎上，雙腳成大跨步低位馬步，左手在頭上，掌心向上，撐天；右手在下，掌心向下，撐地，接天連地，天、地、人三元合一（圖三—5）。十分鐘後換手

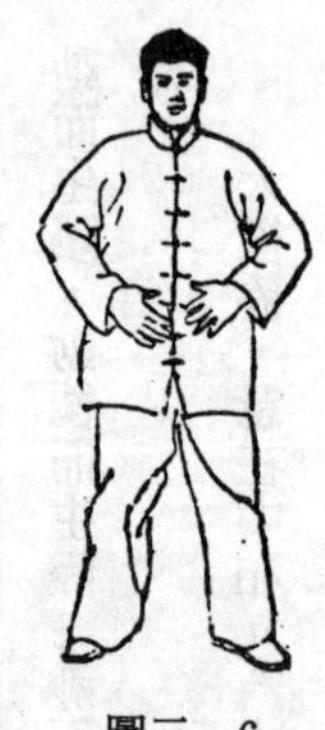
圖三—6

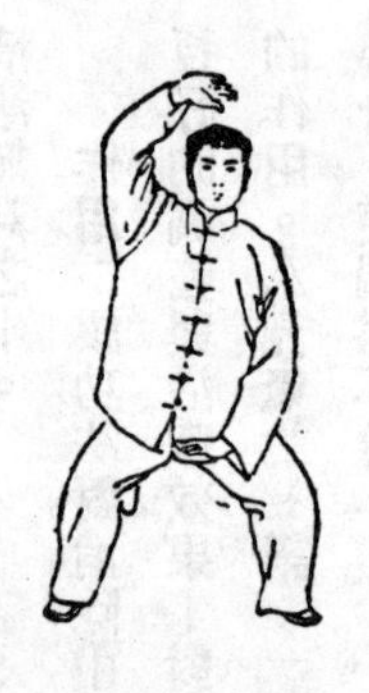
圖三—5

。站樁時間為三十分鐘。

要求：由於太極樁的抬臂、舉手、下蹲時間長，難度大，所以只有在修煉馬步樁有一定功力後，才能開始修煉太極樁，不能急於求成。

練太極樁時意念不可過重。尤其在抬起的手臂和雙膝上不能著意，更不要體會其感覺，要把意念放虛、放空。意念過重不但不出功，反而加重疲勞感。

呼吸要求自然，以順式呼吸為好。吸氣時，氣沉丹田；呼氣時不知不覺。

作用：對調整機體內陰陽二氣的平衡與分布有著顯著的作用。對半身涼，半身熱；上身熱，下身涼；身子熱，手腳涼；體表涼，體內熱等機體失調現象，有著良好的治療效果。能調整機體內分泌、代謝功能，以及臟腑器官的氣血運行。特別是對血壓不穩、下肢微循環不良，有著奇特的治療效果。

六、三元樁

三元樁，是三元開慧功中的基本站樁法。全套功法都是以三元樁作為起勢和結尾。

天有三寶日月星，地有三寶水火風，人有三寶精氣神，三寶旺盛壽如松。三元樁就是三寶歸一，接天地之氣，融人之三寶，人在氣中，氣在人中，接天連地。隨呼吸，全身毛孔竅穴都在呼吸。一身陰陽相交而成真液，滋養五臟六腑，益壽百年。

練功要領：在養氣樁基礎上，雙手掌心相對慢慢抬起。手心向內，五指分開十指相對，相距五至十公分，虛腋、勞宮對著小腹，距丹田十至十五公分，成三元樁抱球式（圖三—6）。

要求：三元樁分高位和低位兩種姿勢。練低三元樁時意念人在氣中，氣在人中，天地人三元合一。全身都要放鬆，雙肩要下沉，肘彎曲，雙手鬆直自然，凝神於太虛，六根不出，七情不入，腦不想、耳不聽、眼不看、鼻不嗅、口不說，心不煩，恬淡虛無，空空寂寂。

進入氣功態後，靜極生動，順其自然，只要不倒地，不需加任何控制。如果往地下倒，意念放在腳上：「樹扎根」，控制不倒，但不要追求氣感。微陽初生，嫩而勿採，十五光盈，時當急採，莫教錯過。內觀其心，心觀其丹，體其微妙，氣不外馳，神不外放，三三歸一。

此時呼吸，如無似有，綿緩勻長，升降出入，不察不覺，全身毛孔、竅穴都隨之呼吸進入胎息階段。《性命圭旨》講：「真玄真牝自呼自吸，似春沼魚，如百蟲蟄。灝氣融融，靈風習習，不濁不清，非口非鼻，無去無來，無出無入，返本還元，是真胎息。」

練功時間，從十分鐘站起，逐漸增加至四十分鐘以上。

作用：既能練外氣內收，也能練內氣外放。既能把天、地真氣通過丹田穴吸收，又能把體內之氣通過勞宮穴發出，與天、地進行交換。還可以通過丹田、百會、天目、膻中、玉枕、命門等要穴，把天、地真氣，光、熱、聲、電、磁等接收來，又可以把病氣從腳底湧泉穴排出體外。

堅持修煉三元樁，可以袪疾健體，增智開慧。三元樁對調整治療神經系統疾病，諸如神經衰弱、神經性頭痛、神經炎，消化系統疾病，如胃炎、十二指腸潰瘍，以及肝病、脾病、心臟病、風濕症等都有較好效果。

七、銅鐘樁

銅鐘樁，是民間氣功樁法的一種，同少林氣功的三盤落地有些相似。它是仿古寺銅鐘擺成的一種樁法架式。

練功要領：在三元樁基礎上，站樁十分鐘後，做銅鐘樁。雙腳內扣，成內八字站立，雙手向身體兩側拉開成四十五度，五指分開，掌上翹，成三盤落地，雙膝彎曲，膝蓋不要超過腳尖。三分鐘後再把食指和拇指捏而不合，其他三指上翹（圖三－7①②）成銅鐘樁。

要求：雙臂叉開成四十五度時肩要放鬆，下沉，臂舒展。雙膝彎曲四十五至六十度為好

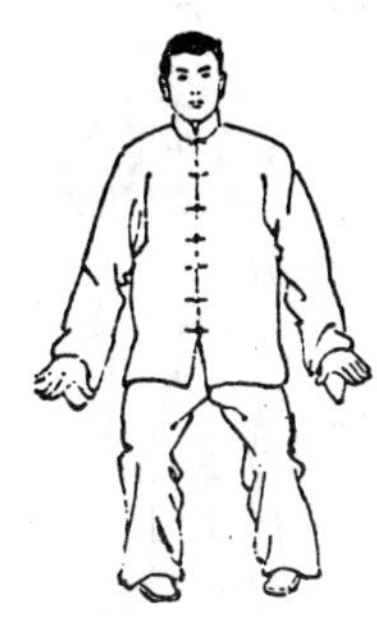
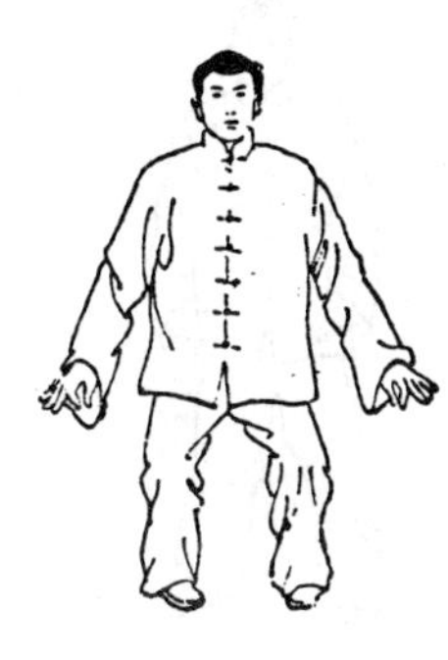

圖三—7①②

，但不要超腳尖。身體保持正直如坐椅，既不要向前挺腹展胸，也不要臂部後撅，頭要正，兩眼目視前方或閉上留一條縫。

此時意念似有非有，似無非無。站樁十分鐘後，會感到肩發酸，臂發脹，手發麻，要置之不理，不要往肩、臂上加意念。把意念放在身體周圍二尺左右遠的地方。吸氣要均勻，隨著呼氣，意念全身毛孔都在吸氣；呼氣不知不覺，意念所有毛孔也在呼氣。

作用：銅鐘樁具有較好的調整氣機的效果。特別是對頭部疼痛有著奇特的治療效果。做功三分鐘，頭上的病氣就可以排掉。功後頭腦特別清醒。此外，對肝陽上亢，上焦火大，兩眼昏花、發澀、視物模糊的患者治療效果甚好。堅持久練，具有健腦醒神、開智、開發潛能的效果。

第二節 動 功

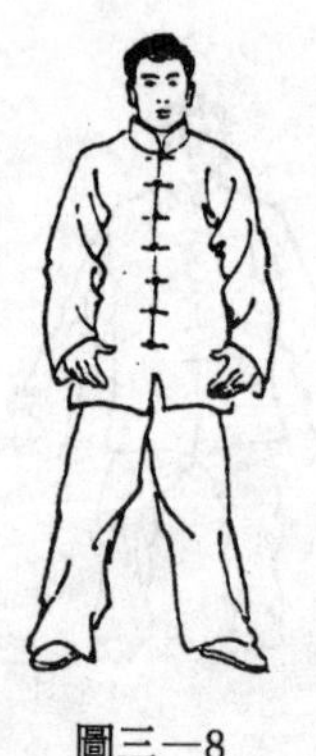
圖三—8

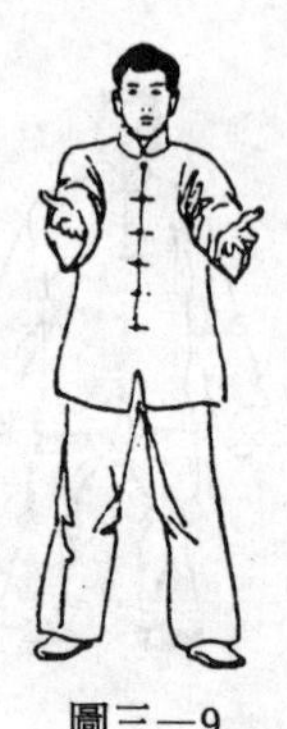
圖三—9

預備：全身放鬆，成無極樁站立一分鐘。

接著成養氣樁，調整呼吸七至十四次或二十一次（根據練功時間長短決定），之後成三元樁站立。

一、採氣通經法

採氣，可採天地和宇宙空間之氣，也可採樹木花草等植物之氣，也可採日、月、星辰之氣。其方法將在中級功中進行。這節中只做採天地之氣通經、輸絡。

1、三元樁十分鐘後起勢，雙手慢慢向前，掌心向上，捧氣貫入百會（圖三—8、9）。

作用：捧氣貫頂、通百會入沖脈、天地人合一，自我融於宇宙大我之中。此時，會感到一股股清涼之氣從百會而入，沿沖脈、任脈湍湍而下，直入下丹田，全身輕鬆自在、舒服。丹田穴處小腹周圍感到暖融融的。使體內之氣得到補氣，三焦之氣融會貫通，元氣充盈、圓全，從而達到祛疾、療病之功效。

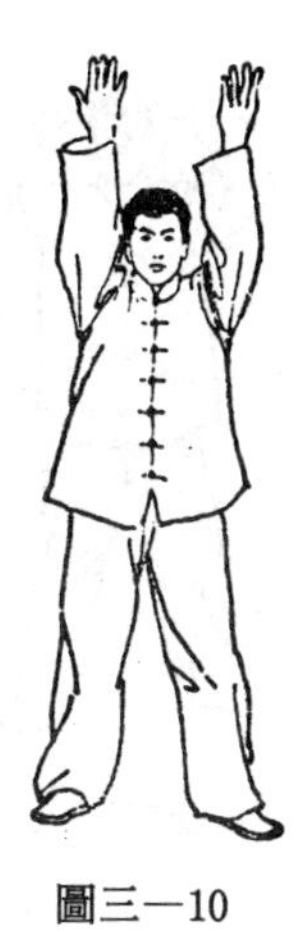
圖三—10

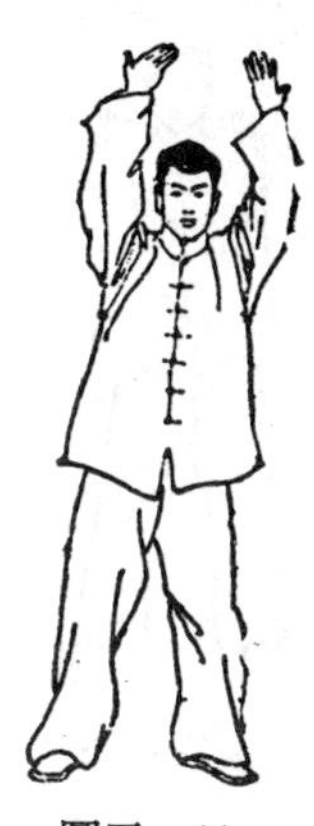
圖三—11

要求：捧氣雙手從正面頭頂百會貫氣，然後雙臂外張，雙手指尖相對，向下導氣。導氣時雙手走胸中線通任脈（圖三—10、11）。雙手在胸前慢慢導下，導氣入丹田略停，然後向下，氣導入雙腿直達腳底湧泉穴，通中脈和腎經。（圖三—12至15）。

雙手向下導氣時，氣感強烈。腹內任脈之氣順勢迅速膨脹，有把褲腰帶脹斷之感。頓時，腹肌張力增大。不怕拳擊、不怕棍打。雖然不是練硬氣功，卻產生硬氣功效果。

產生腹脹不要理會。雙手導到丹田處時，略停，意念病氣從腳底湧泉穴排出。切不可意守丹田聚氣。此時，如果肛門有排氣之感，提肛，收會陰三之五次。意念不可過重，才能達六合，即人體內上下、左右、前後相合。產六慧即聞慧、思慧、修慧、無相慧、照寂慧、寂照慧，開發人體潛能。

2、雙手分氣到兩胯，從身體兩側抬起，掌心向

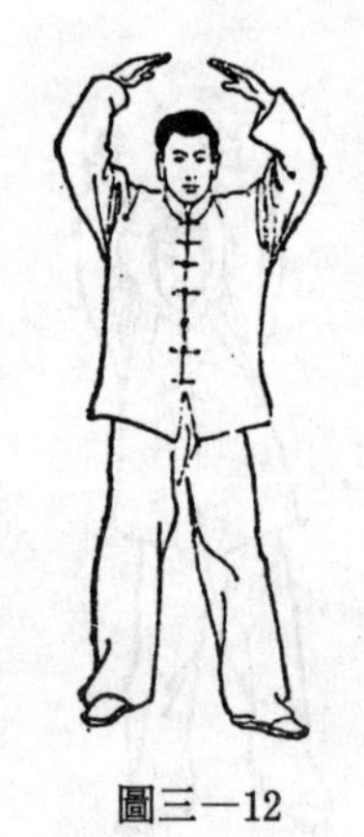
圖三—12

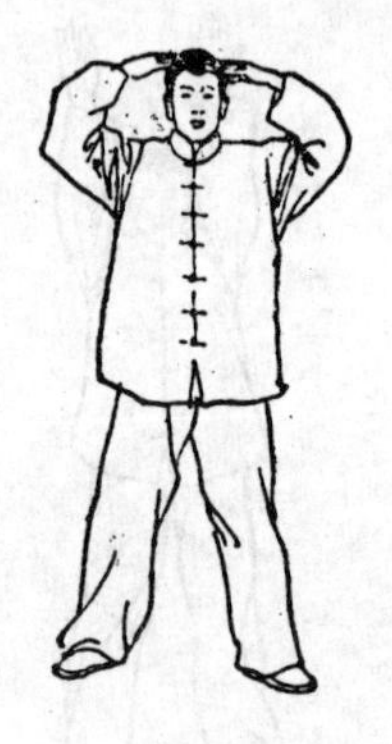
圖三—13

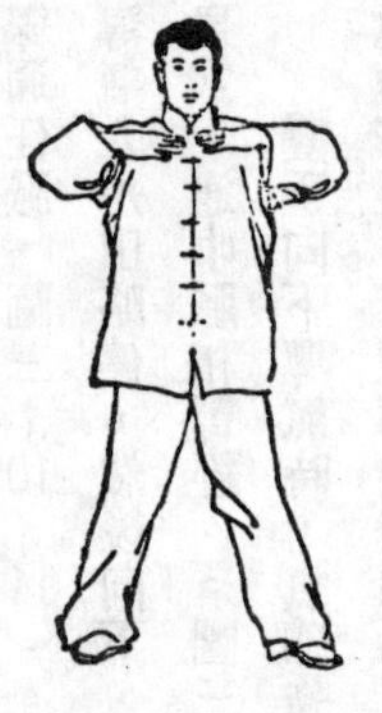
圖三—14

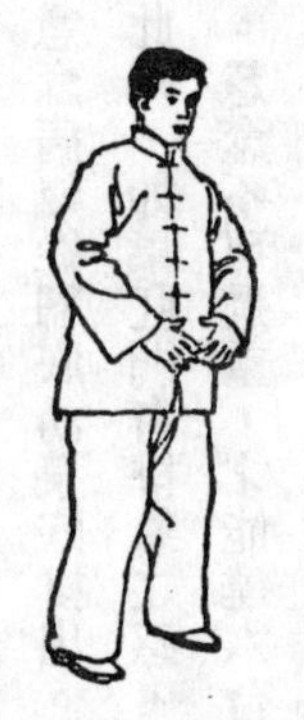
圖三—15

下，抬平略停，變立掌推山，手放平轉三圈，掌心向上捧氣至頭頂，手伸向天邊無限遠，攏氣貫入百會，而後雙手從頭兩側向下導氣，沿胸兩側下行，通肝經、脾經，氣到丹田略停（圖三—16至25）。

作用：兩臂抬平，氣衝指尖，有如雙臂伸向天邊無限遠之感。雙掌變立掌，掌心勞宮穴

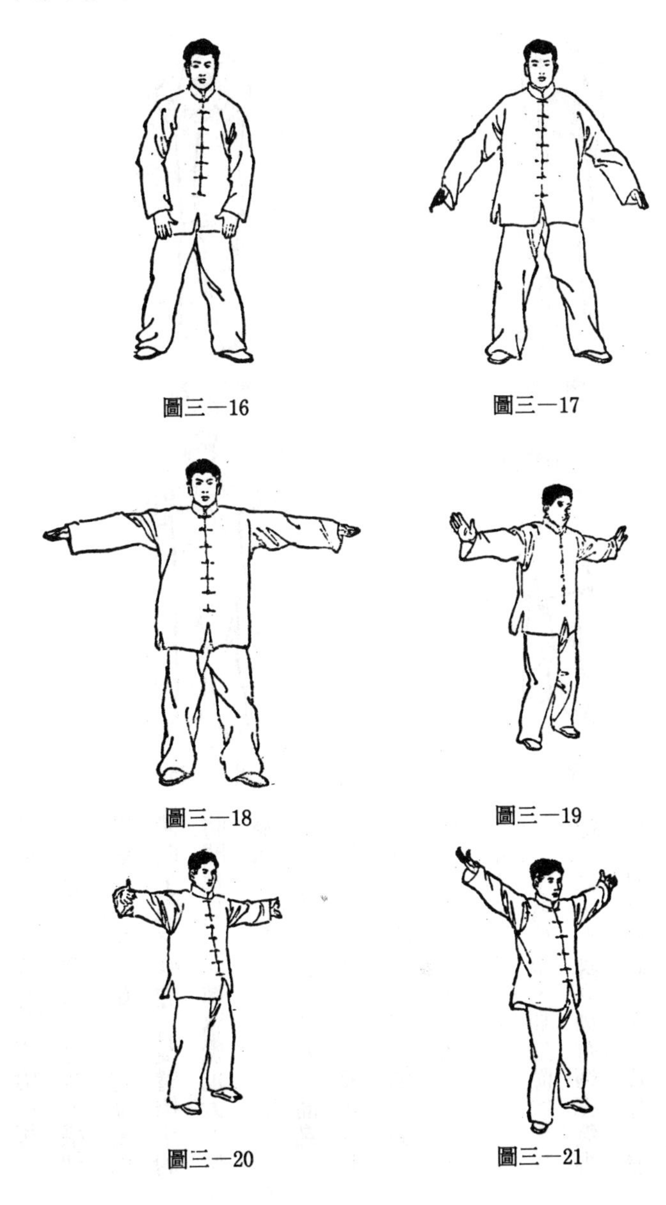

圖三—16

圖三—17

圖三—18

圖三—19

圖三—20

圖三—21

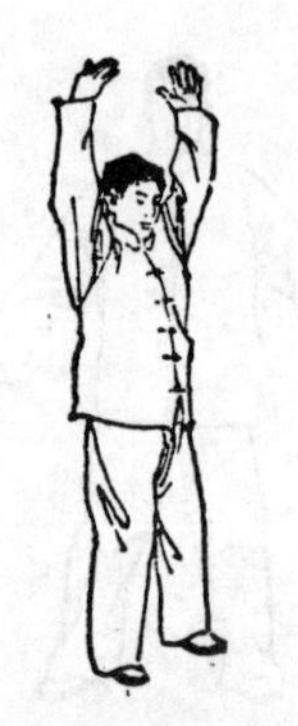

圖三—22

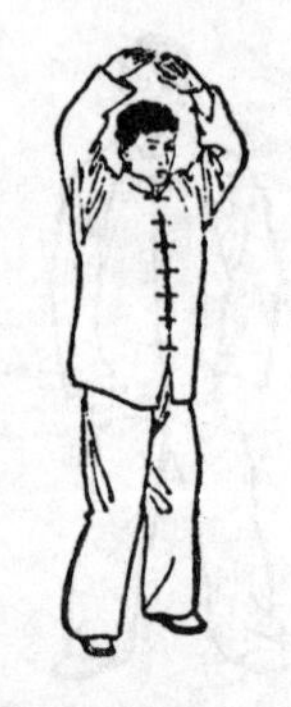

圖三—23

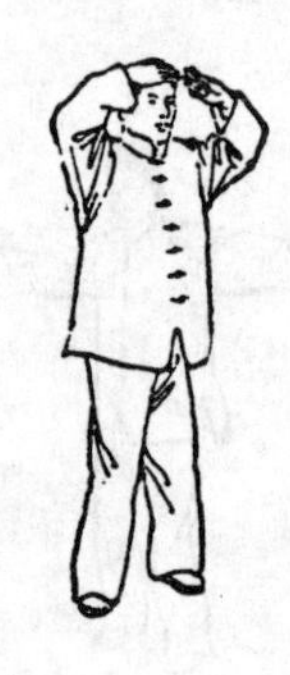

圖三—24

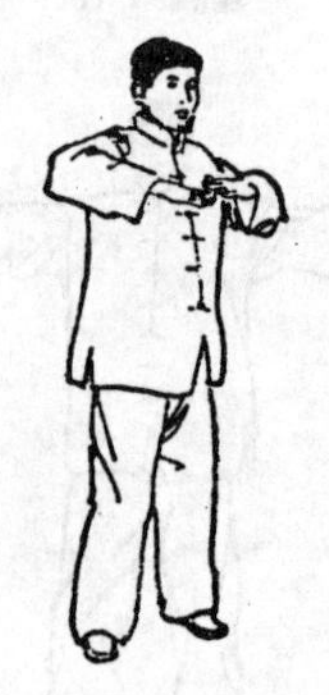

圖三—25

氣感更強，雙臂有不抬自起上升之勢。手臂諸經皆通，感到臂變得更長、更粗。有欲要引體向上飄之妙趣。雙臂抬平的時間越長，此種感覺越大，氣感效果越好。

此時，三丹之氣合而為一。《玄妙內篇》：「夫欲長生，三一當明。」精、氣、神三元合而為一；天、地、人三元合而為一，三三歸一。

手臂放平，划三圈收天、地之氣，全身立刻有種充氣脹感。身體變輕上飄，產生一種浮力。什麼病痛、疲勞之感，全部不見了，內心產生一種極為愉快之感覺。

《孫不二元君法語》講：斂息凝神處，東方生氣來，萬緣都不著，一氣復歸台。」雙手捧氣貫頂，向下導氣，氣勢磅礴，氣衝身體前後擺動，自由自在。《三要達道篇》講：「夫受於衝和形成於天地。」

要求：全身要高度放鬆，動作要舒展，要使自己感到動作協調一致。嚴格按動作要求及要領去做，雙臂所行走路線不能變，否則就達不到功法所要求的目的。呼吸自然、均匀、深長，不可過急喘粗氣，以自己感覺不到呼吸為最好，此時就出現胎息，練功效果最好。切切不可憋氣。否則易引起胸中氣滯。

意念：要似有非有、似意非意，不可意守，也不是一點意念都沒有，恰到好處。

3、雙手分氣掌心向上，從前方捧氣向脖子後大椎貫氣，通督脈和太陽膀胱經，而後雙手沿肩兩側向下，走胸肋兩側通肝經和胃經及陽維脈向下直達腳尖（圖三—26至35）

作用：向頸椎大椎穴貫氣通督脈和太陽經，會感到有股熱流從大椎穴緩緩向下，也有的感到像流水一樣向下流淌，直達命門，有的甚至聽到聲音，猶如涓涓的滴水聲。

雙手捧氣的時候，會感到手掌勞宮穴發脹，雙臂發重。當把氣貫入頸椎大椎穴，強大的氣流沿督脈下行，牽動身體使勁向後仰。並且，全身不停搖動。當氣到達命門進入丹田動作才稍加緩解。

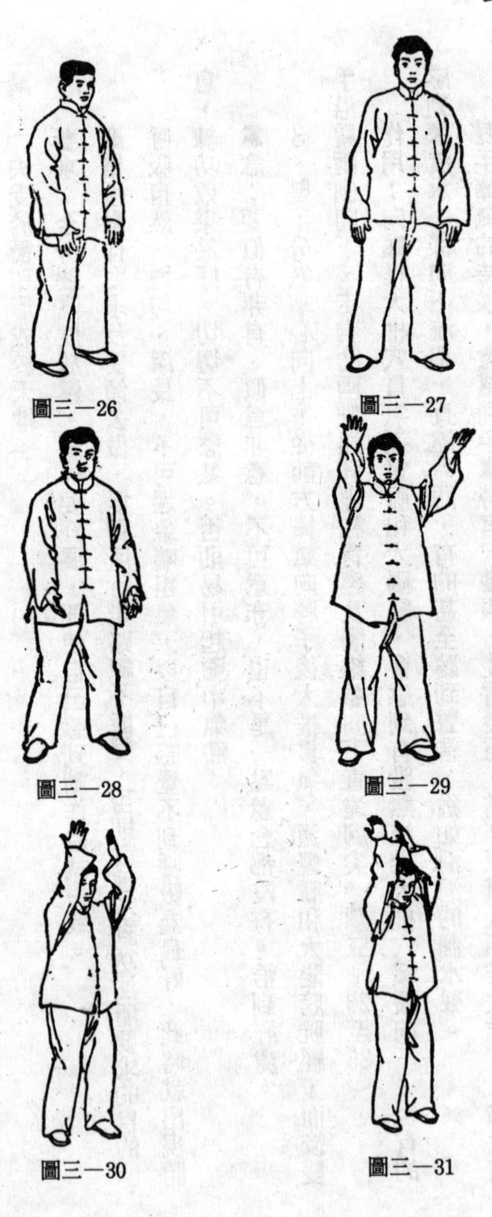

圖三—26 圖三—27

圖三—28 圖三—29

圖三—30 圖三—31

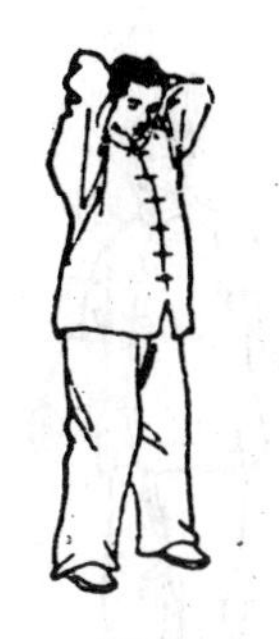
圖三—32

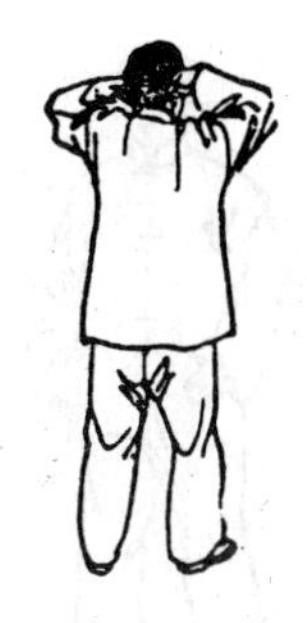
圖三—33

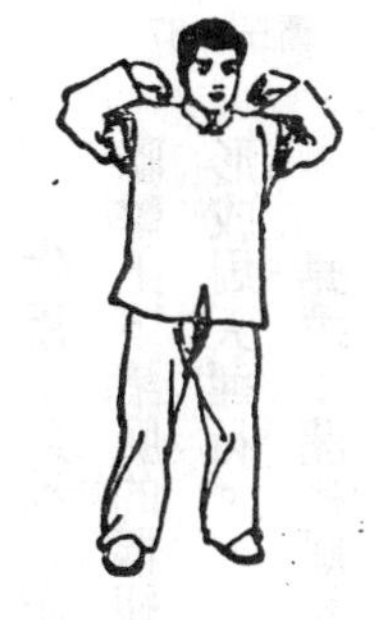
圖三—34

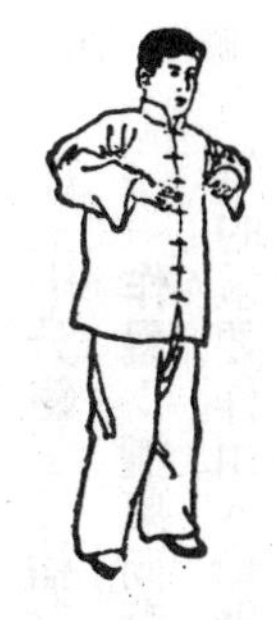
圖三—35

雙手捧氣貫入大椎穴，對調整後背太陽經和督脈起到重要作用。對改善中樞神經系統功能，促進內臟各器官的功能，有良好效果。

要求：雙臂舒展，運行緩慢，意氣相隨。後背放鬆，氣貫入大椎穴後，身體搖動，順其自然，不可意念過重，更不能強加控制。

雙手貫氣後，從肩的兩側沿腋下向下導氣開肝舒脾。氣導入丹田，再導入腳尖，此時意念隨之把病氣排除。

4、雙手從身體兩側向前向外向後划三圈、七圈或十四

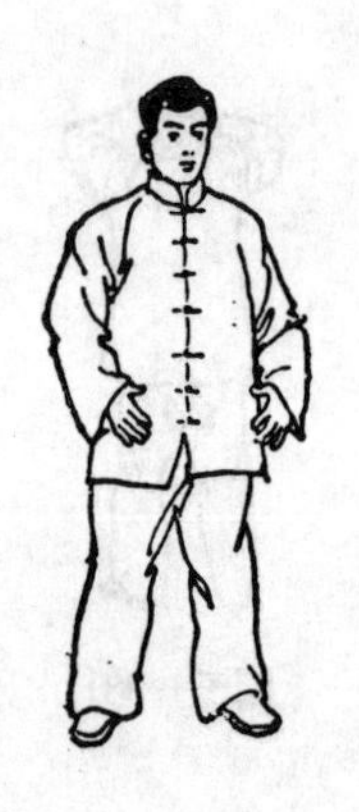
圖三—36

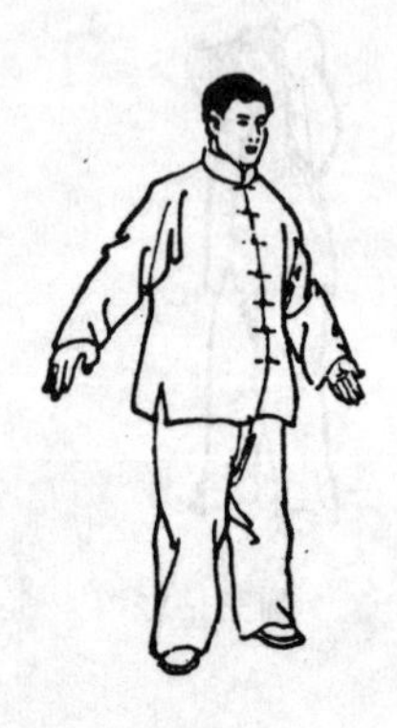
圖三—37

圈或二十一圈，通帶脈，而後攏氣向背後命門貫氣（圖三—36、37）。

作用：此動作謂之開帶脈。帶脈位於身體腰部，是聯繫上下諸脈的樞紐。把帶脈打開，氣才能上下通和，形成周天運行。

要求：開帶脈練功，雙手高度不要超過腰胯，意念似有非有，雙手運行動作要慢，不可操之過急，影響效果。

5、雙手向下，向前攏氣貫入丹田，成三元樁。

本節功練習，可反覆進行，每次十五至二十分鐘。加上十分鐘三元樁計三十分鐘左右（圖三—38至44）。

作用：攏氣向背後命門扣氣，有補充和調整丹田之氣的重要作用。命門，即性命之門，其左右兩側為腎。向命門扣氣，是補充腎元氣的重要途徑，可促進督脈氣血運行，對開發人體潛能有著特殊功能。扣氣會感到有股強大氣流衝擊後腰和背，腰部不由自主的前後搖動，

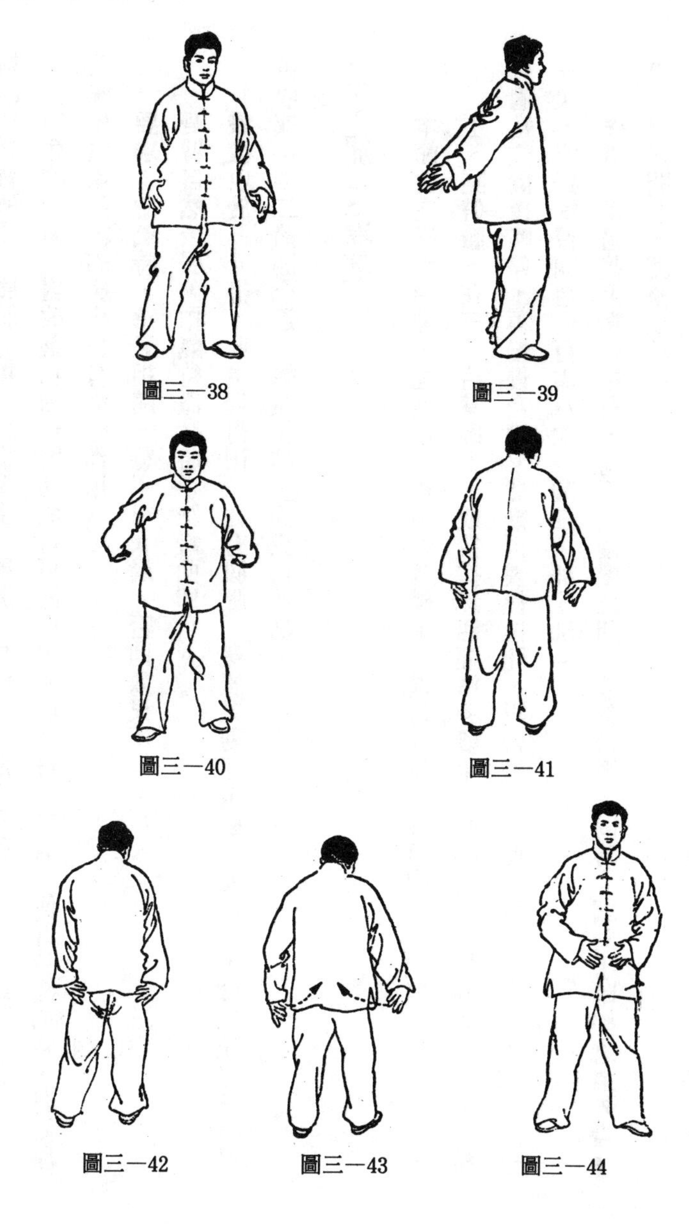

圖三—38　圖三—39

圖三—40　圖三—41

圖三—42　圖三—43　圖三—44

對治療腰背酸痛、腰肌勞損、腰椎增生、風濕性腰痛，以及坐骨神經痛有著顯著療效。

向命門扣氣，對改善和強化腎功能有良好作用。培補腎元之氣，使腎功能加強，對泌尿系統和生殖系統的疾病也有治療作用。

要求：攏氣時，意氣相隨，意不可太過。否則效果不好。

雙臂自然後展，扣氣時微微將手腕彎曲即可。

最後收於三元樁。收氣歸丹田，如有腹脹，身體晃動等現象不要理會，做三元樁三分鐘再收或接第二節開合運氣繼續練功，而後再收功。

二、開合運氣

本節功在採氣通經，經絡運行暢通的基礎上，進行運氣、外氣內收、內氣外放。

1、開帶脈。在三元樁基礎上，或接採氣通經法。雙手掌心相對，慢慢向兩側拉開，拉到適當位置後略停，再慢慢合攏。然後再慢慢拉開，再合攏，如此反覆三、七、十四、二十一次，單獨練習開合一百零八次（圖三—45—50）。

作用：通過雙手掌心相對，向兩側慢慢拉開，啟動帶脈，同時，調動手陰經之氣外發，使勞宮穴開合，調整氣機。

雙手慢慢內合的時候，使勞宮穴換氣，外氣內收，動作越是緩慢，換氣氣感越是強烈，

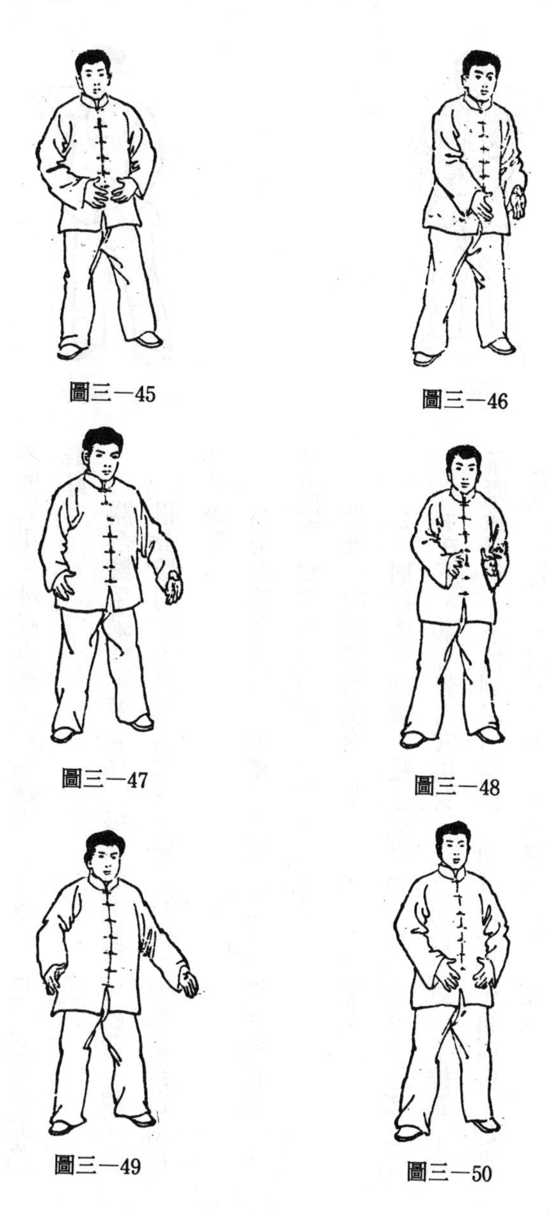

圖三—45

圖三—46

圖三—47

圖三—48

圖三—49

圖三—50

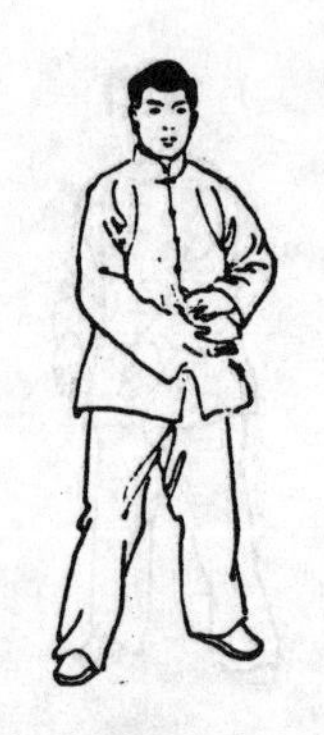
圖三—51

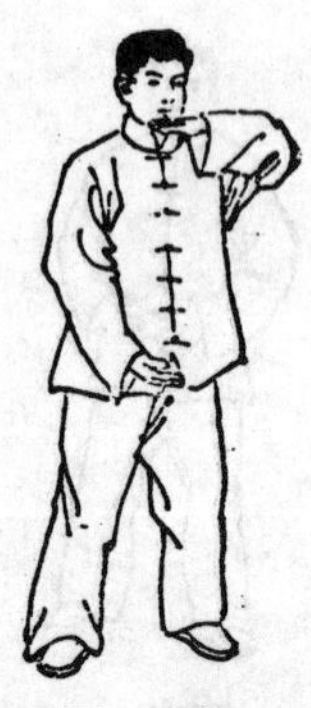
圖三—52

甚至全身都有一種充氣之感。

要求：開帶脈開合運氣，動作宜慢不宜快。練時，意念不要過重。呼吸自然、均勻緩慢、深長，以自己感覺不到為最好。

開合雙手動作不要太高，每次都不要超過腰帶一線。

開帶脈開合，可單獨練習，結合時間、地點場合自由自在的練習。

開帶脈開合運氣，關鍵在雙臂放鬆。雙臂彎曲自然，不要僵硬。雙肩自然下沉、放鬆，直到指尖。

最後一次開帶脈開合，氣收丹田，意念要輕。

2、通任脈和沖脈。接上式開合，雙手翻掌，左手在上，右手在下，掌心勞宮穴相對，上下開合拉氣，上拉到下顎承漿後略停，下拉到丹田略停，而後再合攏，再拉開，如此反覆三、七、十四、二十一次（圖三—51、52）。

作用：上下開合主要在打通任督二脈，使內氣充足形成小周天運氣。

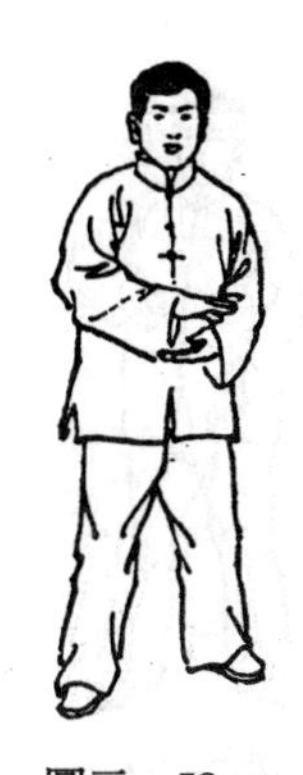
圖三—53

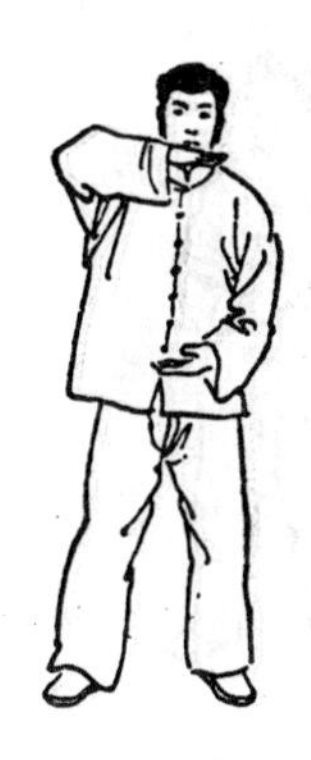
圖三—54

上下開合氣感強烈，會產生腹脹，這種現象說明，任脈氣被調動起來，是好事，這樣可以調治呼吸系統、血液循環系統、消化系統、泌尿系統的疾病，如氣管炎、胸悶、心臟病、胃病等。

右側上下開合運氣。右手在上左手在下，上下開合運氣七次、十四次、二十一次（圖三—53、54）。

要求：上下開合運氣雙手掌心勞宮穴一定上下相對，可以產生共振。

雙手上下開合運動時動作要慢，雙手動作同時進行。上手一定抬到下顎承漿穴，下手到丹田穴以下。這樣才能開合全任脈之氣。左右手在上、下的次數要相等，不可少一，否則內氣失去平衡。

3、接天連地，天地人合一。接上式左手向斜上方拉開，高舉過頭，手伸向天邊無限遠。右手向斜下方拉開，手插入地無限深，接天連地，天地人合一，每次拉合三分鐘，反覆三次，恢復三元樁。

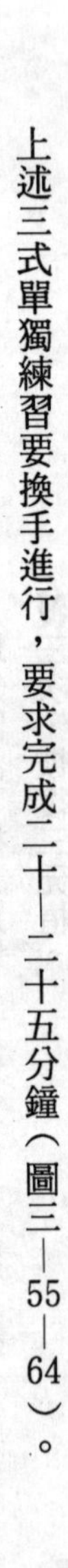

上述三式單獨練習要換手進行，要求完成二十—二十五分鐘（圖三—55—64）。

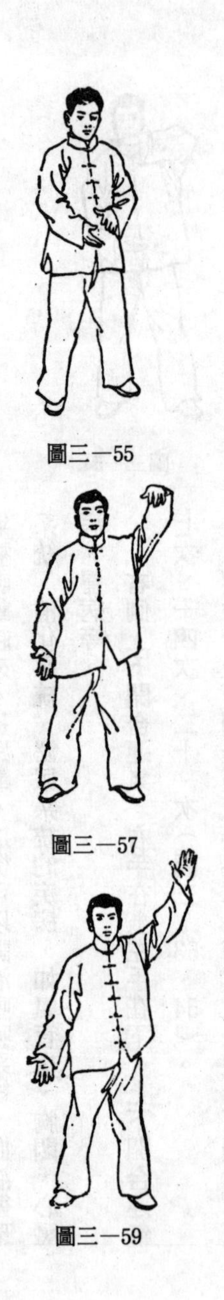

圖三—55

圖三—57

圖三—59

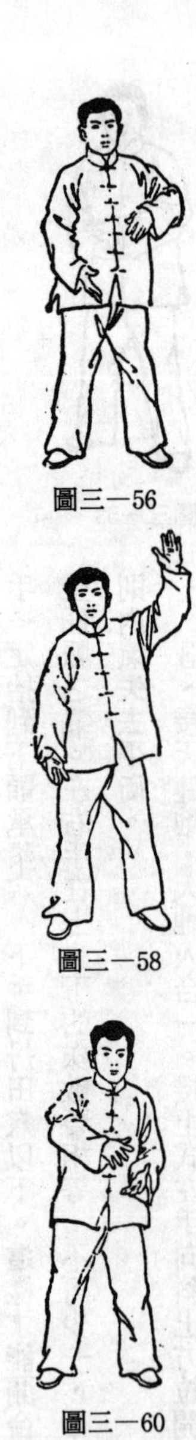

圖三—56

圖三—58

圖三—60

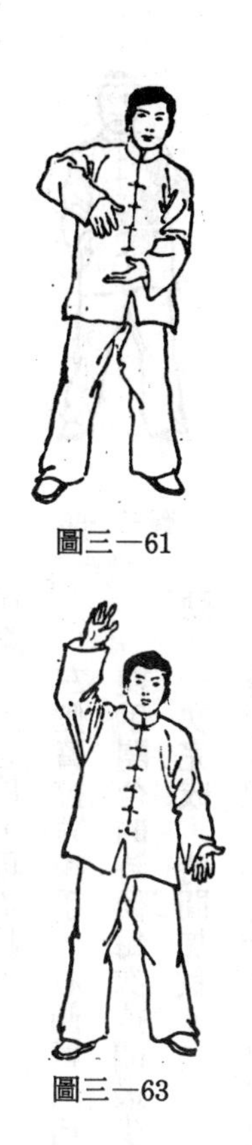

圖三—61

圖三—63

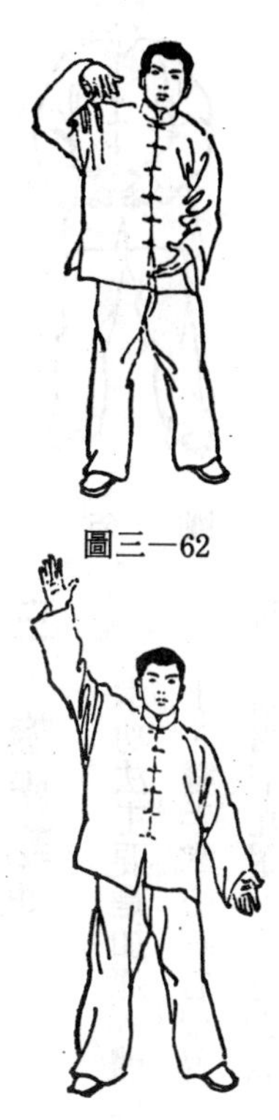

圖三—62

圖三—64

作用：接天連地，上下開合，是實現天地人三元合一的重要環節，把自我融於宇宙大我之中，人無限高大、地無限寬廣、天無限廣闊，使人感到無限的輕鬆和愉快。

要求：接天連地，天地人合一，每一動作，要求全身高度放鬆，從頭到腳，從裡到外，從前到後都要徹底鬆開，一絲緊張也不要有。

抬手拉氣要慢，向上抬的過程中，手腕輕掉讓氣走指尖，猶如拉絲一般

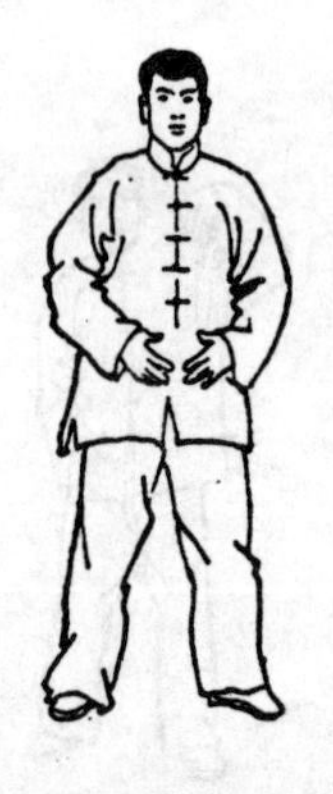
圖三—65

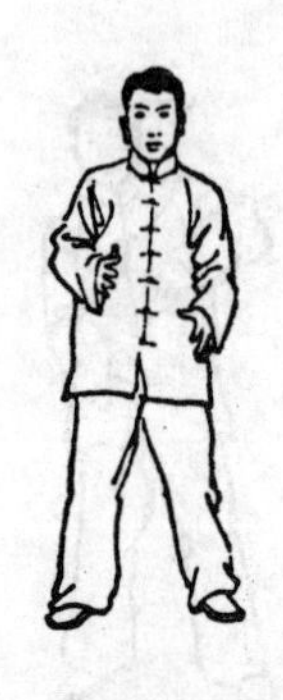
圖三—66

。手抬到頭側，臂伸直舒展，將手腕抬起，手心向前。

雙手合攏的時候，手下落動作要慢，一點點落下，合攏在腹前，略停，再抬起。

左側臂拉完換手，右側臂上抬拉氣。要求如前。

雙手開合的時候每次拉開最少做三分鐘，還可以將拉氣動作一次完成，時間加長。

意念要輕，手抬起放下時意念要隨之上天、入地。

雙手接天連地，天地人三合一的全節動作，均是在雙腿彎曲的狀態下進行。

三、旋轉乾坤

本功法主要是加速人體內氣的旋轉運動。

1、雙手掌心左右相對，左手先由下向上划圈，再由上向下划四十九圈，使丹田氣上升到中丹田，再下降歸丹田穴。而後恢復三元樁（圖三—65—68）。

作用：雙手外旋使體內之氣成上下旋轉式的上升或下降

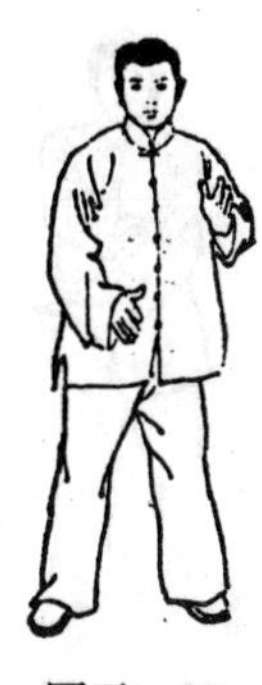
圖三—67

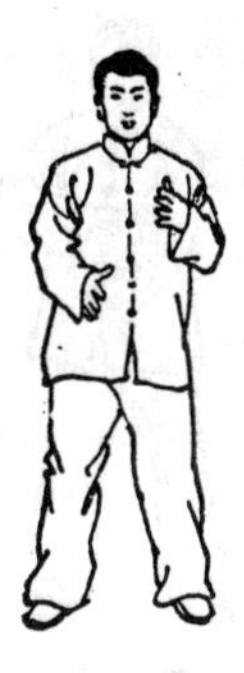
圖三—68

，這樣可以調整臟腑之氣機，從而袪病、健身。主要治療消化系統的疾病。

橫向旋轉的動作邊旋邊向外拉開，具有開帶脈的作用。雙手之間的氣越旋越多，手中猶如揉棉花球，有麻、熱的感覺，對治療手臂麻木、末梢神經炎效果奇特。

要求：邊旋轉邊拉開，動作不能快。意念輕隨即可。

2、接上式三元樁，姿勢要低。雙手掌心上下相對，左手在上，右手在下，從左向右，向前向內划圈，先小後大，再大到小，划四十九圈，每圈十五—二十秒，動作要慢，意念體內丹田之氣在同樣划圈（圖三—69—72）。

作用：上下拉開旋動，有助於通任脈、衝脈，改善體內三焦之氣機，消除鬱滯。對治療氣胸、胸悶氣短、打嗝、腹脹、肝氣鬱滯等有較好療效。對肩周炎，手臂抬舉困難，治療效果更佳。

要求：旋轉時先小圈後大圈，而且動作要慢。邊旋轉邊雙手上下拉開，上手拉旋到下頦承漿穴，下手拉到下丹田以

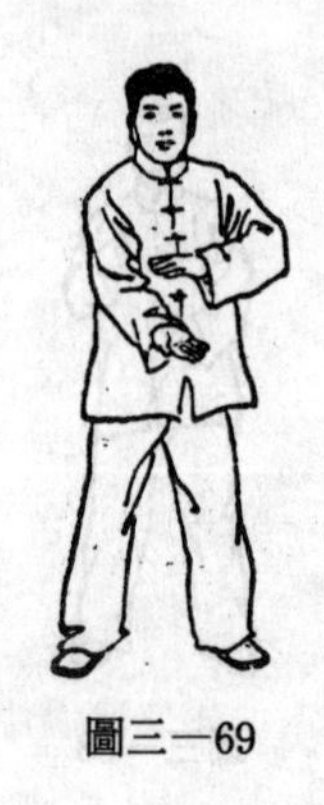
圖三—69

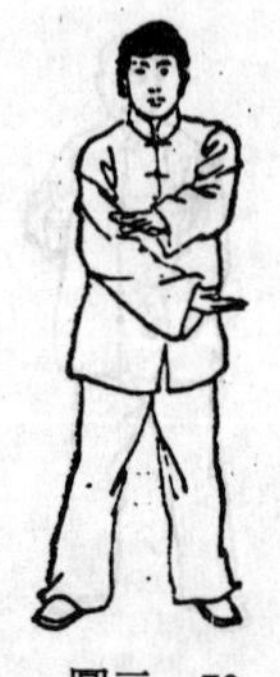
圖三—70

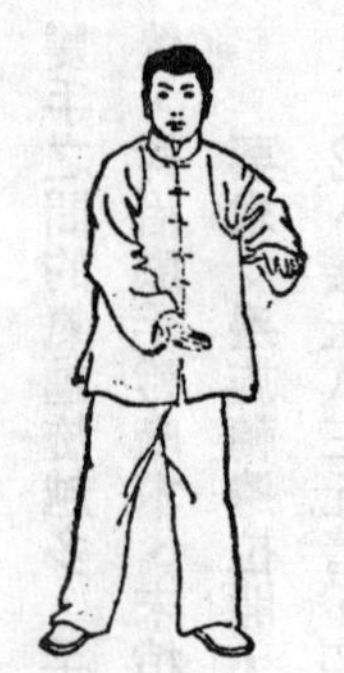
圖三—71

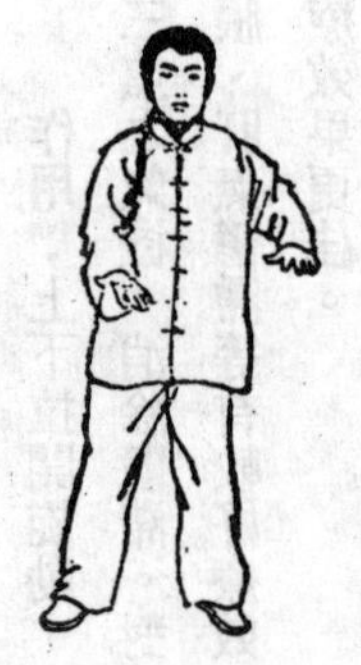
圖三—72

下。

旋轉時雙臂要放鬆。尤其是雙肩要放鬆，放鬆後有如通電的感覺不要怕。

雙手指伸直，但放鬆，五指自然分開。旋轉時會感到掌心勞宮穴發脹，指尖發麻脹均屬正常，不要理會。

3、換手，右手在上，左手在下，划圈四十九次，要求同上（圖三—73—78）。

作用：換手旋轉使體內三焦之氣保持左右，上

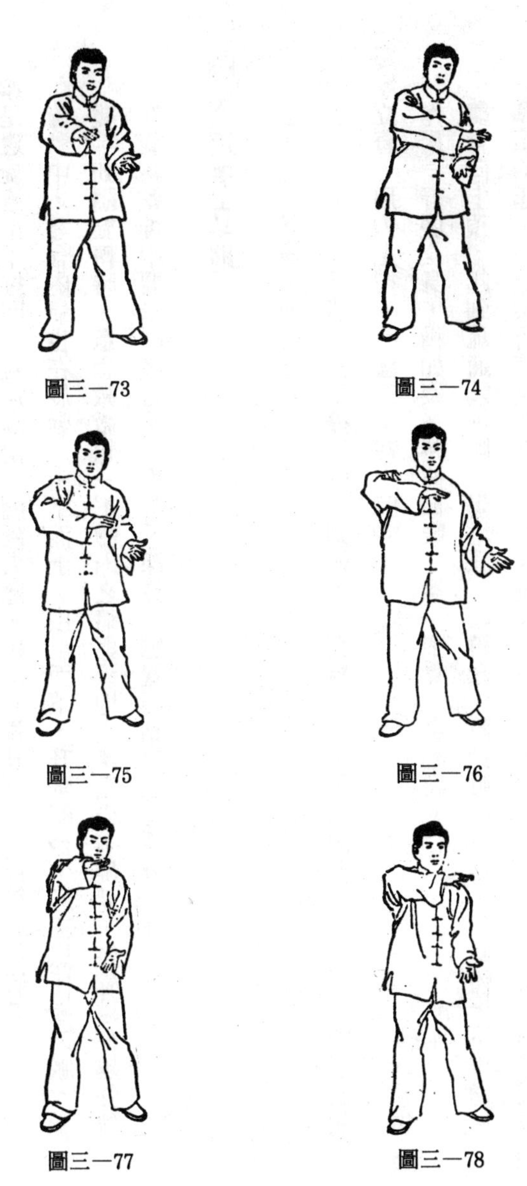

圖三—73

圖三—74

圖三—75

圖三—76

圖三—77

圖三—78

下平衡。旋轉猶如筷子在杯子中攪水，使身體內諸氣運動起來，消除鬱滯，使全身氣機順暢。

要求：換手後裡旋、外旋仍均做四十九次。左手先向外旋四十九次，再向內旋四十九次。還是邊旋邊上下拉開，且逐漸由小圈到大圈，再由大逐漸划小，最後收在腹前。旋動中，意念內氣也在旋動，由下而上，由上而下，升降開合，通三焦任衝二脈。雙手划圈旋轉時，意念微微想一下體內之氣與天地之氣相合，旋轉，氣感越來越強烈。在旋轉乾坤中要求呼吸自然、均勻、深長，感覺不到自己在呼吸最好。

四、頂天立地

意在上下貫通，運行周天。

1、接上式三元樁。雙手捧氣向上到頭頂，五指交叉，翻掌伸臂向上撐天，腳跟抬起，雙腿立直，用力上撐。（圖三—79—82）。

作用：舒展全身，猶如疲勞時伸懶腰一樣，頓覺全身輕鬆。雙臂向上頂，起到疏通陰維脈、陽維脈、陰蹺脈、陰蹺脈的作用，使身體上下貫通。腳跟抬起，向上頂可使氣血下注，上身輕鬆，特別對肝陽上亢、經常頭昏、眼睛發澀的人，效果更為顯著。腳跟抬起，會有一種站立不穩的感覺，可調整大腦神經運動區的平衡能力。

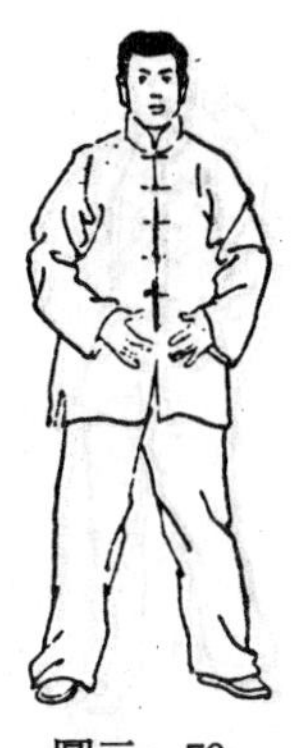
圖三—79

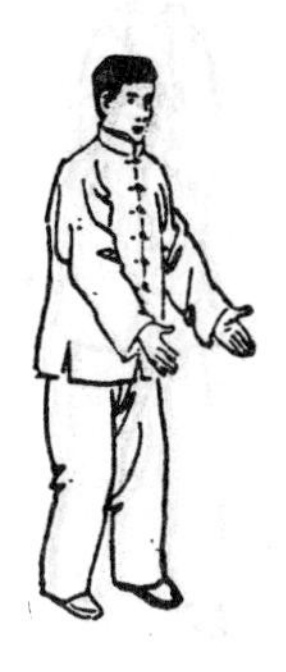
圖三—80

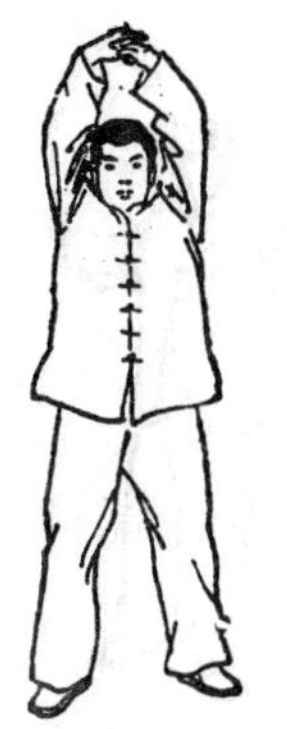
圖三—81

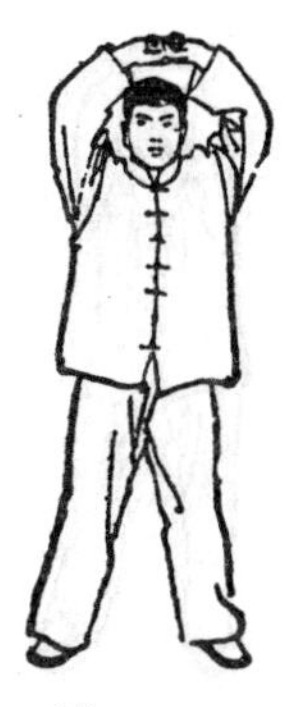
圖—82

腳跟抬起，使臂部收縮起到調整擴腰肌功能的作用，對一些婦科病，如子宮脫垂、陰道鬆弛，以及肛痔等有治療作用。

要求：向上頂時雙臂舒展要用力上撐。

2、接上式，左右晃海三次（圖三—83—86）。

作用：腳跟抬起，雙手翻掌向上頂，左右晃海，對腰肌和腰椎起到按摩作用，使腰肌、腰椎鬆弛，改善其血液循環，使氣血注入，增加肩部的營養

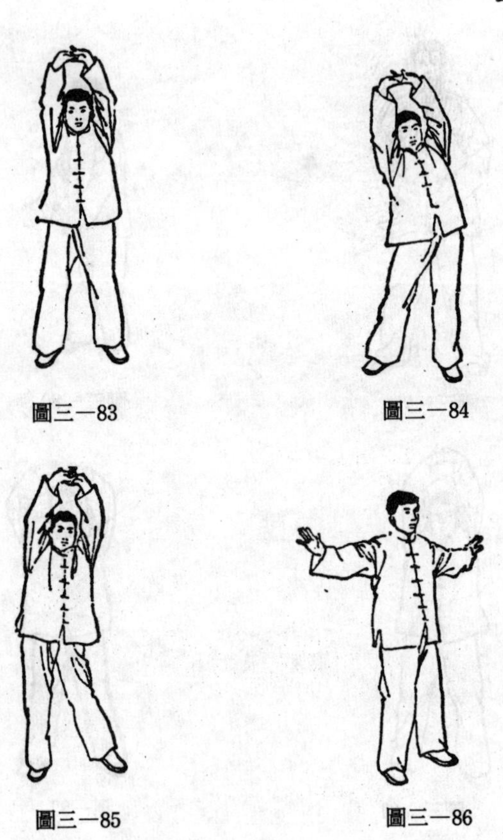
圖三—83

圖三—84

圖三—85

圖三—86

。猶如篩東西一樣，把精微物質留下，把糟粕漏掉，把病氣從腳底排除。

要求：晃海時，腳跟不能落地。晃海次數可增加至七次或十四次。

3、接上式，雙手分開向下，從身體兩側平伸略停，變立掌，力臂推山。而後變掌划三圈平伸（圖三—85、86）。

作用：雙臂抬平，雙手變立掌外撐，舒展雙臂，疏通手臂三陰經，使之氣機暢通。外撐打開手心勞宮穴，內氣達指尖，全

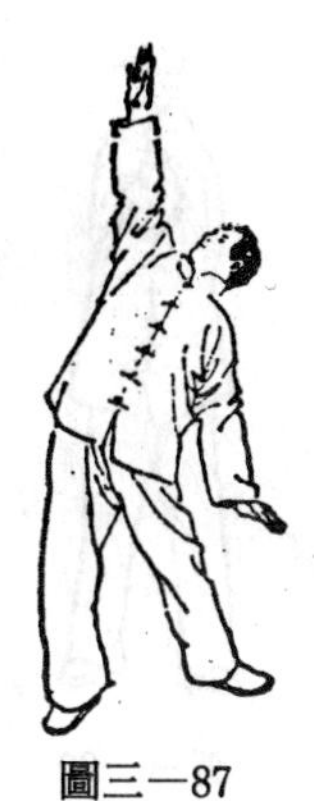
圖三—87

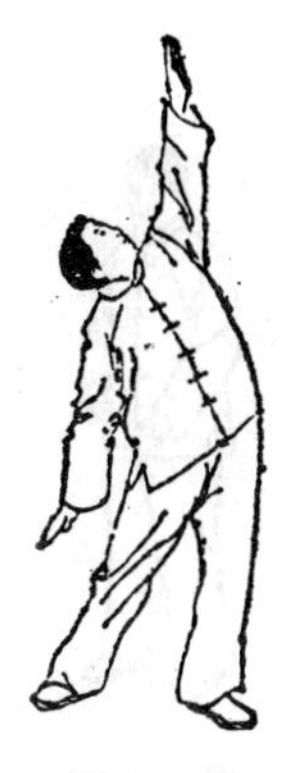
圖三—88

掌發氣。

手掌放平划三圈，目的是外氣內收，使體內之氣得到補充。

4、接上式，左右彎腰側擺各三次，每次二十—三十秒，通督脈和維脈（圖三—87、88），然後，再恢復三元樁。

作用：左右側彎是這節功法的關鍵。其作用是使胸椎、腰椎得到舒展改善，中樞神經系統的氣血循環從而擴大督脈的通氣量，使能量聚集，開發人體特異功能。

要求：側彎角度越大越好。

五、通力劈山

意在通周天，運內氣。

1、接上式，三元樁，雙手捧氣過頭，雙手交叉，彎腰向下，力劈華山（圖三—89—92）。

作用：雙手捧氣高舉過頭，頭上交叉，運氣雙臂，下劈彎腰，使脊椎鬆弛，舒展背肌，改善脊背血循環，以利通周

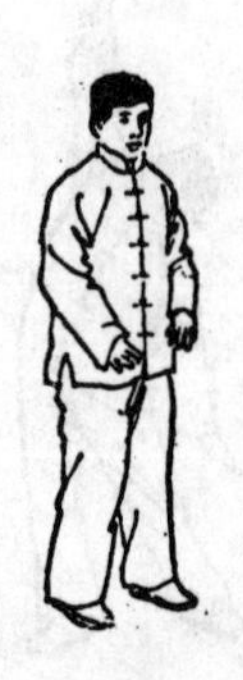
圖三－89

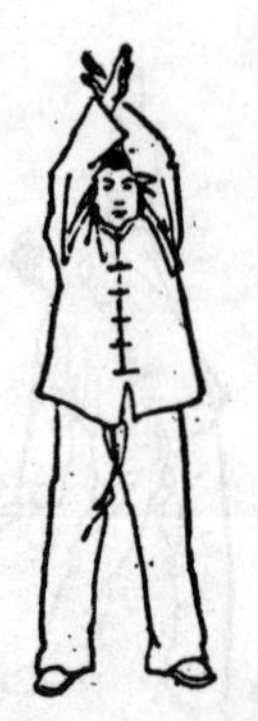
圖三－90

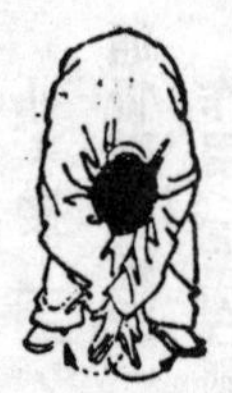
圖三－91

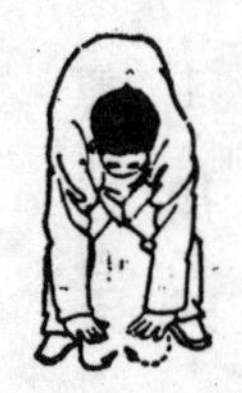
圖三－92

天。

要求：彎腰下髣時，雙腿不要彎曲，腰儘量下彎，雙手能觸地最好。

彎腰下髣，雙手在腳前划三－七圈，抬頭的時候，呼吸要自然均勻，不憋氣。此時意念在地裡，把地氣攏起來，同體內之氣相合。

2、雙手在腳前划圈，同時仰頭，而後捧氣向上，意念一股清氣從湧泉沿腎經上升進入丹田，再沿任脈上升至承漿與督脈相接（圖三－93、94）。

作用：收地氣同體內氣相合，從頭頂百會到腳底湧泉，上下貫通，運行大周天。

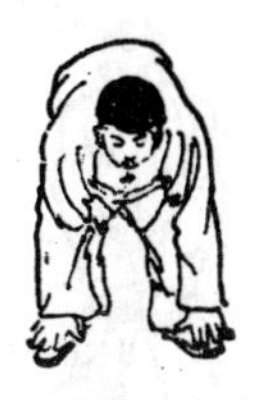

圖三—93

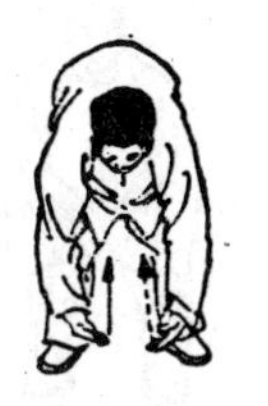

圖三—94

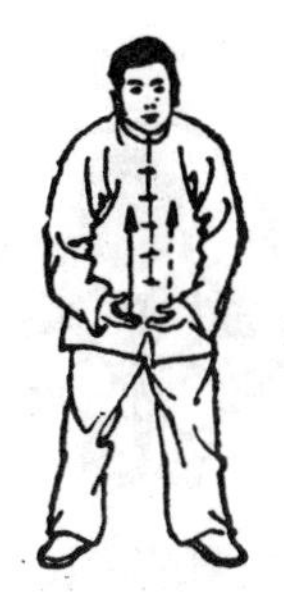

圖三—95

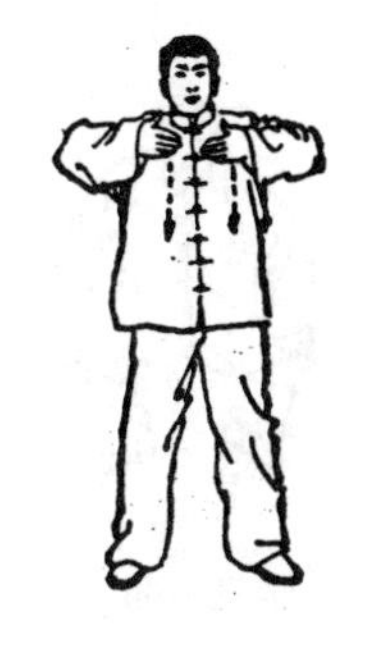

圖三—96

揚頭挺勁，氣貫沖脈中衝開合，全身氣感強烈，有充氣膨脹之感。

雙手攏氣，向上提氣，地氣從湧泉穴如打開閘門一般順雙腿直衝入下丹田，隨著手上提上升，直達中丹田，有種全身是力的感覺。

3、翻掌向下，再把相接之氣導入丹田略停，向下入膝，雙手扶膝做內外旋各三圈，團身抱膝略停，腳跟不要抬起雙手分開捧氣向上入丹田。恢復三元樁（圖三—95—100）。

作用：雙手扶膝內外旋，氣注雙膝，膝關節有熱呼呼的感覺，對治療膝關節風濕痛效果甚佳。

要求：雙手扶膝內外旋可從三圈到七圈。根據病情需要可以增加到十

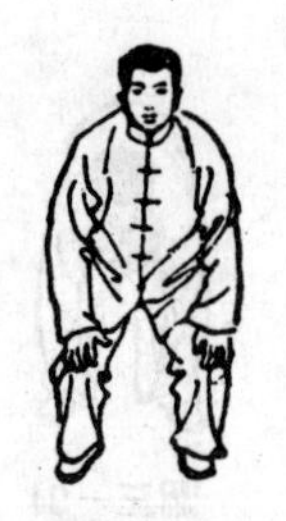
圖三—97

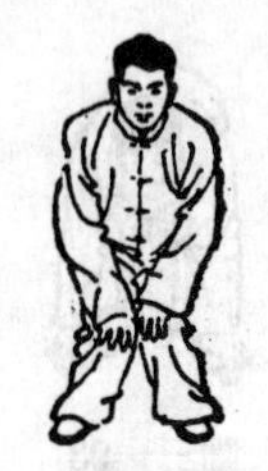
圖三—98

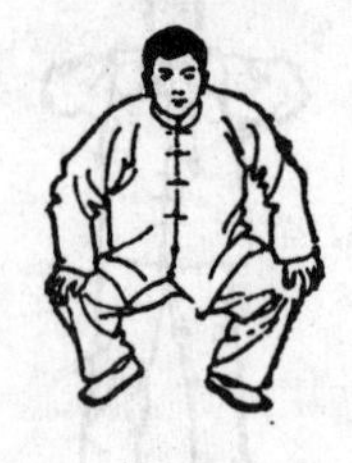
圖三—99

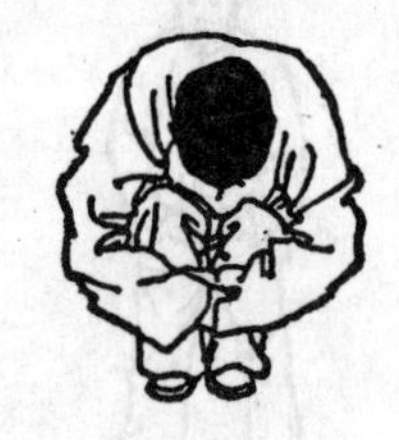
圖三—100

四圈或二十一圈。扶膝下蹲，盡量蹲到底為好。

內外旋時身體隨之上下起伏，同時自由自在地上下做蹲起動作，隨之氣血下注到膝、到湧泉。

在蹲起動作時，全身要放鬆，尤其是後背、雙腿和膝關節。放鬆得越徹底氣感越強烈。

此時意念在膝關節，輕輕微微沾意即得。雙手隨起伏動作對膝關節按摩。

團身抱，全身緊縮成一團。其作用外氣內收，直把氣送入體內各臟腑器官，氣血內注。對內臟是濡養和調整氣機的過程。具有散結化瘀的功效。

要求：團身抱雙膝不要分開，腳跟盡量不要離地，頭低下使下頦觸到雙膝關節

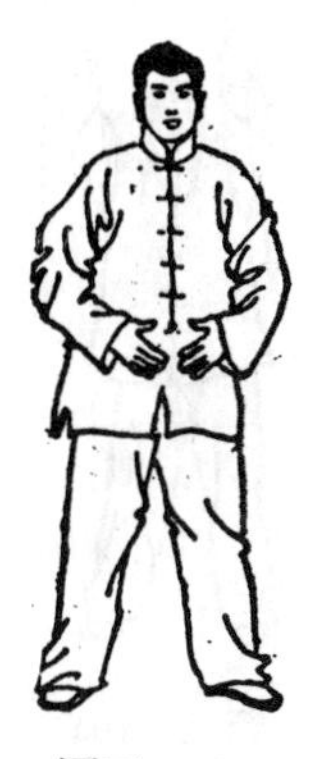

圖三—101

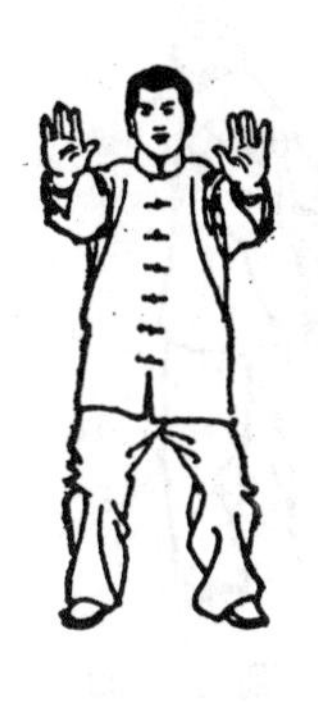

圖三—102

。呼吸不要憋氣要自然，以感覺不到呼吸為最好。團身時間二十—三十秒。

六、雙臂回環

意在通臂外放，行氣指尖。

1、三元樁基礎功上，雙臂抬起，掌心向下，變立掌，力臂推山（圖三—101、102）。

作用：運氣達指尖，全掌發氣。有一種雙臂不可擋，力有千斤之勢。

此時，雙臂發脹手掌氣血充盈。雙膝彎曲成馬步下蹲，猶如磐石扎根，穩如泰山、氣貫全身、血氣方剛、銳不可當，氣勢磅礴。

2、雙臂平伸，做雙臂前後大回環，由慢到快。先同步後交叉（圖三—103—106）。

作用：雙臂舒展，做前後大回環，運氣達指尖，使指尖氣血充盈、內氣外放。

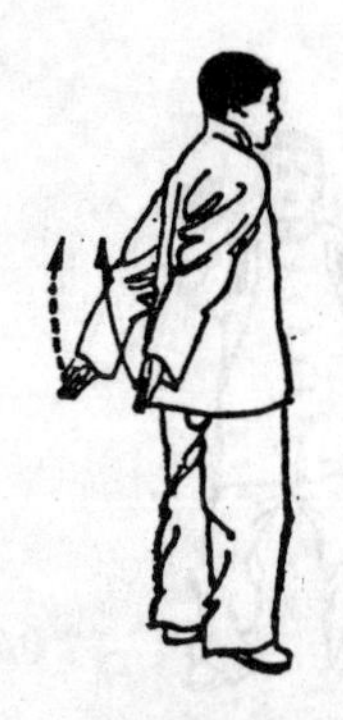
圖三—103

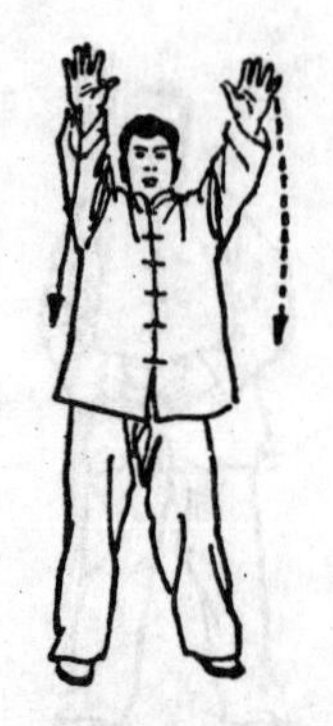
圖三—104

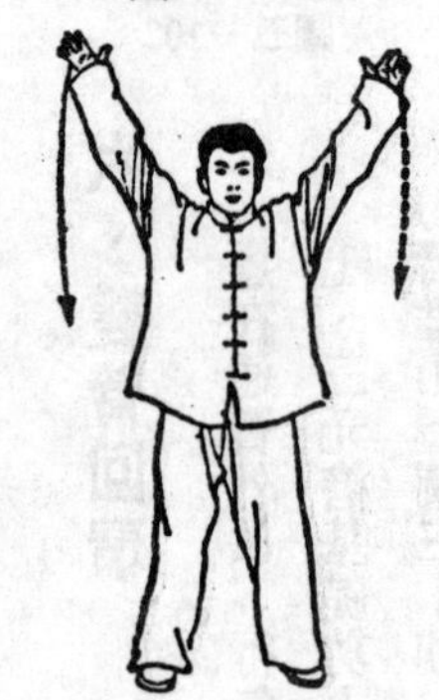
圖三—105

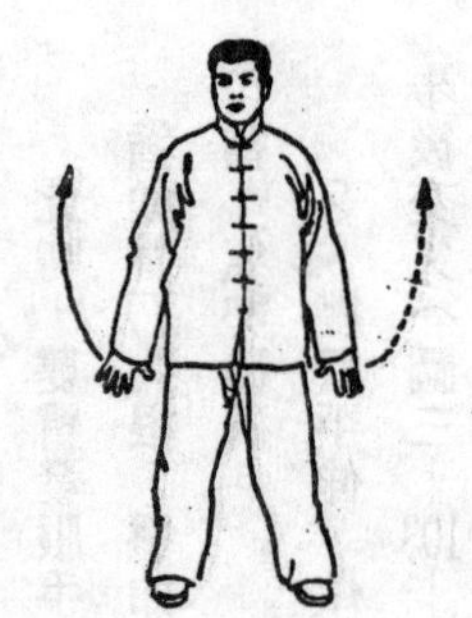
圖三—106

大回環中使雙肩氣血得到改善對治療肩周炎有效。

要求：雙臂回環，全身放鬆、臂舒展，肩回環中先慢逐漸加快，再減慢，而後收勢。

回環中，雙膝關節隨臂回環動作起伏運動，與臂協調。

雙臂回環四十九次後變臂平伸，抬平，手心向下，然後再做通臂。通臂時，雙臂放鬆，動作要協調，越柔軟越好。

3、由立掌變掌心向下，向身體兩側拉開，通臂回環（圖三—107—110）。

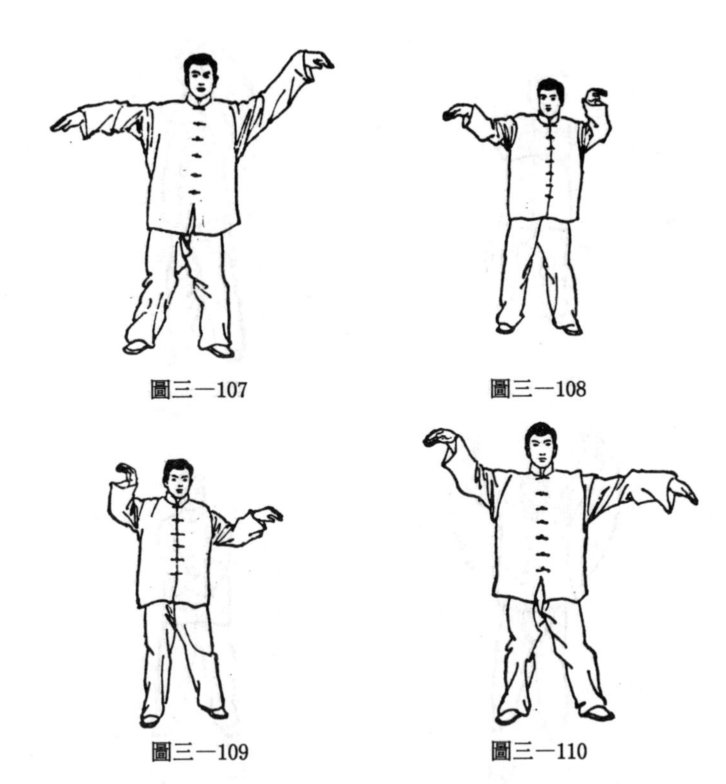
圖三—107　圖三—108
圖三—109　圖三—110

作用：具有左氣右調、右氣左調的功效。使臂每個關節放鬆，氣感強烈。

要求：先左通臂，從左臂起始手、小臂收，而後右臂從指尖收，當左臂收到肩時，右臂收小臂。這樣協調進行，使氣達指尖到肩，從而改善臂與肩氣血循環。

左臂與右臂協調進行，動作越柔和越好。

4、胸前雙臂左右大回環。然後恢復三元樁（圖三—111—114）。

作用：左右通臂回環後做胸前雙臂左右大回環。使氣血循環全身，調和大周天運行。

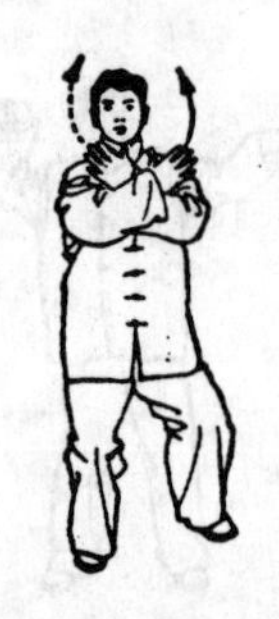

圖三—111

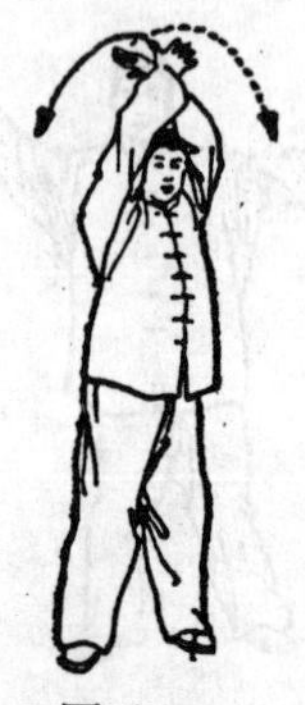

圖三—112

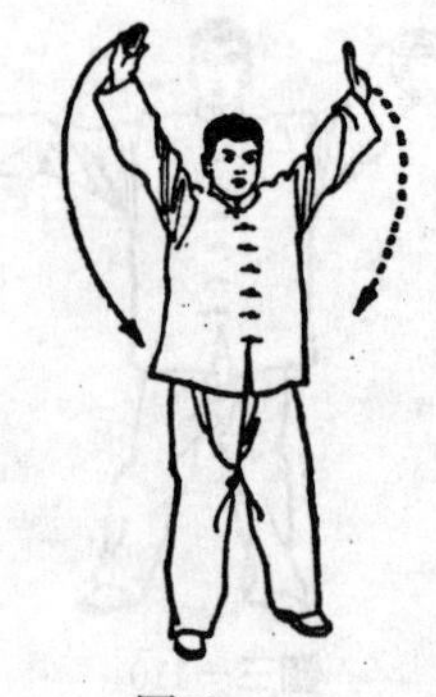

圖三—113

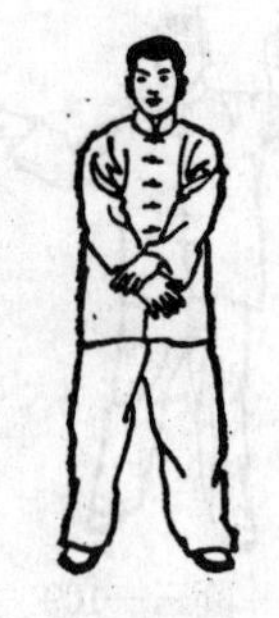

圖三—114

有周身發熱之感。

要求：雙臂動作協調一致，動作逐漸加快，而後再減慢收勢。

回環臂要舒展、毫無用力之意，順勢回臂起伏。

先是雙手臂掌心向內回環。做四十九次，而後再掌心向外前回環，回環次數為四十九次。

翻掌手心向外做外回環（圖三—115、116）。

收勢恢復三元樁（圖三—117、118）。

七、風擺柳搖

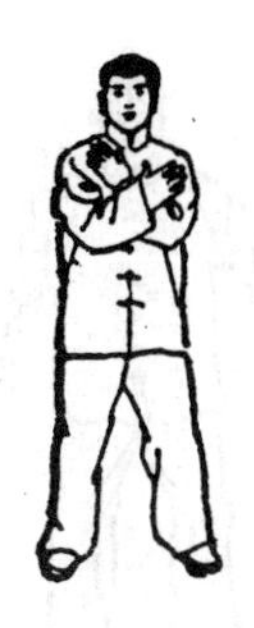

圖三—115

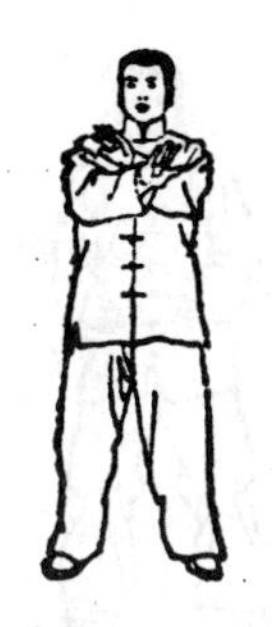

圖三—116

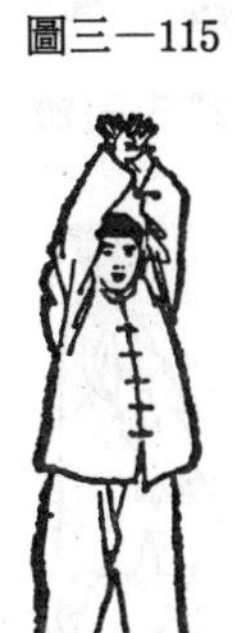

圖三—117

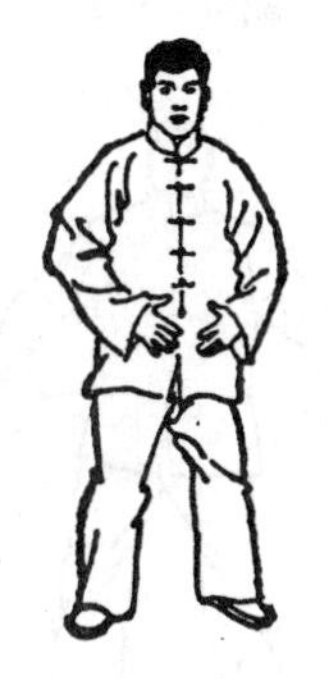

圖三—118

意在全身放鬆，周天循環。

1、三元樁起勢，雙手向外拉開，身體向前傾，雙手向前擺動，身體向後擺搖，如此前後搖擺，猶如風吹柳搖，要求頭、脖子、身體、臂、腿、腰都要輕鬆自在地自然擺動，前後搖二十一次（圖三—119—122）。

作用：前後搖擺，通周天，使天地人之氣相合，會感到全身輕鬆，氣血湧流。對治療後背氣血瘀滯有奇特療效。

要求：前後擺動，從頭頂到腳底湧泉，頸椎、胸椎、腰

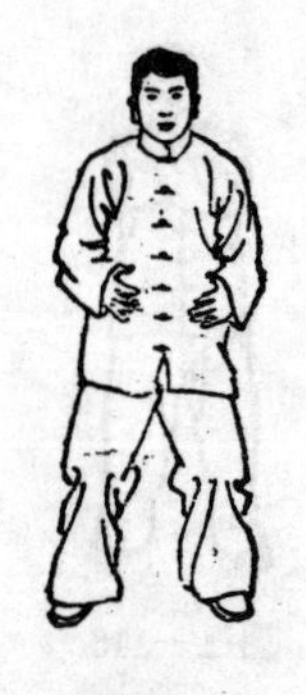

圖三—119

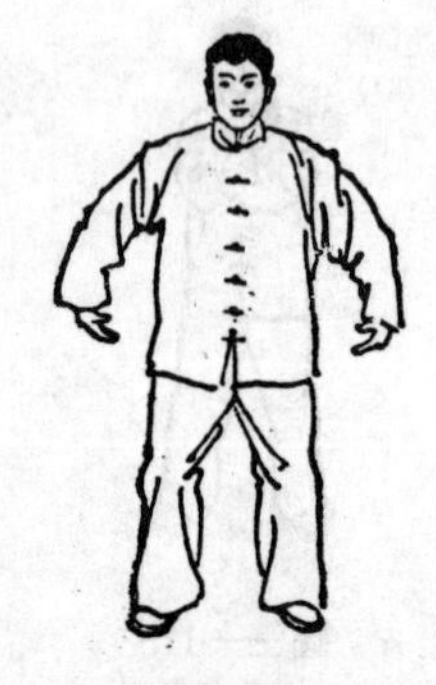

圖三—120

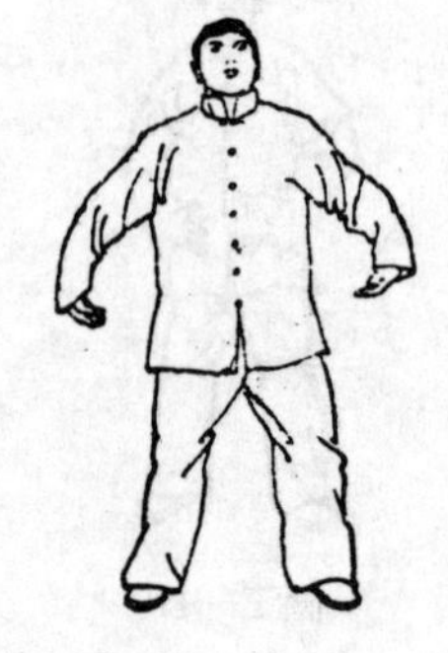

圖三—121

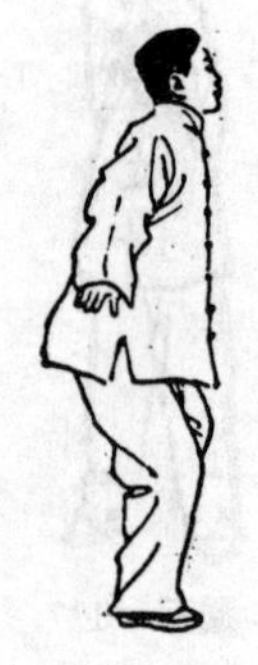

圖三—122

椎、尾椎、大腿、胯及小腿、腳踝、腳趾等每個關節都要放鬆，一點緊的感覺也不要有，鬆得軟綿綿的。前面的胸骨、肋骨也要放鬆。手臂、手指都要放鬆。練功的時候，前後擺動猶如風吹柳枝順其自然、協調一致。

2、左旋轉搖動二十一次，右旋轉搖動二十一次。

作用：左右搖擺，調節雙胯關節的氣血循環，對治療股骨頭壞死及炎症效果甚好。

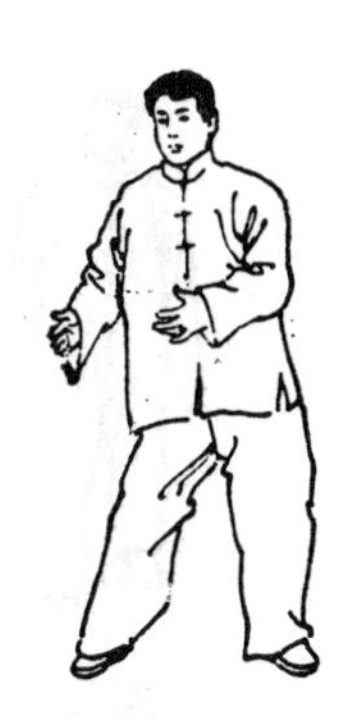

圖三—123

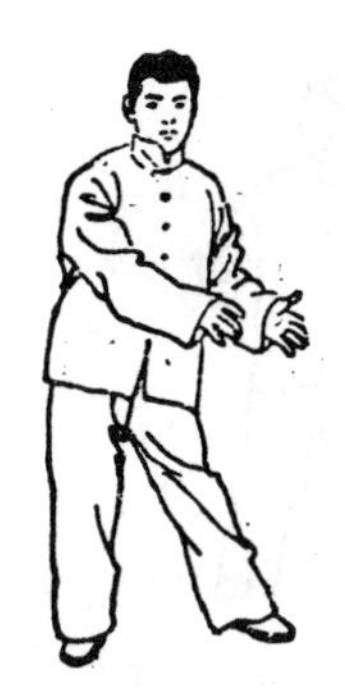

圖三—124

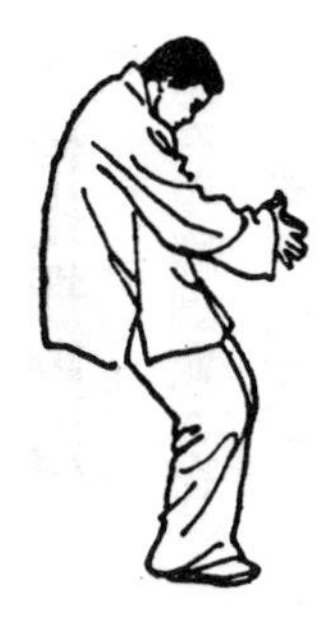

圖三—125

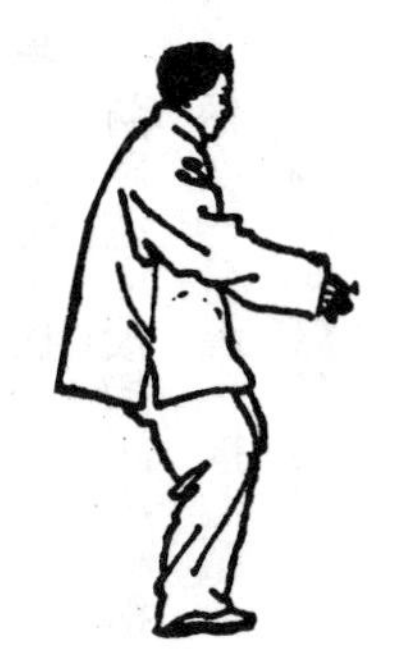

圖三—126

練功時會感到雙胯發熱、輕鬆。

要求：左右搖擺時胯關節向側方向擺動，有一種側頂的力作用。練功時雙臂和身體動作要協調一致，柔軟輕鬆，自由自在（圖三—123、124）。

3、左右旋轉搖各二十一次。然後恢復三元樁（圖三—125、126）。

作用：轉圈搖擺，通全身經絡，感覺全身熱呼呼的，輕鬆自在，特別是腰部更舒服，對治療腰痛、脊背酸痛、坐骨神經痛效果甚佳。

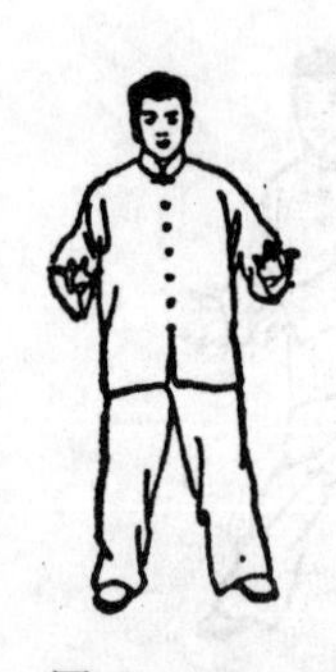

圖三—127

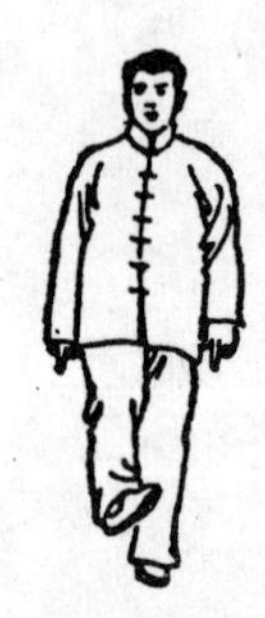

圖三—128

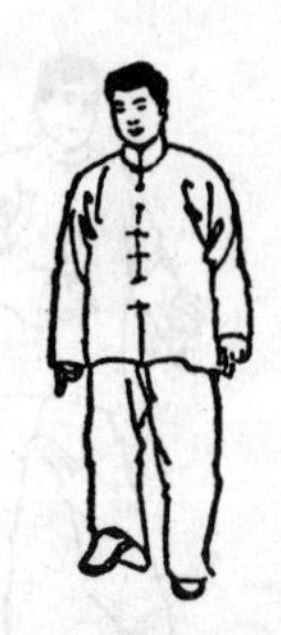

圖三—129

要求：旋轉搖擺以腰為軸，全身放鬆，協調一致。

最後收功恢復三元樁。

八、搭指扳動法

意在單經調氣。在三元樁基礎上進一步通經絡。

1、手指扳動法

調氣法。扳指順序，無名指→食指→小指→大拇指→中指。每扳一次一分鐘，從指根扳下，各扳七遍（圖三—127）。

調心法。扳指順序小指→食指→中指→中無名指同時扳下每指一分鐘，扳十二遍。

防癌法。扳指順序小指→中指→大指→食指無名指同時扳下，每次一分鐘，扳七遍。

益腦法。無名指和小指同時扳七、十四遍，再扳食指二遍。

調肝法。同時扳挾無名指和中指扳十二遍。

2、足趾扳動法

大足趾與二趾彈動，二百次以上。

全足趾扳動（手足並扳更好）（圖三—128）。

3、搖足踝扳動法

內旋五十次，外旋五十次，交叉旋五十次，恢復三元樁三分鐘收功（圖三—129）。

作用：十指連心，扳指作用微妙。通過扳動不同手指（足趾）調整和調動所屬經脈內氣、通其經絡。

通過扳指練功，使氣達指尖（足尖），在指尖（足尖）發氣、換氣。單經調動。扳指有助於內臟氣血的調整，散結化瘀，袪除病患。

要求：

1、全身放鬆。

2、嚴格按順序扳動，否則影響氣血運行。

3、搭指（足趾）可在日常生活、工作、學習中隨時進行。

九、收　功

收功整理動作。

1、三元樁攏氣歸丹田，三分鐘後收功（圖三—130）。

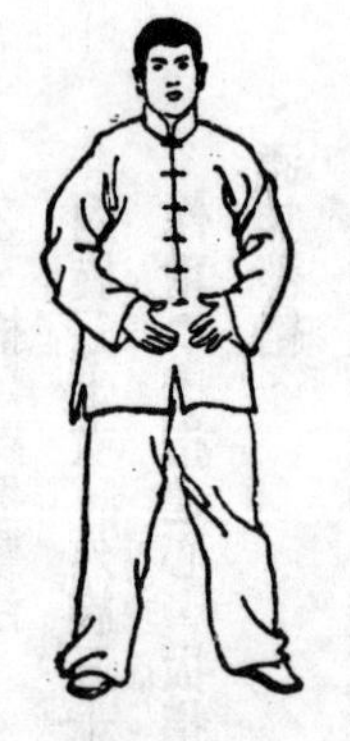
圖三—130

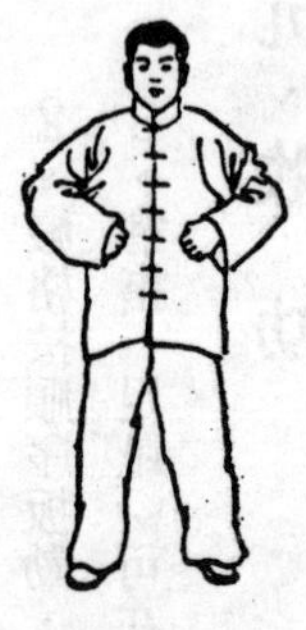
圖三—131

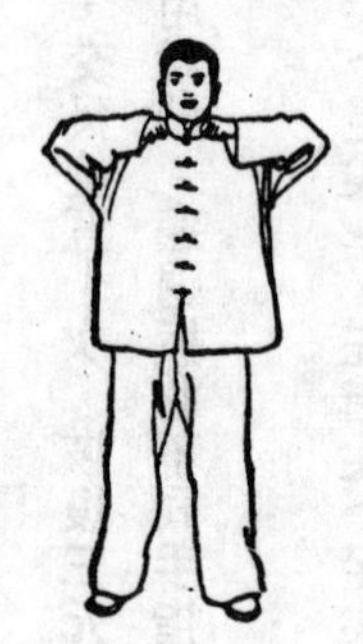
圖三—132

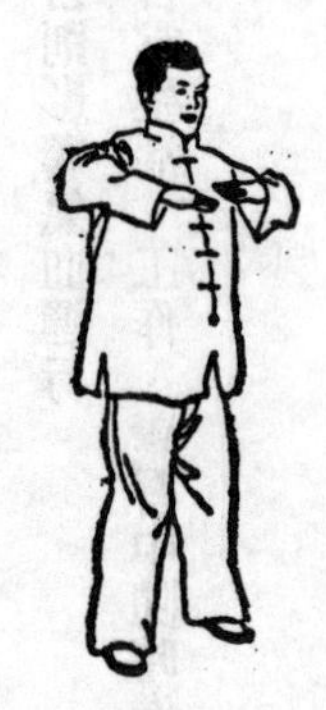
圖三—133

收功前先收意念，心想「收功了，不練了，再慢慢睜眼」。

2、雙手握固提肛，提手吸氣，放手呼氣，吹噓向下導入丹田（圖三—131—133）。

3、揉丹田，順旋七次，反旋七次；搓手至熱。

4、做導引術，按摩臉、眼、頭、耳、身體前後，收功。

要求：

按摩用力要輕，速度要慢，全身各部位均按摩到。

第四章　三元開慧功中級功

第一節　行步功

行步功，即是邊走路，邊練功，同時配合呼吸和意念。佛家謂之「行禪法」。

行步功種類很多，本書主要介紹鴨子步、仙鶴點水步、二郎擔山步、旋動乾坤步、螃蟹橫跨步、蛙跳步、韓信倒退步等七種步法。

每種步法雖各具特點，但基本要求是步法要輕捷，落地無聲。氣要提起，隨著腳步的節奏進行呼吸，三步一吸，三步一呼。吸時，均匀深長，將氣送入丹田；呼時，不知不覺。

一、鴨子步

鴨子步，顧名思義，是仿鴨子行走的步態。

練功要領：全身放鬆，成無極樁站立三至十分鐘。

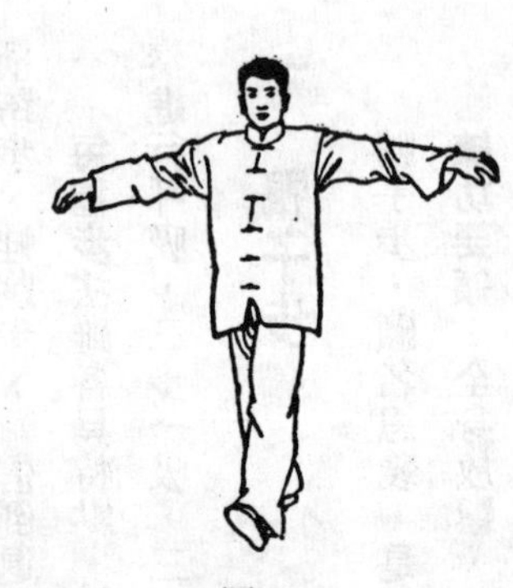
圖四—3

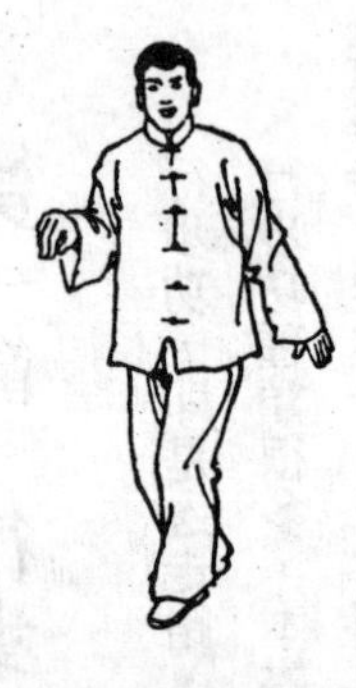
圖四—2

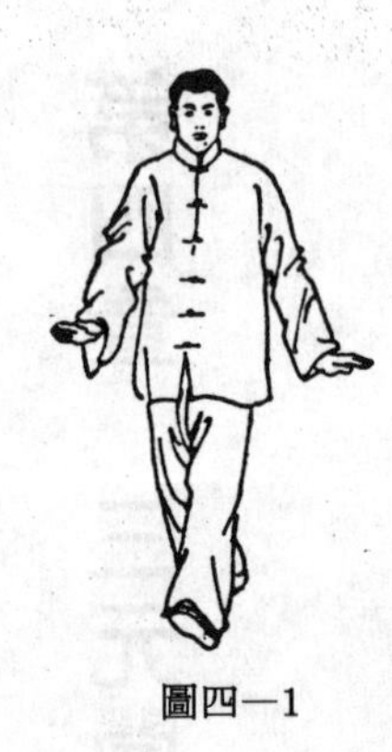
圖四—1

左腳邁出，先是腳跟輕輕沾地，然後過渡到腳尖。右手掌上翹，掌心向下，向內擺動。接著右腳右手做同樣動作（圖四—1）。

要求：行步要輕，如走薄冰。雙手左右擺動，微內合。意念微微飄在掌下。呼吸自然、深長，三步一吸，三步一呼，吸沉入丹田，呼不知不覺。

本功法在日常走路時練習亦可。

作用：可有效地調整手三陰經之氣，把地氣及各種植物之氣內收，同時將體內之氣外放，進行內外氣交換，改善機體氣機。經常練習，就會感到手下生風，團團氣把身體包裹，人在氣中，氣在人中。對心臟和肺有顯著的保養作用。

二、仙鶴點水步

仙鶴點水步，是在鴨子步基礎上，仿仙鶴淺水中行走時的動作而創編的。

練功要領：邁步時，腳尖先著地，而後過渡到腳跟。動作要輕，似唯恐把平靜的水面攪亂，因此小心翼翼。雙手前後擺動，手如仙鶴爪，提起時捏合，下按時鬆開。如圖四—2。

要求：步幅不易過大，保持在三十至四十公分即可。意念放在腳和手上，輕輕的想一想即可，體合，一下氣感。身體要略有些下蹲。呼吸自然，方法同鴨子步。

作用：長期堅持練習，可走路無聲，身輕如燕。通過手指的捏合與放鬆，使氣達指尖，對增強指尖的敏感具有特殊作用。為氣功醫療，提拉病氣打下基礎。

三、二郎擔山步

二郎擔山步是根據古代神話故事創編的。二郎的母親是位仙女，因私自下凡觸犯天條，生下二郎之後，被玉皇大帝壓在山底下，二郎長大以後，為救母親把山擔走了。

本功法的特點是力在雙臂。運氣至雙臂發勁猶如擔山一樣。

練功要領：邁步時腳跟要先著地，要小步快走。雙臂伸展抬平，掌心向下，行走時雙臂微微上下顫動，身體也隨邁步動作上下起伏。意念在雙臂下，如提重物，領勁在臂。如圖四—3。

作用：堅持練此功法，會使臂力大增。練功時，會感到周身氣血都要蒸騰，精神振奮。本功法屬於力量型功法。

四、旋動乾坤步

旋動乾坤步是在動功旋轉乾坤基礎上改編的，把站著練變成走著練。

練功要領：自然行走，保持步幅五十至七十公分。邊走邊雙臂交叉進行旋動，旋動時，也是分左右旋動和上下旋動兩種。旋動時，也是由小圈逐漸到大圈，再到小圈。每次旋動四十九次或一〇八次。可反覆進行練習。練習時，意念在兩手之間，即不在手上，也不在腳上，呼吸自然。

五、螃蟹橫跨步

螃蟹走路，橫著走，仿其步，創編橫跨步功。其作用是調整大腦的平衡器官及神經系統，使身體動作協調，頭腦清醒。

練功要領：雙腳橫跨，雙臂橫擺，掌心向下，步幅略大。如圖四－4。

要求：邁步時腳尖外撇，腳步橫放前行。此時，將氣運到腳底，踏地要有力。雙臂左右擺動，擺動幅度略大，而且雙臂協調一致，按同一方面側擺。向後盡力擺，至擺不動時為止。此時，運氣到掌心。

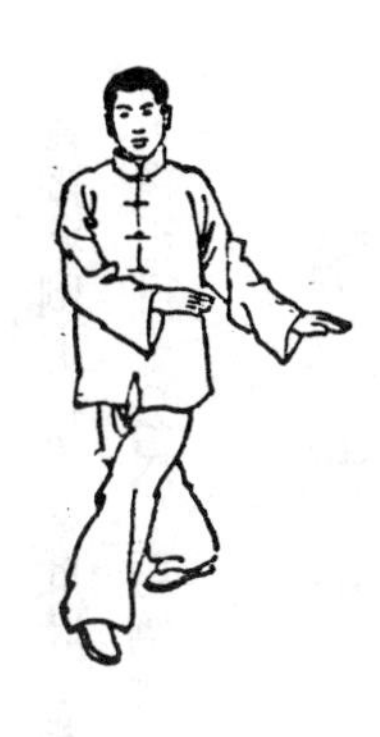

圖四—4

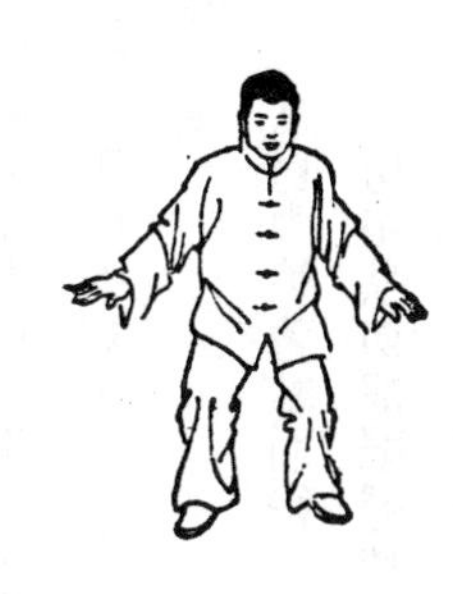

圖四—5

六、蛙跳步

蛙跳步，是仿青蛙跳動時的動作創編的。蛙的後腿十分有力，善跳躍。人仿其動作，運氣雙腿，跳躍前行，可增強腿部肌肉張力，對改善人體內臟器官功能、消除腿部疾病和疼痛有著良好效果。

練功要領：身體略下蹲，雙臂外展成四十五度，掌心向下，身體前傾，雙腳用力蹬地起跳，雙臂前後隨著擺動。

要求：開始練習時，跳躍步幅不宜過大，以後逐漸加大。意念在腳，運氣腳底，發力蹬地。每次練習以後跳二十一步或四十九步為準。時間十五至二十分鐘。

七、韓信倒退步

此功法來自歷史故事：蕭何月下追韓信。為擺脫蕭何，韓信倒退著走路，兩臂擺動還順拐。蕭何一見，心裡說：「此人連走路都不會，無用也。」就不追了。所以，倒退走路，雙臂順拐行，是此功的顯著特點。此功對調整大腦神經系統的平衡能力和改善腿部、背部肌肉張力有奇特的效果。

練習要領：先練無極樁十分鐘，然後起步。左腳向後邁，左臂同時向後擺動，右腳、右臂接著倒退行進。此時，意念在腳和臂上。雙手掌外翹，隨腿邁動而擺動。倒行一百公尺後，再正行十公尺，再倒行一百公尺，就這樣交替地練功。

第二節　坐　功

坐功，在古代稱坐忘，又稱坐馳。佛家氣功稱坐禪。《莊子•大宗師》講：「墮肢體，黜聰明，離形去知，同於大通，此謂坐忘。」禪即坐禪，是佛家修煉功夫的一種方法。又稱坐禪修定。

臥功由躺著練而得名，又稱「懶功」。

坐功和臥功都屬靜功。

三元開慧功坐功包括靜坐功、三元坐樁法、自在坐功法等，三元臥功包括仰臥、側臥和俯臥等。

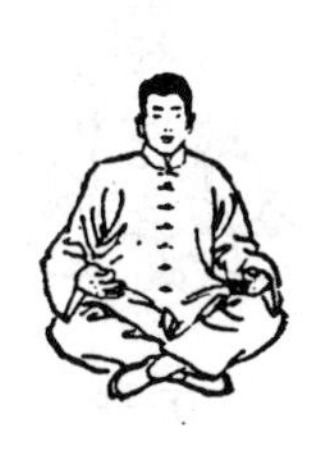

圖四—7

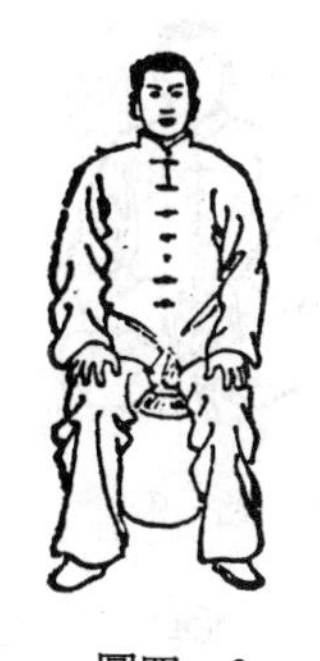

圖四—6

一、靜坐功

靜坐功是追求清靜虛無，無心無相、自由自在、順其自然的一種靜坐樁法。

練功要領：

調身——

1、練功準備：排除大小便，去掉飾物，寬衣解帶，全身放鬆。

2、坐法：

自然平坐：坐椅上，雙腳分開與肩同寬，雙臂自然彎曲，雙手掌心向下，放在膝蓋上。身體自然鬆直，頭正，下頦微收，兩眼微閉（圖四—6）。

盤坐法：即坐禪入定法。分自然盤坐、單盤、雙盤幾種方法。

①自然盤坐。是自然把雙腿盤起的姿勢（圖四—7）。男子右腳在裡，左腳在外；女子左腳在裡，右腳在外。雙手

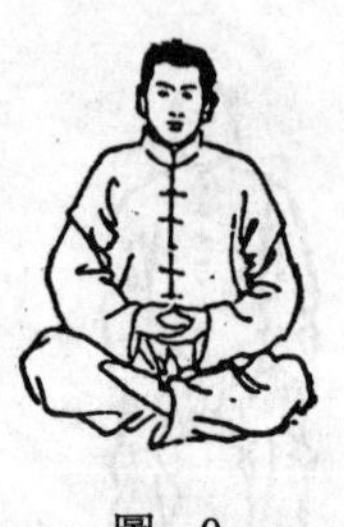
圖—9

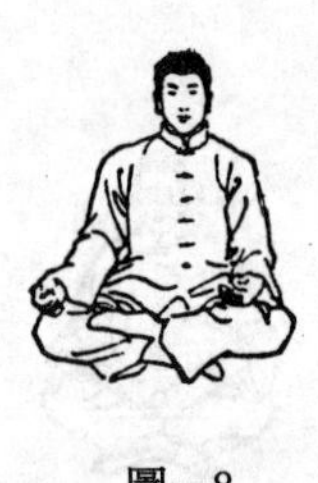
圖—8

自然放在膝蓋。掌心向上，五指自然彎曲，食指扣在拇指上。

②單盤。即雙腿盤回時，一條腿在另一條腿上邊（圖四—8）雙手同自然盤坐，或打釋迦牟尼手印，雙手心向上重疊，拇指相連。

③雙盤。即雙腿盤回時腳在腿上交叉（圖四—9）。手的姿勢與單盤同。

調息——

順式呼吸，調息二十一次。而後自然呼吸，均勻深長的把氣送入丹田。

調神——

意注一處，逐漸虛無、空空寂寂，忘掉自己，忘掉天地、忘掉周圍一切事物。

要求：入靜後，不要追求氣感，不要意守，心神安定。練四十分鐘。

收功時雙手握固，抬起深吸氣，然後導氣向下。入丹田，將病氣從腳下排出。最後導引，收功完畢。

作用：安神醒腦，調節體內氣機、改善臟腑器官功能。對治療

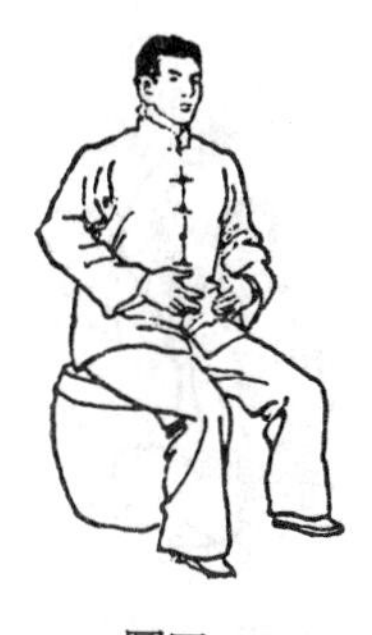
圖四—10

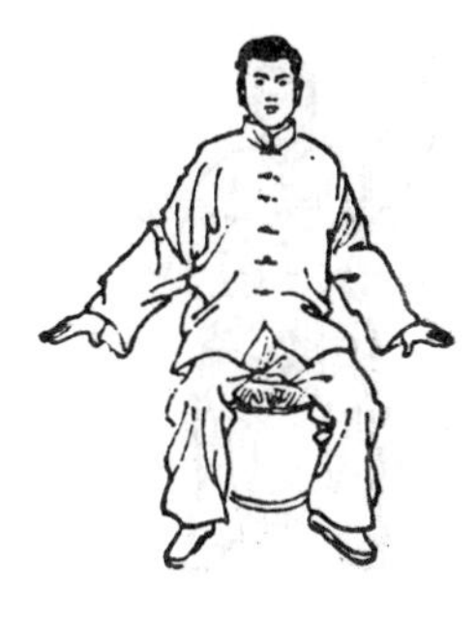
圖四—11

心臟病效果最好。

二、三元坐樁功

三元坐樁功，是在靜坐功基礎上練習內氣外放、外氣內收的功法。

練功要領：

調身——

1、練功準備：排除大小便，去掉飾物。準備椅子或棉墊。

2、練功姿勢：

①懷中抱月勢：雙腳分開與肩同寬，坐在椅子的前三分之一位置上，雙肩下沉，雙肘彎曲並內合如懷中抱月，雙手五指分開、鬆直、雙手相距五至十公分，手心向內距小腹十至十五公分。身體直立，下顎微內收，使頸椎、胸椎、腰椎上下一條線，含胸拔背，舌抵上顎，兩眼目視前方或閉上（圖四—10）。

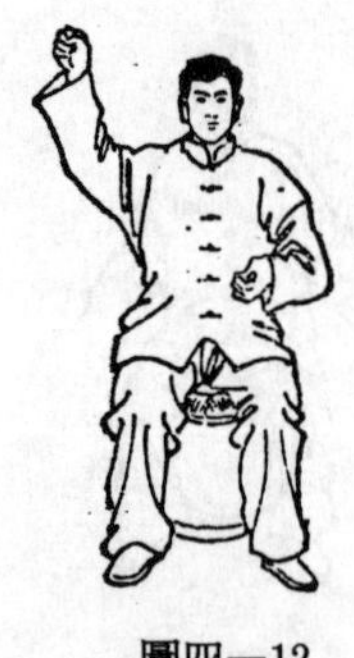

圖四—12

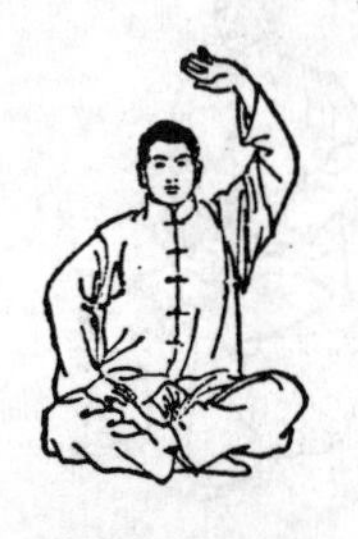

圖四—13

②三盤落地勢：在懷中抱月姿勢的基礎上，雙手向身體兩側叉開四十五度，掌心向下（圖四—11）。

③揚鞭催馬勢：在懷中抱月姿勢的基礎上，右手高舉過頭，左手彎曲前伸，猶如揚鞭催馬（圖四—12）。

④霸王舉鼎勢：坐在鋪墊上，單盤或自然盤，一隻手高舉過頭，翻掌，手心向上托。另一隻手按壓在大腿上（圖四—13）。

調息——

調息七次、十四次或二十一次。吸氣時小腹凸起、閉氣、提肛收會陰，略停；呼氣時小腹內凹，鬆肛放會陰。然後，自然均勻的呼吸。

調神——

意念輕輕微微，似有非有，放在身體周圍，離開身體一公尺左右。高血壓患者放在頭以下。隨練功時間增長，逐漸意識虛無空空寂寂，入靜入定。

作用：調節心神，疏通經絡，排除氣積、氣滯，改善內臟器官功能。

靜極生動，順其自然。如果動作太大，可以稍加控制，意念：樹扎根。

要求：選好場地、環境，最好在室內練坐功。練功方位、時間任選。

練功時全家合練或一男二女合練最好，陰陽互補。

練功時注意防止受驚嚇。受驚嚇後心裡不要煩，繼續練功，不能停，防止氣鬱，氣滯。

練功時，擺好姿勢，保持不變，但可以談話、看電視或唱歌、聽音樂。

三、自在坐功

自在坐功，是自由自在的一種練功方法，但又不同於自發功。它有固定姿勢，不需意守，讓氣自然運行，達到調氣治病健身、增智開慧、開發調動人體潛能的目的。三元自在坐功，包括二郎翹腿坐，平身坐、團身坐和跪坐。

二郎翹腿——

預備：坐在凳上，鬆靜自然，收神，息慾，呼吸均勻深長。

姿勢：頭正身直，端坐在凳或椅子上，翹起右腿放在左腿上，雙手拇指和食指伸直，其他之指反交叉，放在膝蓋上（圖四—14）。

平身坐——

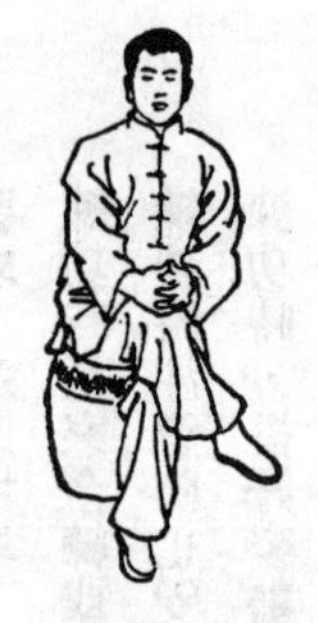
圖四—14

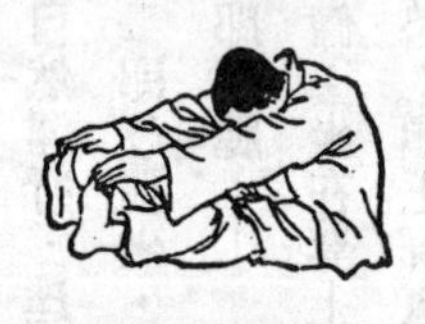
圖四—15

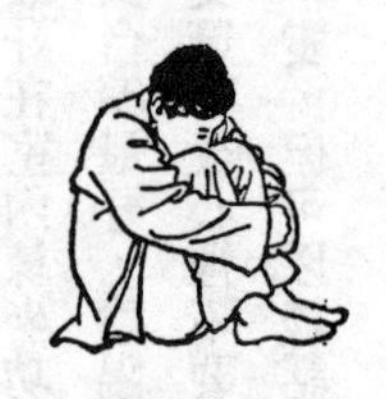
圖四—16

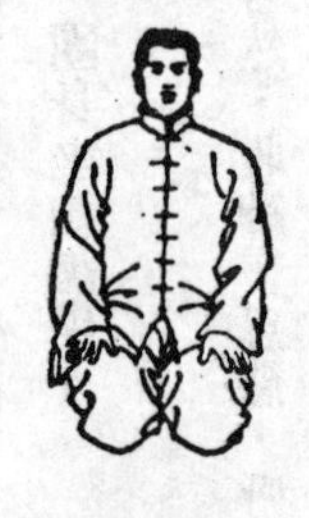
圖四—17A

預備：單盤靜坐三十分鐘。

姿勢：雙腳伸直併攏，身體正直。含胸拔背，下顎微收，雙眼微閉，鬆靜坐十分鐘，雙臂抬起，彎腰，雙手扳著腳尖，頭低下，下顎觸到膝蓋後深吸氣，氣沉丹田，提肛收會陰，閉氣三十秒（圖四—15），然後鬆肛放會陰，呼氣身體立直。反覆做功七次以上。

團身坐——

預備：平身坐十分鐘。

姿勢：雙腿彎曲收攏，團身抱，低頭，觸到膝蓋。雙手攏膝，五指交叉，抱腿收於腹前（圖四—16）。

跪坐——

預備：按摩雙膝四十九次，搓湧

泉四十九次。

姿勢：雙膝併攏跪下，身體正直下坐於小腿上，雙手扶膝，靜坐三十分鐘（圖四—17A）。

自在坐功練功要求：

1、練功前排除大小便，寬衣鬆帶，摘掉飾物。

2、在室內練要先通風；在室外練，不宜坐在潮濕、冰冷的地上。

3、練功中不要追求氣感，保持心理平靜、但不要昏睡。

4、練中意念似有似無，不要意守。

5、房事適度。練功後半小時內不可行房，不可走泄。

6、功後半小時內不可用冷水洗。

7、功中呼吸自然、不知不覺為好。

8、收功時，雙手握固上抬，同時深吸氣，手抬到鎖骨處伸直下按導氣入丹田。搓手收功按摩臉，乾梳頭，按摩前胸、小腹、後腰、雙臂、腿部，收功完畢。

作用：練自在坐功氣感強，對雙膝關節痛、風濕症、慢性胃炎、慢性肝炎，及脾功能下降、脾大、糖尿病等疾病，內分泌紊亂和腹脹、小腹陰冷、腎虛等症均有較良好的治療效果。

第三節　臥　功

一、仰臥功

仰臥，是臥功中經常採用的練功方法。它是淨心、養神之道。《性命圭旨》講：「時守氣，常養神，靜乃壽，乃是氣功養生的真諦。」對體弱多病的人宜用。但容易入睡，影響練功質量。

仰臥勢也是一種高級功法，要求練功者，在虛無空的心境下入靜入定。練得真元之氣。《雲笈七簽・元氣論幷序》講：「人之元氣，得自然寂靜之妙，抱淸虛玄妙之體，故能長生，生命之振，元氣是也。」說明人的元氣，要在自然寂靜的妙境中才會得到，在淸虛玄妙之體中也才能存在，只有元氣旺盛，人才能長生。

練功要領：

1、練功準備：全身放鬆，面朝天，平臥在床上，頭要正，枕頭高低適宜，輕閉口眼，雙腿分開與肩同寬，雙手放在身體兩側，掌心朝下，或朝上，或雙手置於小腹上。

2、姿勢：

①強壯式：仰臥，雙手置於身體兩側，掌心向下（圖四—17B）。

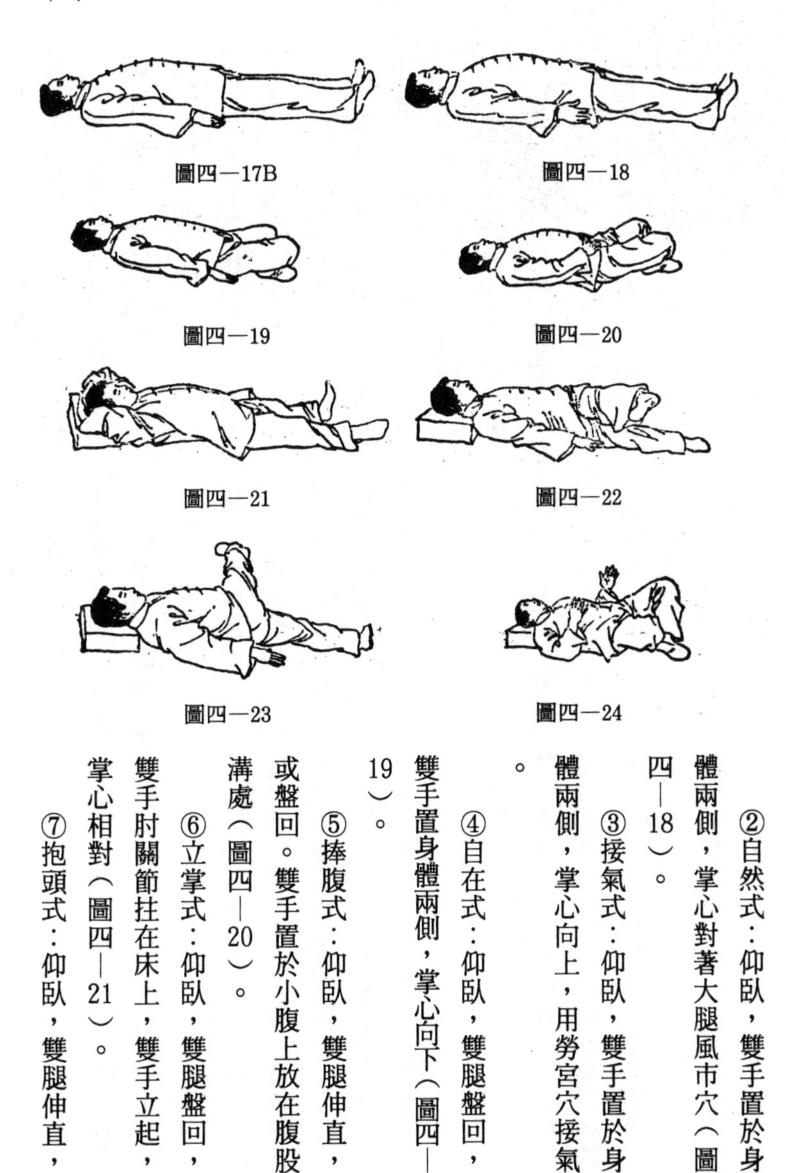

圖四—17B　　圖四—18

圖四—19　　圖四—20

圖四—21　　圖四—22

圖四—23　　圖四—24

②自然式：仰臥，雙手置於身體兩側，掌心對著大腿風市穴（圖四—18）。

③接氣式：仰臥，雙手置於身體兩側，掌心向上，用勞宮穴接氣。

④自在式：仰臥，雙腿盤回，雙手置身體兩側，掌心向下（圖四—19）。

⑤捧腹式：仰臥，雙腿伸直，或盤回。雙手置於小腹上放在腹股溝處（圖四—20）。

⑥立掌式：仰臥，雙腿盤回，雙手肘關節拄在床上，雙手立起，掌心相對（圖四—21）。

⑦抱頭式：仰臥，雙腿伸直，

雙手五指併攏，內外勞宮穴重疊置於百會穴上（圖四—22）。

⑧旋轉式：仰臥，雙腿伸直，雙手置於體側，成強壯式，練功三十分鐘後，左腿或右腿向體側抬出，停三十秒，而後旋動腳踝關節內外旋各七次。雙腿輪換做，各做三至七次，收功（圖四—23、24）。

3、意念：用意似有非有。戒六思。《備急千金要方·調氣法》講：「不思衣食，不思聲色，不思勝負，不思曲直，不思得失，不思榮辱。」穩定思想情緒，才易入靜。還要做到六根不動，即眼不看，耳不聽，鼻不嗅，口不說，身不搖，意不亂。神寧則氣盛。

要求：練功時要避免昏昏沉沉影響練功效果。靜極生動，順其自然，不驚不恐。練功最佳時間是深夜十一至一點（子時），這時陽氣升，氣場強度大，外界環境干擾少，易入靜。一次功在一至一小時半為好。

呼吸，開始練功時調息呼吸二十一口氣，採取順式腹式呼吸法。

作用：仰臥對調整心血管系統疾病效果較好，如冠心病，供血不足引起的胸悶、心前區疼痛、心肌炎、心臟大動脈炎、血稠粘度大等。此外，對神經系統的疾病，如神經衰弱和神經性頭痛效果也比較好。堅持長期練習臥功，能開發人體潛能，出現特異功能，如心靈移動術，即搬運功能，以及遙視、透視、預測功能。

二、側臥功

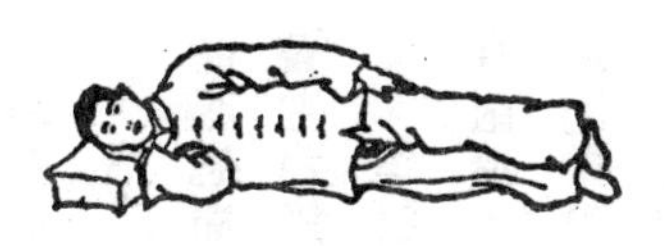

圖四—25

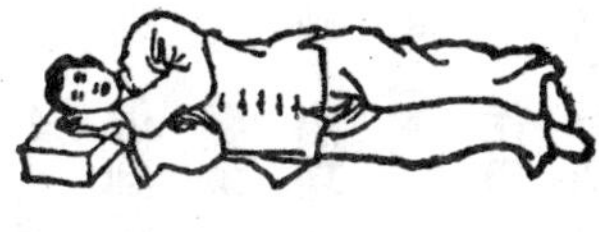

圖四—26

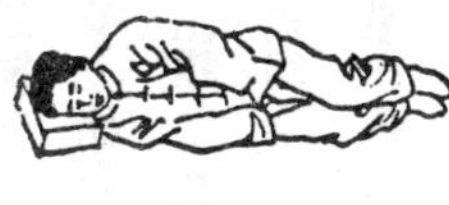

圖四—27

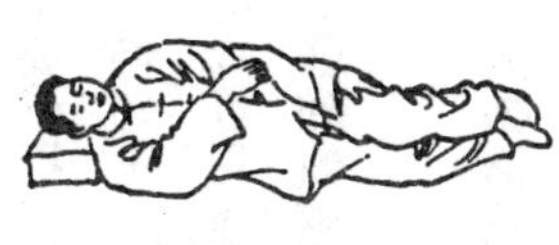

圖四—28

側臥，是臥功的另一種形式，體弱多病、病情較重的人多採用。這種姿勢練功更容易入睡，影響練功效果。然而，對慢性病患者、行動不便的人來說，又比較合適。只要精力集中，寧神內收，消除各種雜念，會取得滿意效果的。

練功要領：

1、練功準備：全身放鬆側臥床上左側、右側均可，右側更好些，不壓迫心臟。腰部自然彎曲，頭略低，向胸內收，平穩著枕，口眼輕閉，全身成弓形，雙腿略彎曲。

2、姿勢：

①安詳式：側臥，一臂放在胯上，另一臂彎曲，手心托腮，如圖四—25。

②合十臥：側臥，雙掌合十，放於腮下，其他同安詳式（圖—26）。

③夾陰臥：側臥，雙掌合十，夾於兩大腿之間陰部，或雙手抖陰囊側臥，其他同安詳式（圖四—27）。

④三接式：側臥，下側掌指尖接在上側臂肘部曲池穴，上

側掌指尖按在大腿風市穴上（圖四—28）。

3、調神：息緣守神，神內收，氣自暢，精自固。對體弱多病，尤其是病情較重的人，塵緣思慮往往太多，如兒女、夫妻之情，使人心神不守，影響練功，所以守神十分重要。《攝生要錄》中彭祖講：「凡人不能無思。當漸漸除之，身虛無但有游氣、氣息得理、百病不生。」這是告訴我們，一般人不可能做到不思，但先須少思，漸漸除去不必要的思慮，做到身虛無，氣息不亂，百病則不生。《諸真聖胎神用訣》中講：「凡所修行，先定心氣，心氣定則神凝，神凝則心安，心安則氣升，氣升則境空，境空則清靜，清靜則無物，無物則命全，命全則道生，道生則絕相，絕相則覺明，覺明則神通。」心通，萬法皆通，心清，萬物皆滅，心定是練功的前提。

4、調息：姿勢擺好，先行調息。用腹式順式呼吸法調息二十一口氣，而後改成自然呼吸，做到深長，均勻，不知不覺。

要求：姿勢擺好以後，進入氣功態後不要追求氣感，順其自然、用意微微，不可太過，過不出功。出現強烈氣感反應，靜極生動、不要緊張、順其勢做功，不要強收，收功時先收意念。

作用：對血液循環系統疾病，如冠心病、貧血、高血壓，及其它類型心臟病均有較好療效。對神經系統疾病，如血管性神經性頭痛，神經衰弱，眩暈，神經炎等效果也十分理想。

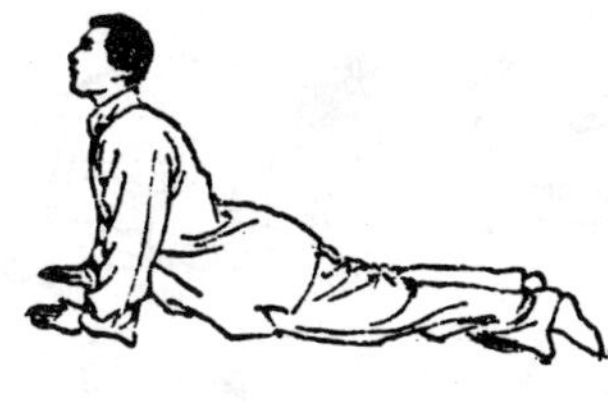
圖四—29

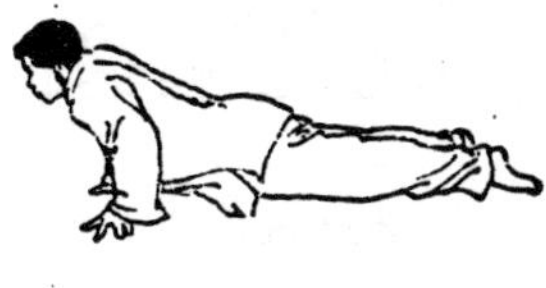
圖四—30

三、俯臥功

俯臥功，不言而喻，是面朝下練功的一種方法。它對調動中樞神經潛在功能，對改善背部肌肉氣血循環，疏通經絡，對調節內臟各器官功能，特別是對消化系統和泌尿系統疾病治療，都有著積極的作用。

練功要領：

1、練功準備：全身放鬆，面朝下俯臥，頭不枕，雙腿伸直，雙手置於身體兩側，掌心向下，放鬆入靜十分鐘。然後練如下功。

2、姿勢：

①強龍探頭：雙手撐床（地板）將上身撐起，揚頭，雙腳不動。腰下塌，角弓反張（圖四—29）。

②鐵牛犁地：雙手三指撐地，將身體撐起，後推，再向前拉，反覆三至七次（圖四—30）。

③鯉魚打挺：雙手在大腿兩側用力下按，頭、上身和腿分別上翹，閉氣二十至三十秒，反覆做七至二十一次（圖四—31）。

④背飛燕：與鯉魚打挺相似，不同的是，雙手後背向上，身體兩

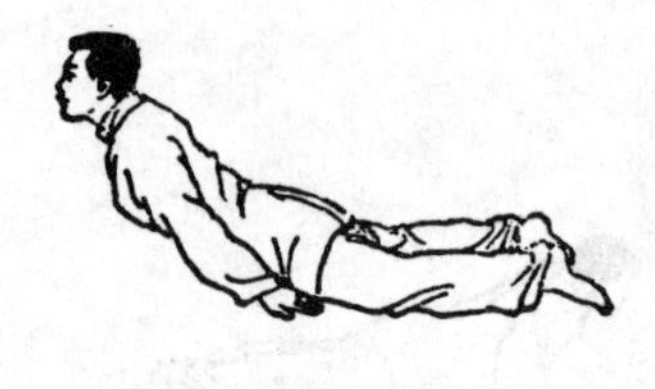
圖四—31

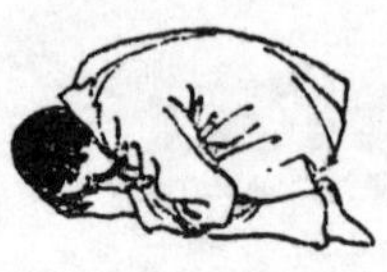
圖四—32

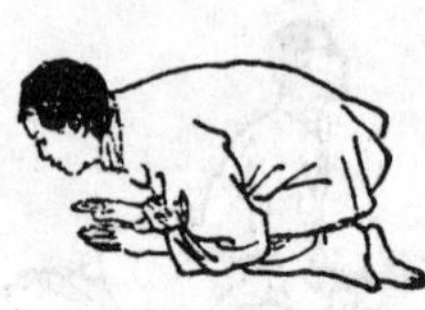
圖四—33

頭上翹，猶如飛燕。

⑤青蛙冬眠：俯臥功練習十分鐘以後，雙腿收回坐於臀下成跪坐式，然後上身向下團身，頭抵地，雙臂彎曲，小臂觸到床（地），雙手位於頭兩側（圖四—32）。

⑥青蛙甦醒：在青蛙冬眠姿勢的基礎上，將頭抬起（圖四—33）。

青蛙冬眠功，凝神內收，呼吸深長，隨呼吸全身毛孔、竅穴都進行呼吸。隨練功時間增長，逐漸胎息。

青蛙甦醒功，神寧內注，腹式順式呼吸，深長，強呼吸。

3、意念。不需要意守身體任何部位。意念飄在身體周圍，似有非有即可。排除雜念。

要求：俯臥，全身放鬆，消除各種情志的影響和各種雜念。呼吸，在開始練功時調整呼吸二十一次，深長、均勻，然後自然順暢地呼吸。

俯臥功屬於力量型功法，因此，練習時要不怕苦，要持之以恒。一般以早晨五至七點、晚上十一至一點練功效果更好。方向為早向東，午向南，晚向西，夜裡子時向北。

作用：激發人體潛在功能，增智開慧。改善背肌和腰肌功能，強腎健體。對治療腰背痛、腰肌勞損，大腦供血不足等症有良好效果。

第五章　三元開慧功高級功

第一節　金鋼功

金鋼功，是三元開慧功中的高級功法。它利用金鋼之物的場質作用，補充人體內的真元之氣，調節體內各臟腑器官的氣機，激發和調動人體的潛在功能。

一、彈子功

金鋼彈子，為實心的鋼球。小號的直徑一・二至一・五公分，中號的直徑五至六・五公分，大號的直徑八至十公分。

練功要領：

1、小號彈子功：主要練指尖。將小號金剛球兩個，分別捏在兩手拇指、食指和中指之間捻動，每次正轉四十九圈，反轉四十九圈，反覆多次（圖五—1）。

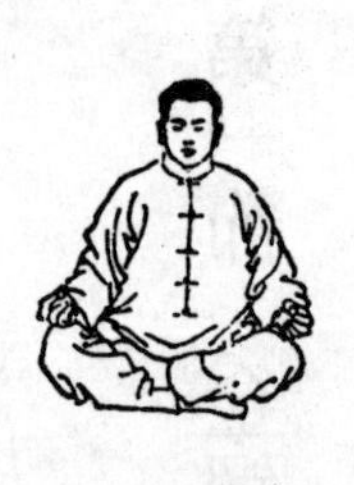
圖五—1

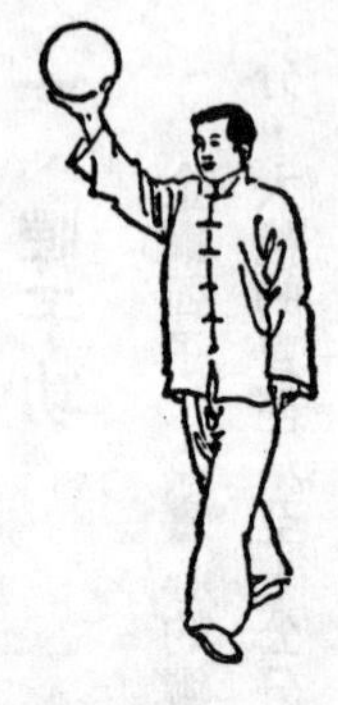
圖五—2

2、中號彈子功：主要練掌心。

①把兩個彈子球放在一隻手內，正轉四十九次，反轉四十九次，可反覆多次。

②把兩個彈子球放在預先準備好的長為七十公分，寬為四十公分的平滑木板上（板上最好釘上布）。雙手各執一球，進行旋動。旋動時，從掌根旋到指尖，再從指尖旋到掌的外側，再從外側旋到魚際，再到掌心。如此反覆旋動，每次在千次以上。

3、大號彈子功：同中號彈子功練法。再有：

①、馬步樁推球。雙手各執一大號球，做馬步樁推球。

②、單盤坐或霸王舉鼎，手托大號球，高舉過頭（圖五—2）。

要求：

不需意守，不需意念導引，只需稍微體會捻球、滾球時的感覺。

彈不離身，隨時隨地都可拿在手中捻動和轉動，不受場地和時間的限制。

小號球捻動時，用意在指尖，所以球必須捻到位，才能獲得好效果。中號球轉動一個時期以後，臂力和腕力增加，手指轉動也靈活了，再開始轉動大號球。大號球很重，要特別注意，不能掉在地上，以防傷腳。

修煉金剛功，不要急於求成，先從小球開始練，逐漸再練中號球、大號球。堅持一定的時間，就會出功。

修煉金剛功，呼吸自然，採取順式腹式呼吸為好。

二、銅環功

銅環，亦稱金環。練金環功可提高臂力，改善心血管功能。

準備銅環一對。銅環內徑十二至十五公分，銅環粗二至二・五公分。

練功要領：

1、單臂執環。右手執環，高舉過頭，執環上翹，發氣於環。左腳上前半步，雙膝略曲，左手握固，置於腿側（圖五—3）。十分鐘後換手，隨功力增長逐漸拉長練功時間。

2、雙臂執環。成馬步樁站立，雙臂執環前伸抬平，站樁十分鐘，而後，雙臂高舉過頭，發氣到環上。

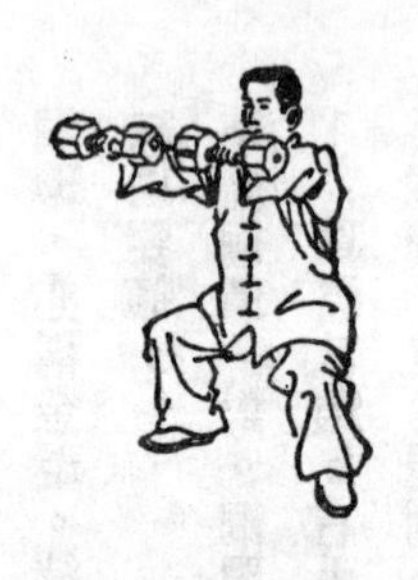
圖五—4

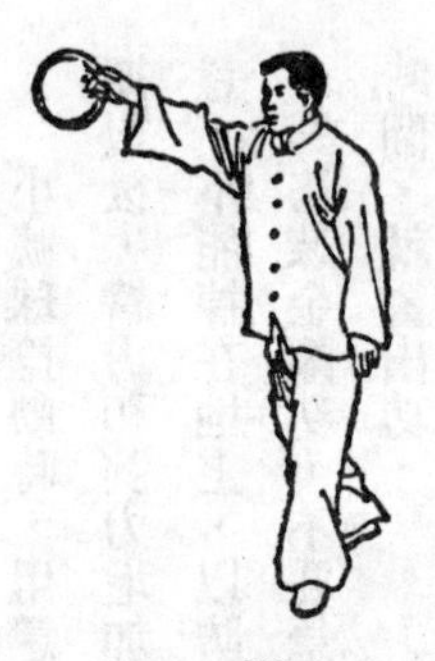
圖五—3

3、雙環旋動。雙臂執環在手腕上，雙臂抬平成馬步。雙臂旋動，銅環在臂上旋動，正旋四十九圈，反旋四十九圈。

要求：

修煉銅環功，意在環上，寧神內守，但意不要過強。全身放鬆，從頭到腳，從裡到外鬆得越徹底，效果越好。

三、啞鈴功

啞鈴，是進行體育鍛鍊的一種器械。把它作為練功的一種手段，對提高功力有著特殊的作用。

練功要領：

1、馬步樁雙手提舉啞鈴站樁，從五分鐘開始，逐漸增加三十分鐘以上。

2、無極樁，雙手各拿一個啞鈴，雙臂抬平停三分鐘，然後逐漸抬起雙臂，延長練功時間（圖五—4）。

3、運啞鈴，雙臂執啞鈴上下擺動，速度不要快。運啞鈴分為前後運和左右運。

要求：

穿寬鬆衣服。練功時，先摩腹七至十四次，然後緊帶扎腰，防氣從下漏。而後鬆肩。

不需意守任何部位，只運氣到啞鈴上即可。

練此功不急於求成，逐漸加力，功到自然成。

練功要注意同修心並練，涵養功德。不要爭強好鬥，更不能出手傷人。

練功時間沒有特殊要求，呼吸順其自然。

第二節　空虛功

大凡練氣功要經過五個階段：聚津成精、練精化氣、練氣還神、練神還虛、練虛合道。空虛功，是三元開慧功中高級思維功，主要練神還虛，練虛合道。其練功要領是：鬆、靜、空、虛、無、悟、戒七字。

一、高速放鬆

練功好壞與否，功夫高深與否，關鍵在放鬆。放鬆是功夫程度的重要標誌，功夫越高深，放鬆得就越快。

放鬆的速度、放鬆的深度、放鬆的廣度是三元開慧功空虛功練功的重要內容。

速度，要達到整體放鬆，應不超過三至五秒整體放鬆，即全身作為一個整塊，內外，上下不分先後，一下子都鬆透，鬆完一次，再鬆二次、三次，經常反覆練習，就能逐漸掌握整體一次高速放鬆的方法。

練功有素的人，微沾意，刹那之間即可鬆遍全身。

深度，指放鬆的徹底性。不但外表放鬆，而且要把內臟各個部分、每個骨節、每條神經都放鬆。

廣度，指放鬆的面積範圍，具有廣泛性。從頭頂百會穴到腳底湧泉包括每個指甲尖都要放鬆，不留任何一個緊張點。

為什麼要放鬆？這是因為，人體真氣與人之生命密切相關。真氣充足，則生命力旺盛；真氣運行正常，人就健康和長壽；真氣運行失常，人則多病，早衰和提前死亡。

真氣有個特性，「喜鬆厭緊，鬆行緊滯」。身體放鬆，正是為真氣活動提供充分的條件和方便，消除各種關卡，疏通道路，使其暢通無阻，到達它所要到的身體各部分，讓它同各種機體組織器官中的病灶鬥爭，達到祛病、開智的目的。

放鬆的程度直接影響真氣的活性。放鬆程度不夠，真氣雖動，並不活躍，缺乏生氣。放鬆越充分，真氣越活躍，身體健康狀況就越好，大腦思維就越敏捷。

練功要領：

放鬆的方法分為局部分次放鬆法和整體放鬆法。局部分次放鬆，是把機體分為三大部分，肩、頸、頭為一部分；胸、腹、腰、背為一部分；四肢為一部分。放鬆時從上往下一部分一部分地先後放鬆。整體放鬆法實際也是把全身分為三塊：肩以上為一塊，軀幹為一塊，四肢為一塊。放鬆時想像這三塊一起一下子放鬆。

整體放鬆時，兩肩、雙臂著意下垂，頸部回縮，頭隨放鬆，面部帶笑容，身體中正，舒適自然，不可用力挺，腰微下沉，雙腿微曲，鬆靜站立。整體放鬆的要領在用意，全身一放鬆，意輕輕飄在身體周圍，使機體都處在鬆軟的狀態之中。

要求：靜是放鬆的條件和基礎。靜，包括兩方面，一是要有個清靜幽雅的環境，這樣練功的人就會有良好的心情，也易放鬆入靜。二是心淨，無心無相，沒有一點雜念，心情不緊張，大腦鬆弛，全身才能放鬆。

二、意念放空

意念放空，即意不沾身，在練功時不去體驗身體的存在，把自身與意念分開，將意念放到空間去，做到外無所感，內無所思，體無所察。

練功要領：

初練空虛功，意念放在離開身體二至一〇〇公尺的空間內，練過一段時間後，再把意念放在離開身體一〇〇～一五〇〇公尺的距離內。當訓練進入到虛無空階段時，意念就可以放在一五〇〇公尺以外遠的任何空間了。

意念放出的空間，指身體周圍的十方位任何空間，即全方位放空。意不能著在一點上，或一個方向上，要瀰漫在全方位的空間中。

意念放空的範圍和位置與功夫的高低密切相關。只有意念不沾身，放在空間，才能說明練功進入高層次，即思維訓練階段。然而，放空範圍與位置又是思維訓練功夫的素質標誌，放空的範圍越廣闊，不受任何空間障礙的限制，能隨心所欲地放在要放的任何地方和位置，你就越有高深的功夫。

總之，意離身功夫深，放得開功夫高，放得遠功夫好。

意念放空的方法有三種：

1、意念彌漫。即把意念放在身體周圍，不設邊緣，使它模糊無邊，如舒元興《牡丹賦序》所曰：「彌漫如四瀆之流，不知其止息之地。」

2、突破空間障礙。意念能否放出去，關鍵在於突破空間障礙。突破，即穿過或越過。坐在屋裡練功要突破房間障礙，把意念放到宇宙空間中去。在室外練功，要突破你周圍的樹木、牆壁、樓群、柵欄等，把意念放到宇宙中去瀰漫。

3、處理雜念。意念放空經常受到雜念的干擾。頭腦中雜念纏擾，心靜不下來，情緒不安定，意念是放不出去的，所以要把意念放出去，先要定心。

在意念放空的過程中，雜念會隨時出現。一是由於大腦潛在意識的煥發，二是由於外界環境的各種干擾和刺激。

由潛在意識煥發出的雜念，應該說是一種功能態的表現，因此它並不是什麼壞事，但也不能任其自然，因為雜念太多影響意念放空。處理的辦法就是抑制，把它趕走，再放空。對外界干擾產生的雜念要盡量避免，做到「鬧中取靜」，關閉「六根」，再行放空。

三、機體虛無

機體虛無，是指機體意識活動相對靜止。即眼不視物，耳不聞聲，鼻不辨氣，舌不知味，神守於內。所謂虛，佛家曰空，道家曰無。無，即為空。

練功要領：

1、「六根」不動。所謂「六根」，指人的眼、耳、鼻、舌、身、意六官。六官生六識，《大乘義章》講：「六根者對色名眼、乃至第六法名意，此之六能生六識，故名為根」。所謂六識，即色、聲、香、味、觸、法，又稱六塵，亦稱六衰。它損傷精神，破壞身體固有的穩定狀態。做到「六根」不動，避免外界刺激引起情志損傷，是機體虛無的重要條件，否則影響入靜，談不上機體虛無。

「六根」不動，要做到：

①萬事皆無。對周圍一切事物，要視而不見，聞而無聞，香而不嗅，味而不品，觸而無感，法而不思。不動情，不動聲，不動色，不動意，神收於內，萬事皆無。練功中，從主觀的意識上，就不去體驗它，猶如世界間什麽都沒有，無虛空間，空空蕩蕩。謂之意識上的有而無有。

②有而無感。事物的存在是客觀的，但人的意識行為又是可控的，對一些事物不但可以做到不去感觀它，不去體驗它，而且能夠控制意識思維，按自己的主觀意識去想，去做。因此，練功中，完全可以做到六根不動，做到有而無感，使外界環境刺激變成意識下的虛無空，如《至游子・集要篇》所說：「忘念息乎、外緣簡乎，觸諸境不動乎，黑白無差別乎，夢想不顚倒乎，方寸恬愉乎，於是可以測道之成深矣。」

③生而亦抑。人非草木，「六根」易動，「六識」易生。

但，生而亦抑，謂之道。心動神離要加以控制，平其心，斂其神。《雲笈七簽》講：「如有後學者，但能心不緣境，住在本源，意不散流，守於內息，神不放役，免於勞傷。」意思是，心不同外物攀緣，守自本性，神不外役，守神不受外界干擾，這樣才能心神合一，機體虛無，進入氣功高層次境界。

2、脫俗超凡。所謂脫俗超凡，指超脫凡俗，定身如玉，內絕所思，外絕所欲。即對富有、榮貴、高顯、威勢、名聲、利祿、姿容、舉動、顏色、辭理、氣息、情意、憎惡、愛慾、欣喜、憤怒、悲哀、歡樂、去捨、從就、貪取、付與、知慮、技能等不貪、不嗔、不痴，清靜明了。此時才會身心空，萬物空，不妄想，不起雜念。所以，機體虛無的關鍵在心無萬物空，清淨一片心。

要做到脫俗超凡，應該做到：

正解人生。人生最寶貴的莫過生命。生命屬於自己只有一次，珍惜生命，愛護身體是生活中的頭等大事。官、名、利、祿不過是過眼煙雲，真正屬於自己的只有生命。生命不存在了，一切也就全沒有了。所以，人活著的時候，要正解人生，活得輕鬆、自在，不要因為那些身外之物，活得那麼緊張，那麼累。

人只有脫俗超凡了，才能無私、無心、無相、無畏、無為，在練功中才能雜念少，從而進入虛無空狀態。

第三節　思維念力功

思維念力，即意念力。它是由大腦思維做功過程中發出的一種意念思維波。當意念輕輕、微微的時候，大腦發出的思維念力波作用力最大。因此，修煉三元開慧功思維念力功的要領是：用意微微。

一、思維念力

思維念力，是一種意識能量，是極微小的物質。它同電磁波一樣，是物質存在的一種形態，既炁態。所以它同樣具有氣的特性和功能。所不同的是，它是大腦意識思維活動產生的具有智慧的能量。既可以放出去，又可以收回來。

念力分類：

念力從產生的先後看可分為始念力和繼念力兩種。

始念力，指大腦意識思維活動所產生的第一個念頭。所發出的意識能量即意念力，爲始念力。始念力所具有的意識能量最高，效應最強。所以利用始念力進行氣功診斷準確率最高，進行氣功治療療效也最好。

始念要真，真而不過，真而不飄，似真非真，恰如其間。念不過，又不飄，力才切。《仙佛合宗語錄》講：「化神惟真意，……煉精之時，若無真意，則無招攝二氣。……煉氣之時，若無真意，無以保護二氣。……煉神之時，若失真意，則無以遇神」。可見始念力產生於真意。

繼念力，即第一個念頭之後，大腦進一步的意識思維活動產生的意念力。

繼念力，雖然能量沒有頭次高，但是，只要用意恰到好處，仍然較強，甚至會產生有如自動步槍連發的效果。由於念力具有累積效應，這時繼念力所產生的後效要比始念力強得多了。

念力從思維方式上看，又可分為正相思維念力與反相思維念力。

正相思維念力，是指由大到小，或由宏觀到微觀，由淺入深的整體和多層次的思維意識方式而產生的念力。例如採宇宙能量的思維意念力，就是正相思維念力。宇宙是個巨大的能量寶庫，取之不盡，用之不竭。當我們把意念放到無邊無際的宇宙大空間去之後，再從宇宙空間回到太陽、月亮、樹木、花草……把宇宙和這些有形物體的能量接收回來，達到天、地、人合一，這樣的念力即正相思維念力。

反相思維念力，是由小到大，從微觀到宏觀，由具體到整體，由近到遠的思維念力方式而產生的念力。例如，在對患者進行氣功治療時，先要從局部病灶入手、調節、疏泄局部病灶的氣血，改善局部機制，再疏通和改善所對應的經絡、臟腑的氣機，打開通路，排除病氣，接著再對五行相關的臟腑、器官進行調節，改善它們之間相生、相剋的關係，最後再對全身布氣，調整全身的氣血運行和新陳代謝，從整體上改善機體狀況。

意念力的另外一種形式，就是潛在意識煥發出來的潛在意念力。即特異功能。它是氣功功能的煥發與大腦皮層溝通後產生的意念力。

念力的總體現。它不是通常的思維意識所完成的，是由大腦潛在意識，或機體特殊部位潛在

意念力的特性：

意念力是大腦意識思維能量，它過去不被人們所認識。但是，它對人體的健康卻有著直接和間接的作用及影響。古人對此有許多論述。《黃帝內經素問・上古天真論》說：「獨立守神，肌肉若一，故能壽蔽天地，無有終時」。又講：「恬淡虛無，真氣從之，精神內守，病安從來。」《靈樞・天年篇》：「得神者生，失神者死」。《呂氏春秋》講：「精神安乎形，而壽得長」。這其中的「神」就是人意念的主宰，其作用體現了意念力對身體健康的影響。

①意念力的物質性。馬克思主義哲學認為，意識是人腦的機能，是物質的反映。列寧在《唯物主義和經驗批判主義》中講：意識「是叫做人腦的這樣一塊特別複雜的物質的機能」，「思想是頭腦的機能」。《靈樞・本神篇》說：「故生之來謂之精，兩精相搏謂之神，隨神往來謂之魂，並精出入者謂之魄，所以任物者謂之心，心有所憶謂之意，意之所存謂之志，因思而遠慕謂之慮，因慮而處物謂之智。……血脈營氣精神，此五臟之所藏也。」《類經》講：「神者，靈明之化也，無非理氣而已。理依氣行，氣從形見，凡理氣所至，即陰陽之所居，陰陽所居即神明之所在，故曰陰陽者，神明之府也。」可見，神者，乃是陰陽二氣相

互作用，陰陽兩精相合而產生。它們是建立在陰陽二氣的物質基礎上的。

意念力，是大腦思維的產物，是一種意識能量。能量本身就是物質存在的一種形式。人的大腦的思維過程，就是調節、調動大腦意識能量，發放思維波的過程，也是調發意念力的過程。所以，意念力的特性首先表現在物質性上即意識能量。

②意念力的致動性。由於意念力具有能量，它能激發機體組織發生改變。

意念力致動，在國外又叫心靈致動，它作用人體會使人體致動，作用於其他物體也會致動，使物體產生位移或改變。如意念力關閉電源，意念力從封閉的酒瓶中取酒等等。

③意念力的可控性。意念力的強度大小可以通過大腦思維意識的變化而改變。它可以加強又可以減弱，而且不受時空的限制。

④意念力的可傳遞性。意念力還具有通過第二者向第三者傳遞的特性。猶如電台、電視台轉播一樣。筆者多次將發出的意念力通過中間人向第三者傳遞，均取得奇跡般的療效。

二、分心多用

一般認為，一心不可二用，其實並不是這樣。多數情況下，都是一心能多用。大腦能支配人在同一時刻完成多種行為動作。而人在完成每種行為動作時，大腦都不是單一思考，而是多種複雜思考並存，並同時支配完成多種行為動作。比如寫字，大腦要同時指揮手把筆握住，並告訴它怎麼去寫，寫什麼字，眼睛要看清寫出的字跡，腦子還要判斷寫得是對還是錯，同時還要指揮另一隻手把紙壓住……

分心多用，在氣功醫療中用處廣泛。許多患者有綜合症，治療時，需要同時用意進行調治。無論是氣功醫師，還是患者本人都必須熟練掌握分心多用的技術。才能更好地調動自身潛在功能，進行辨證施治。

練功要領：

1、空間練習。在天上或在地面，同時選擇兩個以上目標，它們之間相距五十公尺以上，目標的大小可在十至三十公尺直徑。

空間目標其實是虛設的，是用眼睛看不到的，用手摸不著的，即空間體。在二個或三個空間體間要拉開距離，以自覺意念夠上即可。

在空間還可以設帶，即有一定寬度、長度的空間線帶。線帶長十至五十公尺以上，可豎設，又可以橫設，還可斜設，線帶也是模糊不清的。要同時設二、三條以上線帶，線帶間要拉開距離，距離遠近以便於意念操作為準。

2、人體上練習。可分體表練習法與體內練習法。

體表練習，主要在身體上選擇二、三個不同部位的器官，或肢體，或穴位，或體表某些區域。例如：在後背，可在肩脊區，骶尾區各選10×10公分的兩個區域；在胸部與腹部各選

10×15公分的兩個區域；在腹部選中脘、神闕、關元，會陰等穴位點；在肢體上，選雙手和雙腳，或左手與右腳等。

也可在體表上設體、設線帶，但並不是直接設在體表上，而是與體表有一定的距離，一般是○•五至十公分。

體表上設的體或線帶的大小與長短，也不是固定，根據需要而設。

在體表上練習之後，再在體內練習，方法同上。

體表、體內分心多用練習的目的都是在訓練意念力。同時在大腦形成諸多思維對應場，運用意念力使其連接，從而產生思維對應場共振，使體內與空間真氣由靜而動。

要求：分心多用是氣功高層次技術，掌握並不難，關鍵在用意，但意不可過。

三、意念易位

易，改也。意念易位，就是把意念的方向、位置、強度大小等進行改變。其作用：鍛鍊思維意念的靈活性。意念靈活性差、難以為用。意到氣到，意氣相隨。意滯氣也滯，意靈氣方活。

意念的靈敏性，也是氣功功夫的標誌。練功有素，意念活動靈敏度就高，能運用自如，否則就意若離，移不開；意若著，上不去。所以氣功到高層次，必須掌握好意念易位技術。

練功要領：

意念易位的練功方法，分為空間易位和人體上易位；還可分為逐步易位與跳躍易位。

1、空間易位，即在空間選擇兩個以上易位目標，然後從第一個目標著意按順序向第二個目標、第三個目標移意。空間易位是在分心多用基礎上進行的。當意念從第一點移到第二點的時候，上點的意念力已撤銷。

2、人體上易位，是指在人體上選擇兩個以上或數個穴位點進行的。例如：選勞宮、湧泉、氣海、會陰、長強、命門諸穴。左右勞宮、左右湧泉四穴爲一組；氣海、會陰、長強、命門為二組。兩組交替練習。先按順序排列將意念放在一個穴位面上，心身放鬆，靜靜寂著意後，再轉移到下一穴位面上，依次變更。移到新的點上，要把上點忘掉，不留餘念。如此，反覆練習。

3、逐步易位，是指按選擇目標點的先後順序，逐步從前到後的移動意念，移動意念不留餘念。移動時著意速度要快，點水式的，不可太過，意沾即得。

4、跳躍易位，是指意念不是指順序移動，根據需要意念從第一點一下移動到第三點、第五點等，跳躍式地移動意念。

跳躍移動意念著意快，移位快，不反覆，一次即得。

無論哪種易位方式，都必須機體放鬆，著意輕輕微微，不可太過，否則不出功。每次移動意念要不留餘念、不拉意念絲線。想變即變，變得迅速，變得徹底，著意即得。千萬不要

「拖泥帶水」的易位。

四、念力調場與設場

念力調場與設場，是在經過念力功、分心多用和意念易位訓練有了較好的基礎後，才能進行練習到的更高技術。這種練習用意過了不行，無意還不行，必須恰到好處。所以修煉本功法的實質就是修煉這個「恰」字。

所謂調場，是用意念把各種物的物質場，宇宙空間的電磁場等宇宙場調來，滿足某種需要。這種功夫主要是意念力調動場質的能力。

設場，是用意念力設計出各種各樣的場，達到運用宇宙場能的一種方法。設場種類繁多，主要有：

1、空間體。空間體分為：立方體，長方體，球形體，錐形體……可以根據需要設計不同的空間體及其大小。

2、線帶。線帶分為線和帶，其長度可長可短，視需要而定。線、帶可單線、帶，又可雙線、帶。

3、井字場，是指四條線的井字交叉。其大小、線的長短根據需要。人體後背上設場就需要線在一公尺以上；在前胸設場，僅需二尺線長就可以了。在腹內設就要更短了。

4、錐形場，實體的為錐，線組成的為三角場。

5、象形場，指設象形物，並調其物質場。如糖塊、藥片、花朵、太陽、月亮、火、冰、煙、雲、霧等等。

調場與設場主要用於氣功醫療、調節氣場以及離子水配製等方面。

1、氣功醫療。主要用於對機體的局部致動，如用意針、點穴等激發和調動人體自身潛在功能，以治療疾病。

2、調節氣場。用來調節練功環境的氣場強度與場質，以改變練功場地對人體的不良影響，減少負效應，提高正效應。例如：室內升溫、降溫，機體體溫調節，陰陽調平，室內空氣氣味、乾濕度的調整等。

3、離子水配製。採用設場與調場方法可以配製離子水，用於對某些疾病的治療。如：取一杯溫開水，在水中設場調製，使水分子以及水中的微量物質元素鐵、鉀、鈉、鈣、鋅……離子化、磁化，可治療各種疾病。

設場與調場技術要求高。特別是意念力的應用，必須把握住火候。意念大了不行，沒有也不行。必須是輕輕微微的。所謂輕輕指意念的強度，所謂微微指意念的思維方法，只要那麼想一下，不要想得那麼真切，更不要死死地去想。功夫就出在這微微、輕輕二字上。至於練功的姿勢、呼吸都順其自然，不強求。

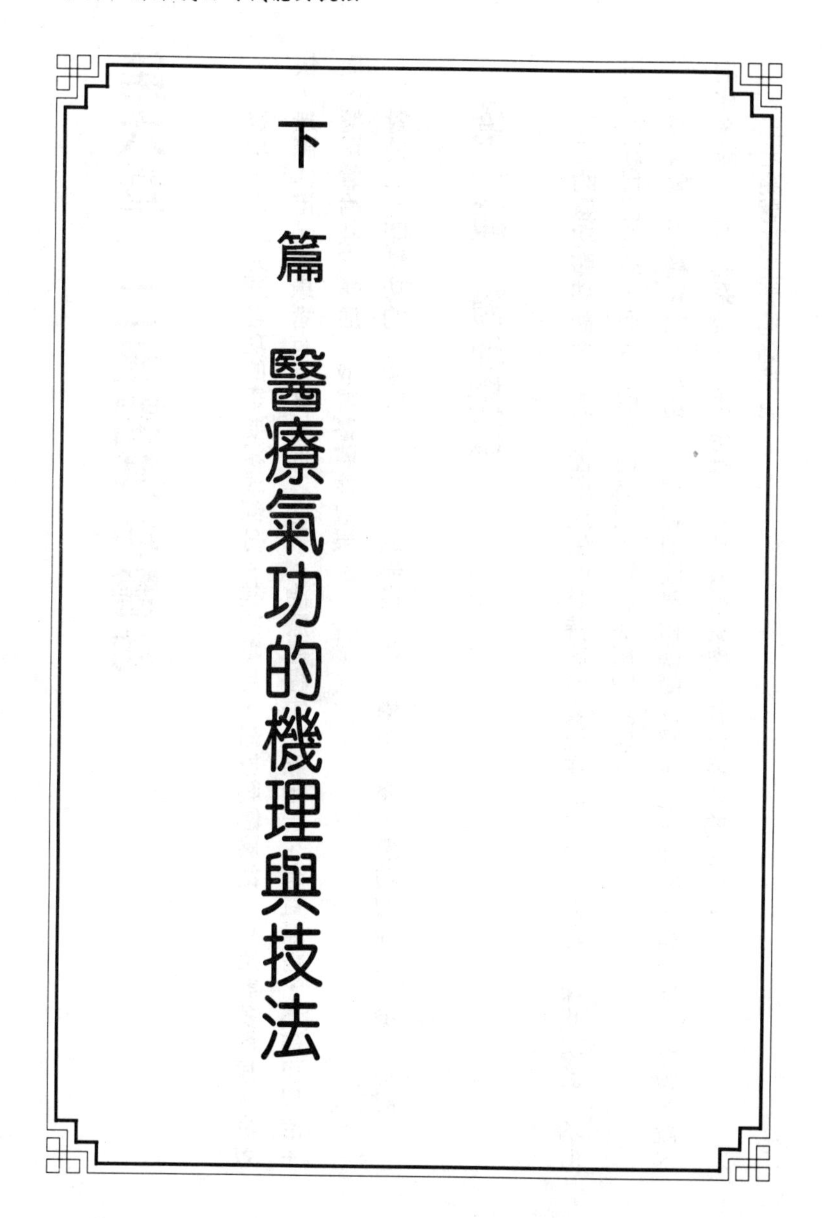

下篇　醫療氣功的機理與技法

第六章 三元開慧功醫功

醫功，是三元開慧功的重要組成部分。其特點是，醫療範圍廣泛，可治許多種病，療效快，無副作用，對患者有補養祛邪之功效。治療過程中，無痛苦、有益無害，不僅可以治主症，還可兼治其它病症，取得整體性效果。

對於三元開慧功的這種效果，我們還需從現代醫學和中醫、氣功的理論上進行探討。

第一節 醫理探微

三元開慧功醫功醫術，對人體所產生的奇特效應表現在兩方面，即是修煉此功後，不但可以治好自己的病，而且還能具備為別人解除疾病的功能。

據大量的資料表明，氣功可以理想地改善和調節神經系統、血液循環系統、呼吸系統、消化系統、內分泌系統、免疫系統，以及人體肌肉、骨骼系統的功能。

三元開慧功主要適應症有：

1、血液循環系統。冠心病、脈管炎、心臟心血管大動脈炎、房顫、間歇、二間瓣膜病、貧血、高血壓、低血壓、高血脂等。

2、神經系統。腦栓塞後遺症、神經性血管性頭痛、三叉神經痛、坐骨神經痛、中樞神經炎、神經衰弱、眩暈等。

3、呼吸系統。肺結核（開放期不治）矽肺、肺氣腫、氣管炎、哮喘、肺炎、鼻炎、胸膜炎、胸積氣（氣胸）、咳嗽、咽炎（梅核氣）。

4、消化系統。胃潰瘍、十二指腸潰瘍、胃炎、胃下垂、便秘、肝炎、腹脹氣、消化不良等。

5、泌尿、生殖系統。腎炎、腎炎綜合症、腎結石、膀胱炎、前列腺炎、子宮脫垂、子宮肌瘤、卵巢囊腫、習慣性流產、月經不調、疝氣、陽痿、遺精、不孕症等。

6、內分泌及代謝系統。甲狀腺腫瘤、糖尿病、甲狀腺機能亢進、多汗、無汗、咽乾等。

7、骨外科。肌肉挫傷、骨折、腰椎及頸椎增生、肩周圍炎、痔、外傷後遺症、風濕關節炎、類風濕等。

8、五官科。各種眼疾，如近視、青光眼、弱視；口舌生瘡及潰瘍；耳聾耳鳴。

9、其它疾病。脊痛、背痛、腰痛、風痛虛勞（脾陽虛、腎陽虛）、半身不遂等。

10、不明腫瘤。

三元開慧功對如此衆多的病症有良好的治療效果，從醫理上講它的根據是什麽呢？我們從現代醫學和中醫經絡學兩個方面來探討。

1、對神經系統的影響

氣功醫功對人大腦神經系統有特殊的影響和作用。通過對腦電圖、中樞神經介質生化成分分析，我們可以看出，人在氣功態下，大腦皮層處於主動性內抑制過程，腦 α 波振幅增大，從枕葉向額葉擴散，而後各區域 α 波趨向同步。其同步化又受到外界聲、光、電、磁等因素的干擾。α 波除有振幅增大的現象外，還伴有頻率減慢、節律穩定等變化。在氣功態下，大腦的 θ 波也出現擴散現象；δ 波則變得更慢。這表明了氣功醫功對改善大腦皮層細胞有著良好的作用。

人的大腦具有很大的潛在功能。科學家計算出人腦神經元細胞大約有一四〇～一五〇億個。美國科學家詹姆斯說，一個健康人只用了其能力的百分之十。許多學者認為，人只利用了他實際智力潛力的五分之一或四分之一，存在著巨大的「智力儲備」。科學家計算，正常人腦的記憶存儲容量高達十的十五次方比特（比特，信息單位），一生中可儲藏的知識相當於美國國會圖書館藏書的五十倍（據說美國國會圖書館藏書一千萬册）。大腦的巨大潛在功能，通過氣功修煉是可以得到較好的開發利用的。

人的大腦神經細胞也在不斷地衰老。據研究，人腦細胞在十八～二十歲是增長高峰，二十歲後開始逐年減少，過六十歲更加顯著，約每年死亡神經元細胞十萬個。細胞衰亡，細胞間能和蘊藏的生化物減少，接受和傳遞信息的能力降低，所以老年人智力減退，感覺遲鈍，反應緩慢，記憶下降。因此，如何保護大腦正常功能，維持更多的神經元細胞生存，延長其生存期，對防衰老和益腦增智至關重要。英國神經生理學專家們指出，人的大腦受訓練愈少，衰老也就愈快。

有人用動物試驗，發現養在豐富刺激環境中的幼鼠的大腦大皮層皺褶多，重量大，腦細胞樹突明顯增多，與智力活性有關的生化物質乙酰膽鹼酯酶含量也多，而在無刺激環境中，養大的幼鼠的情況則相反。所以將大腦置於一種特殊的環境中，使其積極進行思維活動，能夠延緩大腦細胞的衰老，不但能維持大腦正常功能，而且能激發調動大腦的潛在功能。

氣功醫功能有效地調動和調節大腦的功能。在氣功修煉及接受外氣治療中，只要全身放鬆，進入一種高度入靜狀態，大腦皮層細胞處在一種抑制與興奮之間的狀態，大腦的血流量較正常時增加，營養充足，腦深層的細胞興奮，腦電圖加強，其峰值升高，頻率變慢，整個大腦功能得到激發，出現特殊的腦功能態，即特異功能態。中老年人在這種激發態下出現青春活力，腦的記憶力增強，反應敏捷，視覺、嗅覺都出現與常人所不同的情況。青年人在這種激發狀態下，大腦潛在功能極易煥發，出現眼睛透視功能、遠距離發放外氣傳感功能，一些青少年甚至出現搬運功能（也叫心靈移動功能）、意念書寫等特異功能。

根據以上所述，氣功修煉和氣功治療，是開發大腦潛在功能的特殊技術。

2、改善和調整消化系統的功能

人到中年以後消化系統功能開始下降，味蕾萎縮並減少，食道腸管粘膜也逐漸萎縮，蠕動功能下降，因而老人吃東西沒胃口，易出現消化不良、便秘等現象。同時肝、膽、胰腺功能也都下降。肝細胞畸變率隨年齡增加而增加。細胞體變大，線粒體減少，膽汁和胰島素分泌減少，所以人到中老年以後易出現肝大、膽囊炎、糖尿病等。

氣功態下，腦電流和意守部位電流的加強，導致全身生物電流加強，人體細胞的活性被激發，副交感神經興奮，既可調整胃腸蠕動功能又可影響消化腺體的分泌機能。再加上氣功特有的呼吸方式，直接加大膈肌活動的幅度，加大了膈肌對胃腸的按摩作用。此外，消化系統的生理活動，除受植物神經控制外，還受大腦皮層的調節，即人的情緒的影響。氣功態下，人的情緒穩定，胃腸功能得到加強，節律加快，肌張力提高，腺體分泌旺盛，胃液、十二指腸液、唾液、膽汁的分泌量增加，對患有胃腸功能的病變當然也就有了調治的作用。

3、改善和提高呼吸系統的功能

人的肺呼吸主要由胸肌群的收縮和膈肌的上下運動來實現的。氣功的特殊呼吸方式，一方面提高了胸肌群的收縮能力，另一方面使膈肌上下運動幅度動加大。正常人膈肌上下運動只有三至六公分，而氣功態下，練功有素的人可以提高二至三倍，即十二至十八公分。這樣加大吸氣時胸膜的負壓，使肺呼吸量加大。

氣功態下呼吸頻率減少。正常人每分鐘呼吸十八至二十次。氣功態下人的呼吸次數每分鐘減少到十次以下，甚至一分鐘一次。練功有素者甚至可以完全不用肺呼吸，而用皮膚、穴位呼吸，即胎息。印度瑜伽大師被埋在地下或沉入海底幾十公尺，能一月餘不死，完全靠皮膚呼吸。在這種狀態下，雖然每分鐘通氣量下降，肺二氧化碳排除量減少，分壓升高，氧的分壓下降，但並無缺氧憋氣的感覺，靠的是皮膚實現氣體交換。

研究證明，氣功態下，人體內耗氧下降，採臥式時能量消耗較功前減少百分之三十，採坐式時較功前減少百分之十三。站式與功前變化不大。

氣功能有效地改善提高肺功能。人的肺是囊狀結構，成人約三億個肺泡，其表面積可達五十至一百平方公尺。但是人到老年以後，骨骼、韌帶和胸肌萎縮、硬化，胸廓前後增生，胸廓由扁平變成桶式，肺彈性差，肺泡不斷減少，呼吸氣體容量減少，肺通氣量減少，一般人在三十至八十歲之間約減少百分之五十。氣功態下，肺功能明顯改善和提高。

實驗證明，膈肌每下降一公分，肺活量增加三百毫升。練功一定時間後，雖每分鐘通氣量下降百分之二十—百分之三十，但肺潮氣量增加百分之七十八，可直接影響植物神經系統，從而改善提高肺功能。

4、改善和促進血液循環功能

氣功可以使血流量自動得到調節。從觀察中知道，氣功態下心肌供血充足，心跳有力。隨功夫的提高，心臟跳動的次數也可得到控制，這點平常人是做不到的。

氣功可以使血液中膽固醇的含量改變，粘度降低，使沉著在血管壁的蛋白重新溶於血液中，因此血管壁彈性恢復，改善了血液循環的狀況，所以血壓也就能逐漸恢復正常，避免了冠心病的發生。

氣功還可以促進人體造血功能的提高，使血小板、白血球、紅血球的數量增加，提高白血球的吞噬作用，減少血液皮質素的分泌，使微量元素得到補充。

5、改善內分泌系統功能

人體內分泌系統是個複雜的系統，又是個極重要的系統，它關係到人的生長、發育和衰老，關係到人的生命，人的整個健康都與內分泌有關。如人體激發，當你身體需要激素的時候，練功可以自動調節分泌，並且延長分泌時間。最明顯的是人在進入氣功態後，唾液大量分泌，唾液中含有人體所需的大量氨基酸類物質，如核酸核糖蛋白、磷酸腺酐，以及多種蛋白酶等。如果靠服用激素「可的松」、「強的松」等等，不但效果不理想，作用慢，而且副作用大。練功就可避免副作用出現，從根本上解除病痛。

6、對肌肉和骨骼的作用

人到老年，肌肉鬆弛無力，骨骼產生退行性改變，膠質少，骨頭脆性增加，韌性減少，特別易產生骨折。通過功法修煉，肌肉的活力增加，富於彈性，血液循環改善，營養就充分，骨骼脆性減少，膠質增加，減少骨折的可能性，即使骨折也很快形成骨痂，得到痊癒。

骨質增生是種很難治的病，骨刺能導致活動功能障礙，壓迫神經，並造成關節痛。特別是頸椎增生壓迫中樞神經，影響大腦，不但手臂痲木，甚至引起全身發痲、頭昏、頭痛。但氣功可以使增生的骨質消失。

7、改善和提高免疫系統功能

疾病的發生和發展不僅在於侵襲機體的外部致病因素，更取決於自身維護健康的免疫力。「正氣盛」，「邪不干正」。當人體正氣受損害，不足以抵抗病邪入侵時就導致生病。所以，扶助正氣，培補正氣，乃是治療的根本所在。氣功正是扶正祛邪、調整機體內部機能的行之有效的醫療保健方法。

氣功鍛鍊後，人體中嗜酸白細胞數量增多，並且呑噬能力提高。唾液中SigA（免疫球蛋白）的分泌增加，溶菌酶值增加，從而提高了人體免疫功能。試驗對比觀察淋巴細胞非特異性乙酸萘酯酶增加百分之十八—百分之二十左右。告訴我們氣功對提高免疫系統功能有明顯的效果。

在修煉三元開慧功的過程中，人的機體組織器官功能得到改善，潛在功能得到激發，氣機得到調整，均與經絡疏通密切相關。

經絡是經脈和絡脈的總稱。經，路徑。經脈是縱行經絡系統幹線。絡，網路。絡脈是經脈分支，縱橫交錯，網絡全身，無處不至。經絡是運行全身氣血、聯絡臟腑肢節、溝通上下

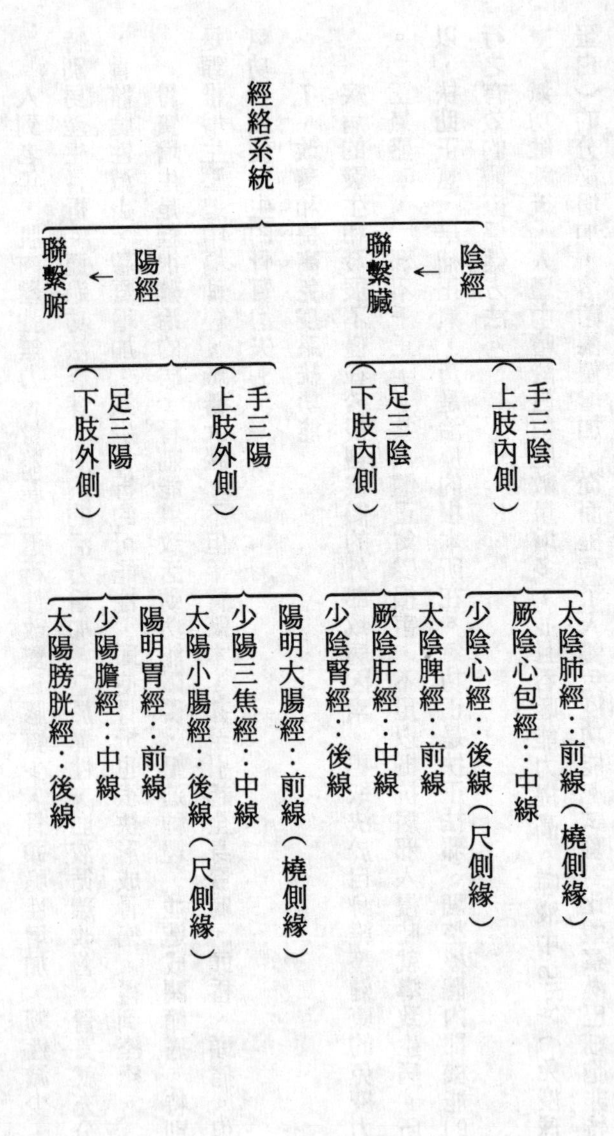

內外，調節體內各部分的通路。人體的五臟、六腑、四肢百骸、五官九竅、皮肉筋骨等組織器官，均通過經絡聯繫成一體。

1、十二經脈

①十二經脈，即手足三陰經和手足三陽經。陰經屬臟，行於四肢的內側；陽經屬腑，行於四肢的外側；手經行於上肢，足經行於下肢。

②十二經脈走向與交接。

手三陰，從胸走手，交手三陽，從手走頭，交足三陽，從頭走足，交足三陰；足三陰從足走腹，交手三陰（圖六—1）。這樣構成陰陽相貫，如環無端的循環經路。

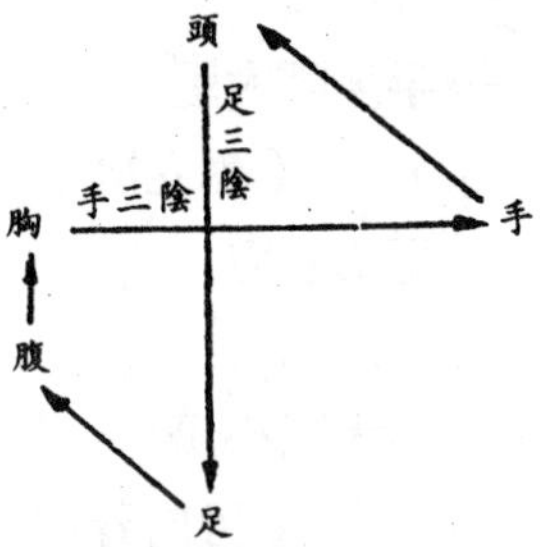

圖六—1　手足陰陽經走向交接示意圖

③十二經表裡關係及流注

手陽明大腸經與手太陰肺經互為表裡；手少陽三焦經與手厥陰心包經互為表裡；手太陽小腸經與手少陰心經互為表裡。

足陽明胃經與足太陰脾經互為表裡；足少陽膽經與足厥陰肝經互為表裡；足太陽膀胱經與足少陰腎經互為表裡。

十二經脈分布在人體內外，其氣血運行是循環貫注的。

從手太陰肺經開始，依次傳至足厥陰肝經，再傳至手太陰肺經，首尾相連，如環循行。其流注如圖：

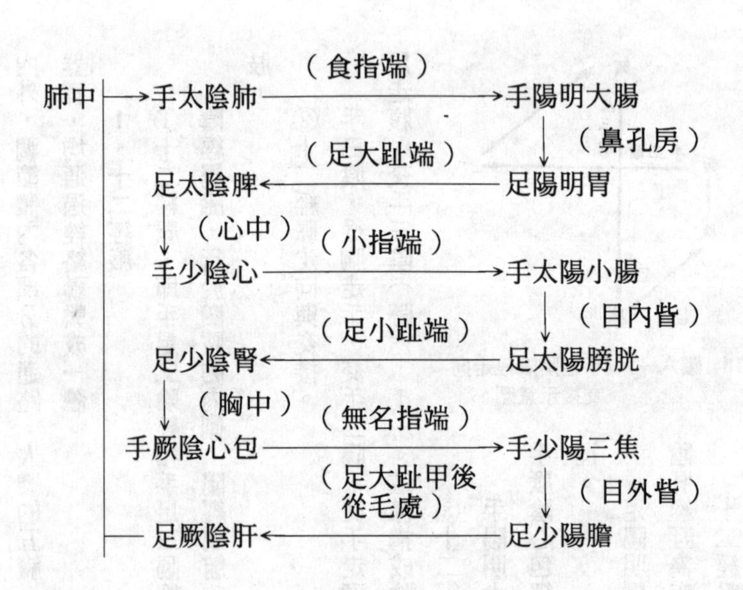

④十二經循行及主要穴位

手太陰肺經：起於中焦，下絡大腸，還循胃口，通過膈肌，至喉部，橫行至胸部外上方（中府穴），出腋下，沿上肢內側前緣下行，過肘窩入寸口魚際，直出拇指端（少商穴）。氣功有關主要穴位是：中府、天府、尺澤、太淵、魚際、少商。

其分支，從手腕後方列缺分出，走食指內側出指尖商陽穴（圖六—2）。

手陽明大腸經：起於食指橈側端（商陽穴），經手背行上肢伸側前緣，上肩、至肩關節前緣，向後到第七頸椎刺突（大椎穴），再向前下行入鎖骨上窩（缺盆）進入胸腔絡肺，向下

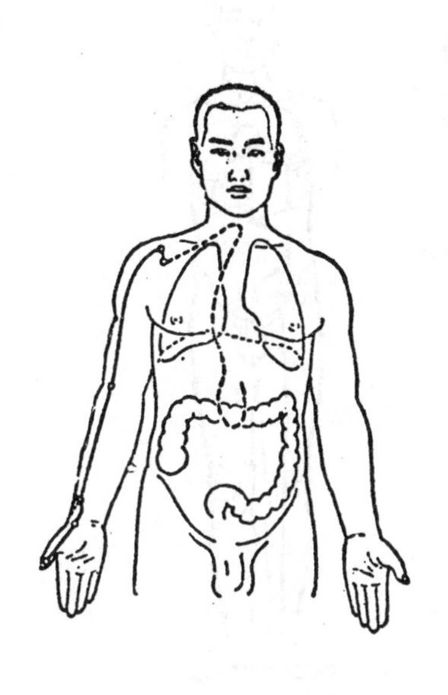

圖六—2　手太陰肺經
分布示意圖

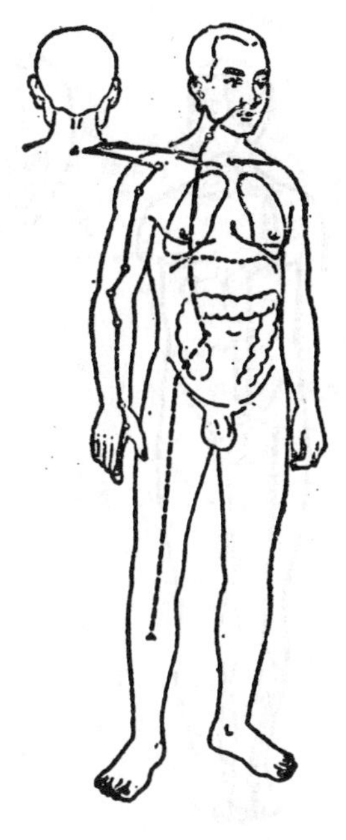

圖六—3　手陽明大腸經
分布示意圖

過膈肌下行，屬大腸。氣功有關主要穴位是：商陽、合谷、偏歷、曲池、肘宛、臂臑、肩髃、迎香。

其分支，從缺盆上頸，貫頰，入下齒中，還出頰口，交人中，左之右、右之左、上頰鼻孔迎香，交於胃陽明經（圖六—3）。

足陽明胃經：起於鼻兩側迎香穴，夾鼻上行，到鼻根部，入目內眥，與足太陽經相交，向下沿鼻柱外側，入上齒中，還出、挾口兩旁環唇，在頦唇溝承漿處左右相交，退回沿下頷骨後下緣到大迎穴處，沿下頷角上行過耳前，經上關穴，沿髮際到額前。

從大迎穴前方下行到人迎穴，

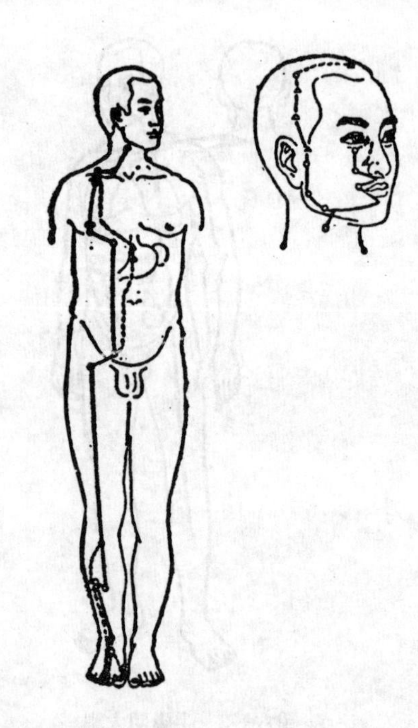

圖六—4　足陽明胃經分布示意圖

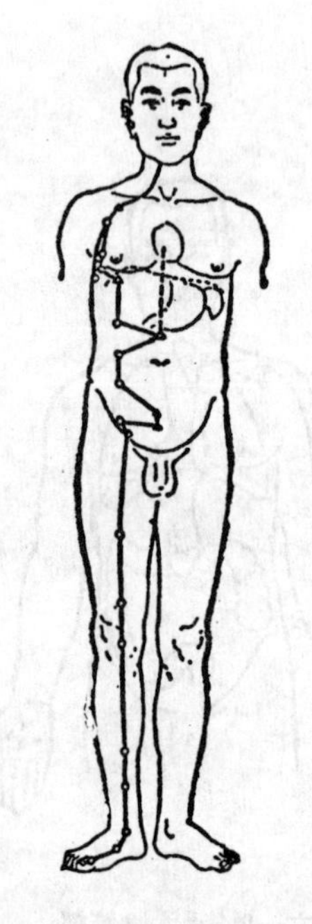

圖六—5　足太陰脾經分布示意圖

沿喉下行至大椎，折向前行、入缺盆、深入體腔，下行穿膈肌，屬胃，絡脾。

其直行，從缺盆出體表，沿乳中線下行，挾臍兩旁下行至腹股溝處氣衝穴。於從胃口沿體腔下行之分支在氣衝會合後下行大腿前側，至膝臏，沿下肢脛骨前緣下行至足背入足二趾外側端（厲兌穴），從足背上陽衝分出支，前行入足大趾內側隱白穴，交足太陰脾經（圖六—4）。

氣功有關主要穴位是：地倉、大迎、頰車、下關、頭維、人迎、缺盆、天樞、髀關、伏兔、足三里、解溪。

足太陰脾經：從足走腹胸，行於下肢內側前緣，腹胸前面。起足大趾隱白穴，沿內側赤白肉際，上行過內踝前緣，沿小腿內側正中線上行，在內踝上八寸處三陰交與厥陰肝經相交。上行過陰陵泉、血海，到衝門入腹部，屬脾經、絡胃。向上穿過膈肌，沿食道兩旁，連舌本、散舌下。

絡胃，從胃別出上行穿膈肌，注入心中，交於手少陰心經（圖六—5）。

其主要與氣功相關穴位：隱白、商丘、三陰交、地機、陰陵泉、血海、衝門、大橫、周榮。

手少陰心經：起於心中，向下穿膈肌絡小腸。其從心中分出，挾食道上行，連於眼系。另從心中出，退回上行經過肺，向下淺出腋下（極泉穴），沿上肢內側後緣，過肘中、經掌後銳骨端，進入掌中，沿小指橈側，出小指端（少衝穴）交手太陽小腸經（圖六—6）。

與氣功有關的主要穴位：少衝、少府、神門、通里、少海、極泉。

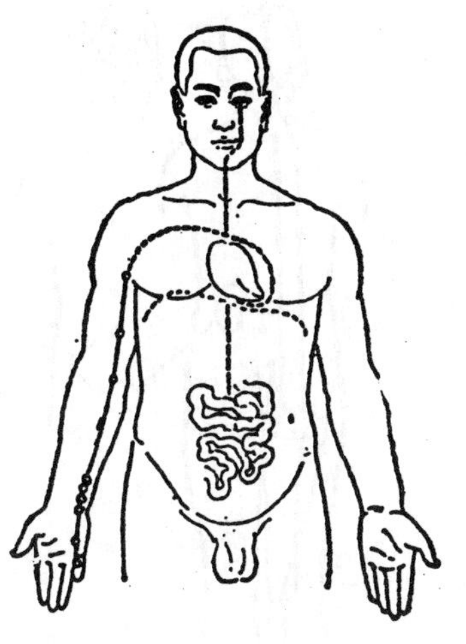

圖六—6　手少陰心經分布示意圖

手太陽小腸經：起於小指外側（少澤穴）端，沿手背、上肢外側後緣，過肘部，到肩關

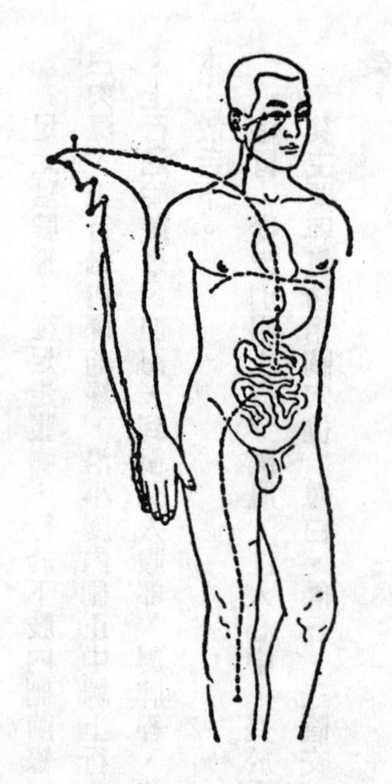

圖六—7　手太陽小腸經分布示意圖

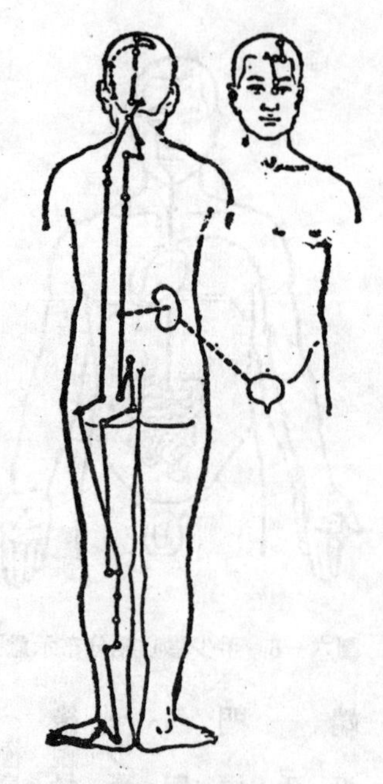

圖六—8　足太陽膀胱經分布示意圖

節後面，繞肩胛部，交肩上（大椎穴），前行入缺盆，深入體腔，絡心，沿食道、穿過膈肌達胃下行屬小腸。其從缺盆分支上行沿頸到面頰，至目外眥後，退行入耳中（聽宮穴）。另從兩頰分出向上行於眼下，至目內眥交足太陽膀胱經。

與氣功有關主要穴位：少澤、後溪、陽谷、養老、支正、肩貞、臑俞、天宗、曲垣、肩外俞、肩中俞、大椎、缺盆、天窗、天容、聽宮、睛明（圖六—7）。

足太陽膀胱經：起於目內眥（睛明穴）向上到達額部，左右交會百會穴。從百會分出頭兩側到耳上角部；從百會向後到枕骨，入顱腔，絡腦，回出下行到項部（天柱穴），下行交會於大椎穴；再分左右沿肩胛內側，脊柱兩側下行到腰部（腎俞穴），進入脊柱兩旁肌肉深入體腔，絡腎，屬膀胱。從腎出來沿脊柱兩側下行，過臀部，從大腿後側外緣下行至膕窩中（委中穴）。

從項分出後下行還有左右另外二條分支，在脊外三寸，肩胛內側，從附分穴下行大腿根髀樞穴，經大腿後側至膕窩中與前會合。然後合一而行穿過腓肌承山，走出足外踝，沿足背外側緣至小趾外側端（至陰穴），交於足少陰腎經（圖六—8）。

足太陽膀胱經是最長的經脈，從天柱下行共分四條，至膕腋委中，再合併成左右各一條。其分支甚多，所以足太陽膀胱經的穴位甚多，其主要的穴位多分布在後背上，均與相對應的內臟器官相聯繫。所以，此經疏通與否，直接影響內臟的功能。

與氣功有關主要穴位是：睛明、攢竹、風府、天柱、大杼、風門、哮喘、肺俞、心俞、肝俞、膽俞、脾俞、胃俞、三焦俞、腎俞、氣海俞、大腸俞、關元俞、八髎、秩邊、殷門、委中、承山、崑崙。

足少陰腎經：起於小趾之下，斜行足心湧泉穴，出於舟骨粗隆之下，沿踝後分出足跟，向上沿小腿內側後緣，至膕窩內側，上股內側後緣入脊中（長強穴）穿脊柱、屬腎，絡膀胱。從腎出穿過肝膈肌，進入肺，沿喉到舌根兩旁。從肺中分出支，絡心，注胸中，交手厥陰

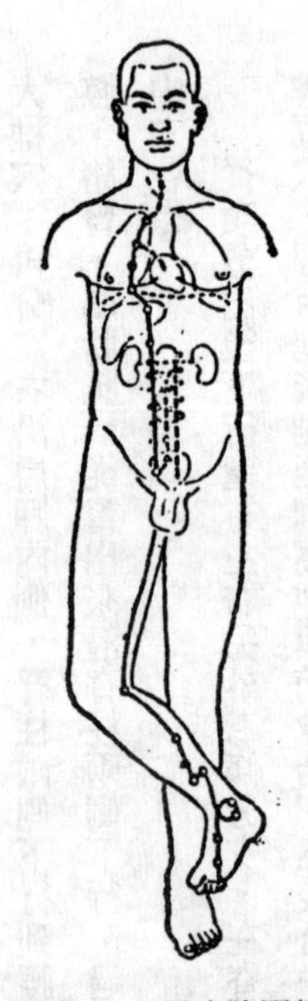

圖六—9　足少陰腎經分布示意圖

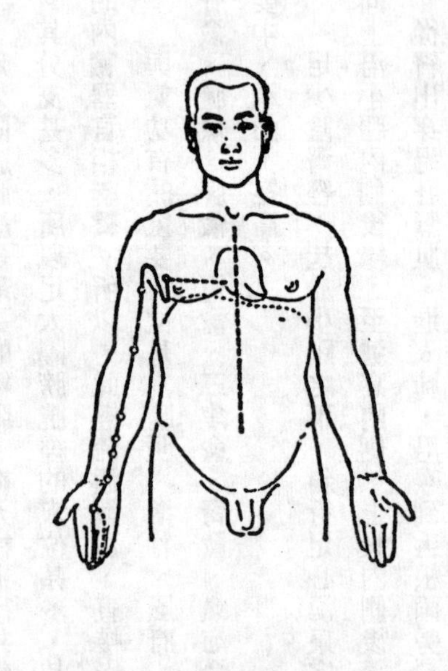

圖六—10　手厥陰心包經分布示意圖

心包經（圖六—9）。

與氣功相關的主要穴位是：湧泉、照海、陽谷、橫骨、肓兪、步廊、兪府。

手厥陰心包經：起於胸中，出屬心包絡，向下穿膈肌，依次洛於上、中、下三焦。

從胸中分出，沿胸淺出脅部當腋下三寸處（天池穴），向上至腋窩下，沿上肢內側中線下行入肘、過腕、入掌中勞宮穴，沿中指橈側，出中指尖（中衝穴）。從掌中分出，沿無名指出其尺側端（關衝穴）交於手少陽三焦經。

與氣功有關主要穴位：天池、天泉、曲澤、郄門、間使、內關、

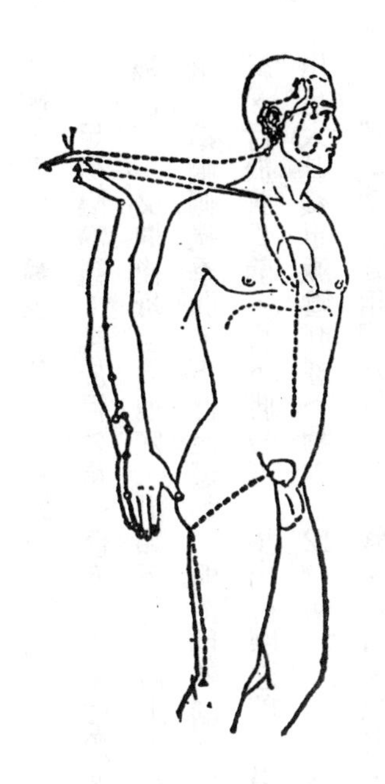

圖六—11　手少陰三焦經分布示意圖

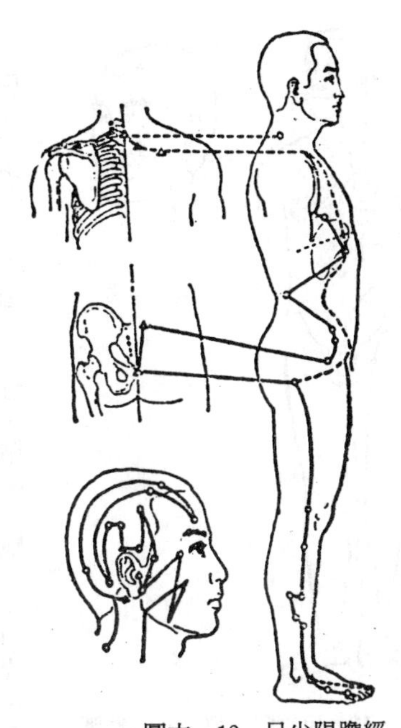

圖六—12　足少陽膽經分布示意圖

大椄、勞宮、中衝（圖六—10）。

手少陽三焦經：起於無名指尺側端關衝穴，向上沿手背上行尺骨、橈骨之間，通過肘尖，沿上臂外側向上至肩部，向前行入缺盆布於膻中，散洛心包，穿膈肌，依次屬上、中、下三焦。從膻中分出，上行出缺盆，至肩部左右交會大椎，上行到項，沿耳後（翳風穴）直出耳上，然後下經面頰，至目眶下於手太陽小腸經相交。另從耳後出，進耳中，走出耳前與小腸經相會聽宮，至目外眥（童子髎穴）交足少陽膽經（圖六—11）。

與氣功有關主要穴位：關衝、中渚、陽池、外關、支溝、天井、肩髎、天髎、翳風、角孫、絲竹空、耳門。

足少陽膽經：起於目外童子髎穴，上至頭角。再向下到耳後，再折向上，經頸部至眉上陽白穴，又向後折至風池穴，沿頸下行至肩上，左右交會大椎，前行入缺盆。從缺盆下行至腋，沿胸側過季肋，下行至環跳，與從目外側下行分支相會。再向下沿大腿外側、膝關節外緣，行於腓骨前，直下腓骨端，淺出外踝之前，沿足背出於足第四趾外竅陰穴。在足背分支出足大趾交足厥陰肝經（圖六—12）。

與氣功主要相關穴位：童子髎、陽白、聽宮、上關、曲鬢、頭臨泣、風池、肩井、淵腋、日月、京門、維道、居髎、環跳、風市、中瀆、陽陵泉、外丘、光明、懸鐘、丘墟、足竅陰。

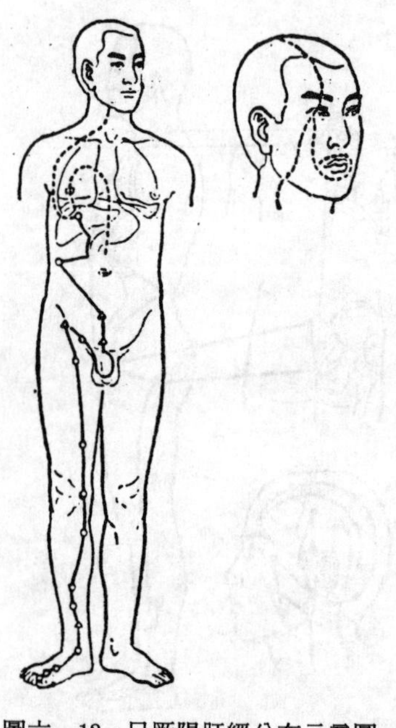

圖六—13　足厥陽肝經分布示意圖

足厥陰肝經：起足大趾甲根，沿足背向上至內踝，向上沿脛骨內緣、在內踝上八寸交於足太陰脾經（三陰交穴），再上行過膝內側，沿大腿內側上行進入陰毛中，繞陰器，至小腹挾胃兩旁，屬肝，絡膽。向上過膈肌，分布於脅肋部，沿喉嚨後，向上入

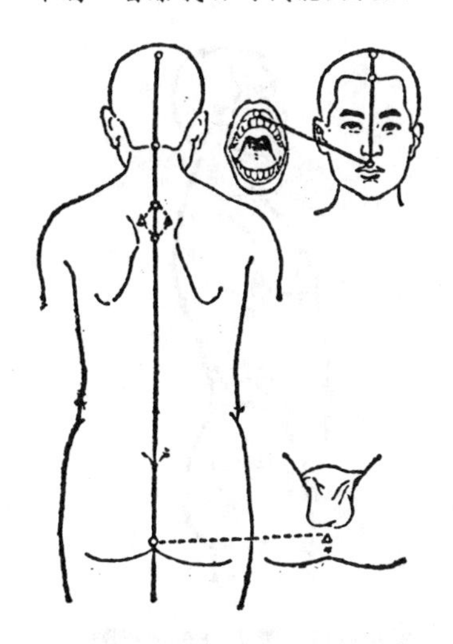
圖六—14　督脈分布示意圖

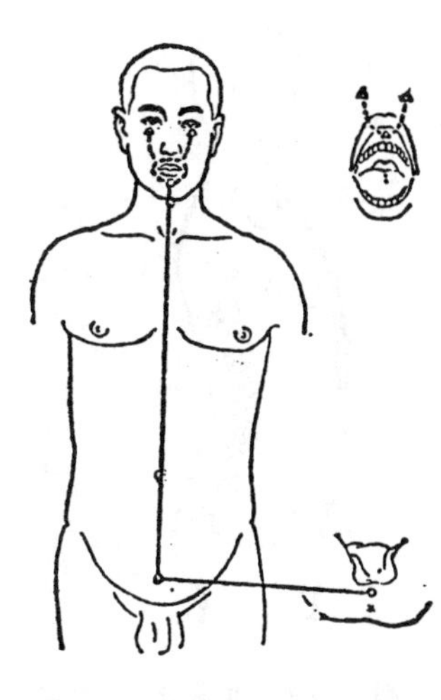
圖六—15　任脈分布示意圖

鼻，上行連目，出額上行，與督脈頭頂會。從肝分出，過膈肌入肺與手太陰肺經相會（圖六—13）。

與氣功主要相關穴位：隱白、尤敦、太衝、中都、蠡溝、曲泉、章門、期門。

2、奇經八脈

奇經八脈是督脈、任脈、沖脈、帶脈、陰蹺脈、陽蹺脈、陰維脈、陽維脈的總稱。它們既沒有絡屬關係，又沒有表裡關係，故稱「奇經」。

其作用是，「陰維維於陰」、「陽維維於陽」，帶脈「約束諸經」。任脈為諸陰之海；沖脈通行上下，滲灌三陰、三陽；督脈「總督諸陽」。

督脈，起胞中，下出會陰，沿脊柱裡面上行，至項後風府穴處進入顱內，絡腦，由項沿頭正中線，經頭頂百會，至額部、鼻部上唇到下唇系帶處於脈會（圖六—14）。

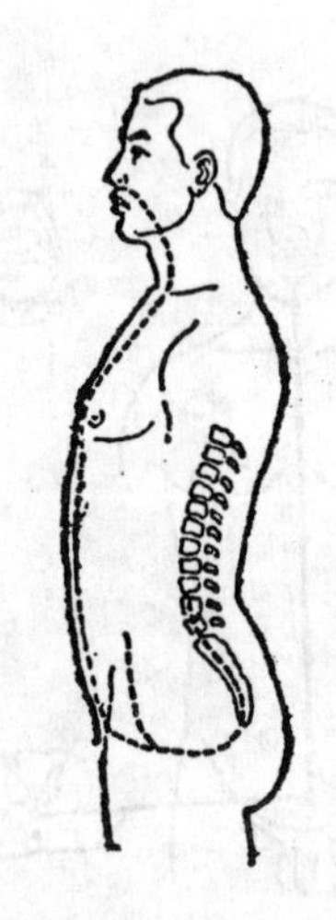

圖六—16　沖脈分布示意圖

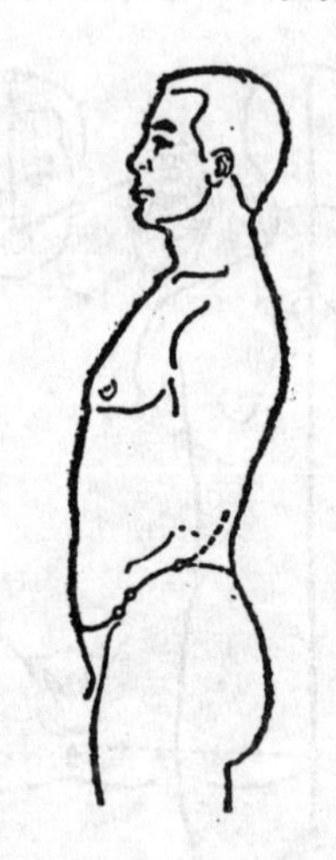

圖六—17　帶脈分布示意圖

與氣功主要相關穴位：長強、腰陽關、命門、身柱、大椎、風府、百會、印堂（天目）、人中。

任脈：起於胞中，下出會陰，經陰阜，在會陰於督脈相會合。沿腹部、胸部正中線上行至咽喉，上行至下頷部，環繞口唇，沿面頰，分行至目眶下（圖六—15）。

與氣功主要相關穴位：關元、石門、氣海、神闕、中脘、膻中、天突、肛漿。

沖脈：起於胞中，下出會陰，從氣衝起與足少陰經相并，挾臍上行，散布胸中，再向上行，經喉環唇，到目眶下。另從胞中出，向後與督脈相通，上行於脊柱內（圖六—16）。

其主要穴位：橫骨、大赫、氣穴、中注、盲俞、石關、陰都、腹通谷，幽門。實際是腎經諸穴。

帶脈：起於季肋，斜向下到帶脈穴，繞身腰一周（圖六—17）。

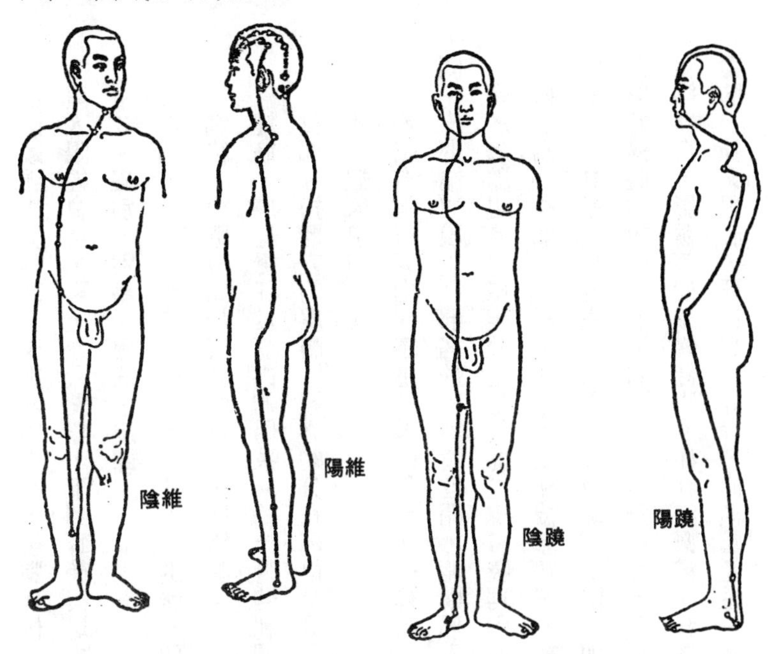

圖六—18　陽維、陰維分布示意圖

圖六—19　陽蹺、陰蹺分布示意圖

主要穴位：帶脈、五樞、維道。

陰維脈、陽維脈：陰維脈起於小腿內側築賓穴。沿小腿內側上行至腹部與足太陰脾經同行，到脅部，與足厥陰經相合，上行至喉與任脈相合（圖六—18）。

陽維脈：起於外踝下與足少陽膽經並行，沿大腿外側向上，經軀幹外側，從腋後上肩，從頸、耳後上行到額，分布頭側及項後於督脈會合。

陰蹺脈、陽蹺脈：陽蹺脈起於內踝下照海，上行，沿腿內側經前陰、腹、胸進入缺盆，出行於人迎，到目內眥，與足太陽經、陽蹺脈相合（圖六—19）。

陽蹺脈：從外踝下申脈穴出上行，經腿外側、身側上行至肩，頸外上夾口角，達目內眥，與太陽經會合，再上進入髮際，下到耳後與足少陽終會於項後。

3、經別、別絡、經筋、皮部

經別，就是別行的正經。十二經脈之別脈，即支脈。

別絡，經脈分布於體表的支脈，即絡脈。

經筋，屬經脈連於筋肉的體系。約束骨骼利關節屈伸運動的筋膜。

皮部，指體表的皮膚按經絡的分布部位區分。絡脈皮之部。

4、經氣疏布

經絡有運行氣血、感應傳導的作用，病變時，又成為傳遞病邪和反映病變的途徑。≪素問•皮部論≫說：「邪客於皮則腠理開，開則邪入客於絡脈，絡脈滿則注於經脈，經脈滿則入舍於臟腑也。」指出經絡是外邪從皮膚腠理內傳入五臟六腑的途徑。經絡的這種功能活動，稱之為「經氣」。經氣疏布，反應機體狀況。經氣疏布暢通，機體內外、上下保持協調一致統一，身體就是健康。否則，經氣疏布受阻，即使在某部分經氣疏布不順暢，鬱滯阻制都會影響機體的內外、上下的協調和平衡，甚至在某些部分產生嚴重的病變，影響其他臟腑等組織器官，影響整個機體健康。如肝氣鬱滯、肝經夾胃，就影響胃經，肝經又注肺，就又影響肺，肺又犯心，肝又犯脾等等，使機體產生一系列病變。

保持經氣疏布暢通是機體各部協調一致，身體健康的根本途徑。氣功修煉和氣功醫療是實現經氣疏布暢通的可靠手段。這是因為，氣功修煉和氣功醫療培補元氣，調動內氣，使內氣充盈；調節機體經絡機制，引起刺激反應，使之經氣活躍；疏理氣機、解鬱消滯，祛病化淤氣機順暢；儲存信息，激發機體潛在功能。

所以，堅持不懈的氣功修煉和必要的氣功醫療，是祛病療疾，益壽延年、增強機體健康的可靠保證。

附：

常用經絡穴位圖表

經絡	穴名	位置	主治
手太陰肺經	中府	鎖骨下一寸，胸腹正中線旁開六寸處	咳嗽、哮喘、支氣管炎、肺炎、肺結核、胸悶、肩背痛
	尺澤	肘橫紋中央稍偏橈側，肱二頭肌腱橈側	肘臂攣痛、咳喘、胸脅脹痛、小兒驚風、咳唾膿血、心煩
	列缺	腕橫紋一寸五分	偏正頭痛、頸項強痛、肺熱喘嗽、支氣管炎、肺結核

經絡	穴名	位置	主治
手太陰肺經	太淵	腕橫紋橈側凹陷處	咳嗽、嘔噦、喘息不休、胸痛、心悸、無脈症
	魚際	太淵上一寸，第一掌骨側中赤白肉際	咳嗽、哮喘、吐血、咽痛、煩心、口渴、酒精中毒、發熱惡風寒
	少商	拇指橈側指甲角約一分許	中風、昏迷、喉痹、煩心、發熱、小兒乳蛾、急性肺炎
手陽明大腸經	商陽	食指橈側，距指甲一分許	咽喉腫痛、中風、昏迷、瘧疾、熱病汗不出
	合谷	一、二掌骨結合部與虎口邊緣聯線之中點稍偏食指側	偏、正頭痛、五官科疾病，面神經麻痹、感冒、傷寒大渴、熱汗不出、腹瀉、疔瘡、癱瘓、破傷風、肩背痛、牙痛
	陽溪	腕背橫紋橈側兩筋之間	頭痛、耳鳴、齒痛、咽喉腫痛、手指攣、腕痛無力、狂言亂語、熱病煩心
	手三里	曲池穴下二寸	肘攣、屈伸不利、手臂麻木酸痛、高血壓、中風、偏風、瘰癧結核、小兒弄舌

經脈	穴位	位置	主治
手陽明大腸經	曲池	曲池九十度，肘橫紋橈側頭稍外方	半身不遂、手肘拘攣、肘臂腫痛、筋緩無力、疔瘡、蕁麻疹、皮膚搔癢
	肩髃	鎖骨肩峰端直下二寸之骨縫中，舉臂時呈凹陷處。	肩膀痛、肩周圍炎、關節活動障礙、偏癱
	迎香	鼻旁〇・五寸，鼻唇溝中	鼻炎，鼻塞，口眼斜歪
足陽明胃經	地倉	口角旁〇・四寸	流口水，口眼歪斜
	頰車	下頜角前上方一橫指凹陷中，咀咬時肌隆起處	口眼斜歪、牙痛頰腫、中風面癱、三叉神經痛
	下關	顴弓與下頜切跡之間的凹陷處	面癱、牙痛、耳聾耳鳴、三叉神經痛
	缺盆	鎖骨上窩中央前正中線旁開四寸	胸滿咳嗽、項強
	伏兎	髕骨外上緣上六寸	膝痛冷麻、下肢癱瘓
	足三里	犢鼻穴下三寸、脛骨前嵴外一橫指處	腹痛、腹瀉、便秘、下肢冷麻、高血壓、胃痛脹、食慾不振
	豐隆	外踝上八寸，外膝眼與外踝聯線的中點	痰多、哮喘、頭痛、癲狂、腿膝酸痛
	解溪	足背踝關節橫紋中央，拇長伸肌腱與趾長伸肌腱之間	失眠、頭痛、目眩、煩心、腹脹、踝關節炎、扭傷、足趾麻木
	隱白	足拇趾內側、趾角一分許	崩漏、赤白帶下、月經不調、多夢、

經絡	穴名	位置	主治
足太陰脾經	三陰交	內踝上三寸、脛骨內側面後緣	脘腹脹滿、腹泄、失眠、腹脹、遺尿、小便不利、婦科病、中風
	陰陵泉	脛骨內側髁下緣凹陷處	膝關節痛、小便不利、疝氣、水腫、腰痛、脹滿
	血海	臏骨內上方二寸	月經不調、膝痛、痛經、濕疹、蕁麻疹、貧血
手少陰心經	極泉	腋窩正中	胸悶脅痛、臂肘冷麻
	少海	屈肘時，當肘橫紋尺側端凹陷中	肘關節痛、手顫手麻
	神門	腕橫紋尺側端、屈腕時肌腱陷中	驚悸、怔忡、失眠、健忘多夢、精神失常、遺尿、癔病
手太陽小腸經	少澤	小指尺側指甲角旁〇・一寸	發熱、中風昏迷、乳少、咽痛
	小海	肘部內側，尺骨鷹咀與肱骨內上髁之間	風頭眩、五閑、齒齦腫、小腹痛、頸項、肩背、肘痛
	肩外俞	第一胸椎棘突下旁開三寸	肩背痛、頸項強意、上肢冷痛
	肩中俞	大椎穴旁開二寸	咳嗽、氣喘、肩背疼痛、視物不清
	肩貞	腋後皺上一寸	肩關節酸痛、活動不便、項強

顴髎	目外眥直下，顴骨下緣凹陷中	口眼歪斜

足太陽膀胱經

睛明	目內眥旁〇・一寸	眼病
攢竹	眉頭凹陷中	頭痛失眠、眉棱骨痛、目赤痛、
天柱	啞門穴旁開一・三寸，斜方肌外緣凹陷中	頭痛、項強、鼻塞、肩背痛
大杼	第一胸椎棘突下旁開一・五寸	發熱、咳嗽、項強、肩胛酸痛、頭痛目眩、喉痛
肺兪	第三胸椎棘突下旁開一・五寸	咳嗽氣喘、胸悶、背肌勞損
心兪	第五胸椎棘突下旁開一・五寸	失眠心悸
肝兪	第九胸椎棘突下旁開一・五寸	脇肋痛、肝炎、視物模糊不清
膽兪	第十胸椎棘突下旁開一・五寸	脇肋痛、口苦、黃疸
脾兪	第十一胸椎棘突下旁開一・五寸	胃脘痛、消化不良
胃兪	第十二胸椎棘突下旁開一・五寸	胃痛、嘔吐、消化不良
腎兪	第二腰椎棘突下旁開一・五寸	腎虛、腹脹、腰痛、遺精、月經不調
八髎	在一、二、三、四骶後孔中	腰腿痛、泌尿系統疾病
殷門	臀溝中央下六寸	坐骨神經痛、下肢癱瘓、腰背痛
委中	膕窩橫紋中央	腰痛、膝關節屈伸不利、半身不遂、轉筋、脊強、瀉痢

經絡	穴名	位置	主治
	承山	腓腸肌、兩肌腹之間凹陷的頂端	腰腿痛、腓腸肌痙攣，疝氣、脫肛、痔漏、轉筋
	崑崙	外踝與跟腱之間凹陷處中	頭痛、項強、腰痛、踝關節扭傷
	湧泉	足底中，足趾跖屈時呈凹陷處	偏頭痛、高血壓、小兒發熱、中暑、休克、中風、心煩、目眩、身熱驚恐
足少陰腎經	然谷	足內踝前下方舟狀骨前下凹陷處	氣喘、心煩、咽喉痛、舌縱、自汗盜汗、消渴遺精、不孕、月經不調
	大赫	中極穴旁開五分	夢遺、陽痿、陰縮、陰部痛、赤帶
手厥陰心包經	曲澤	肘橫紋中，肱二頭肌腱尺側緣	上肢酸痛顫抖，身熱心煩、口渴嘔吐、腹痛
	中衝	中指端中央	中風昏迷、頭痛如裂、身熱如火、心痛、舌痛、小兒夜啼
	勞宮	屈指握拳中指與無名指尖之間所對的掌心中	中風昏迷、休克、熱痛、嘔吐、心煩、便血、脅痛、驚風
	大陵	腕關節掌側第一横紋正中兩筋之間	頭痛、喉痹、口乾、目赤、胸脅痛、癲狂、皮膚病、胸悶
	內關	大陵穴上二寸，兩筋之間	脾胃不和、胃脘痛、心痛、心悸、脇

經脈	穴位	部位	主治
			痛、胸腹脹滿、脫肝
	郄門	腕横肌紋上五寸，兩筋之間	癲狂、癎症、癔病、精神病、心痛、心悸不寧、熱病、傷寒結胸
手少陽三焦經	中渚	第四手掌指關節尺側後上方凹陷處	頭痛、耳聾耳鳴、咽腫、手臂紅腫麻木、五指不伸、肩背痛
	外關	腕背横紋肌正中上二寸兩骨間	傷寒、感冒、耳聾、脅肋痛、上肢紅腫、關節痛、不能屈伸
	肩髎	肩峰外下方，肩髎穴後寸許凹陷中	肩臂酸痛、關節活動不便
足少陽膽經	風池	頸後枕骨下，乳突下緣相平大筋外側凹陷處	傷寒、感冒、偏正頭痛、頸項腰背疼痛、五官科疾病、中風癱
	肩井	大椎穴與肩峰連線中間點	中風不語、半身不遂、項背痛，臂痛不舉、閃挫腰痛
	環跳	股骨大轉子最高點與骶骨裂孔連線$\frac{1}{3}$與$\frac{2}{3}$交界處	半身不遂、臀下神經、坐骨神經痛、腰胯酸痛、腿風寒濕痛
	風市	大腿外側中間膕横紋水平線上七寸	偏癱、關節痛
	陽陵泉	腓骨小頭前下方凹陷中	膝關節痛、脇肋痛
	太衝	足背一、二跖骨底之間凹陷處中	頭痛眩暈、高血壓、小兒驚風
	章門	第十一肋端	胸肋痛、胸悶、食慾不振、胃痛、腹

經絡	穴名	位置	主治
			脹、水腫、身黃體瘦、肝炎
足厥陰肝經	期門	乳頭直下，第六肋間隙	胸脅脹滿、疼痛、腹部堅強、嘔吐酸水、胃脘疼痛、肝炎
	蠡溝	內踝尖直下五寸，臨近脛骨內緣	腰背痛、小腹腫痛、疝氣、小便不利、月經不調、足脛寒冷、赤白帶下
	曲泉	膝內側，膕窩橫紋端屈膝取之	脇肋脹滿、瀉痢便血、小便不利、疝氣、婦女小腹腫痛、陰腫癢
	大敦	大趾外甲角一分許	心痛、腹脹、五淋、七疝、遺尿、驚風、足腫、血崩、陰痛
任脈	中極	胸腹正中線臍下四寸處	陰氣不足、冷氣衝心、水腫、小腹腫塊、月經不調、小便不利
	關元	胸腹正中線臍下三寸處	諸虛證、臍下腹絞痛、五淋、月經不調、陽痿、早泄、症瘕積塊
	氣海	胸腹正中線臍下一寸半處	下焦虛冷、陽虛不足、四肢厥冷、陽脫欲死、腹痛、月經不調、產後腹痛、水腫、赤白帶下、七疝
	神闕	臍之正中	中風不省、溺水昏迷、角弓反張、腹

經脈	穴名	部位	主治
			痛、腸鳴、腹瀉、水腫
任脈	中脘	胸腹正中線臍上四寸	胃痛、噎膈、嘔吐、呃逆、腹痛、瀉泄、便秘、水腫、臟燥
	膻中	胸腹正中線、兩乳頭連線之交叉點	哮喘、咳嗽、肺癰、心痛、胸悶、產婦乳汁不足。乳癰、脇肋脹痛
	天突	胸骨柄上緣凹陷處	哮喘、咳嗽、咽腫痛、暴暗不語、梅核氣、胸悶氣、噎膈
	承漿	頦唇溝之中央凹陷處	半身不遂、口眼歪斜、牙關緊閉、牙痛、臉腫、癔病、口內生瘡
	會陰	男子陰囊與肛門之間處；女子大陰唇聯合與肛門之間	溺水昏迷、產後昏迷、陽痿、早泄、陰腫痛、陰汗、遺精
經外奇穴	太陽	眉梢與目外眥向後約一寸凹陷處	頭痛、感冒、眼病
	腰眼	第三腰椎棘突下旁開三寸凹陷處	腰扭傷、腰背酸痛
	夾脊	第一胸椎至第五腰椎各棘突下旁開○・五寸	脊椎疼痛、強直、臟腑疾患強壯作用
	十宣	十手指尖端甲○・一寸	昏厥
	長強	尾骨尖下○・五寸	腹瀉、便秘、脫肛、陽痿、痔漏
	腰陽關	第四腰椎棘突下	腰背疼痛

經絡	穴名	位置	主治
督脈	命門	第二腰椎棘突下	腰背疼痛、頭痛如破、身熱如火、陽痿、赤白帶下、五更泄瀉
	身柱	第三胸椎棘突下	腰脊強痛、癲癇、狂症、癔病、驚厥、咳嗽
	大椎	第七頸椎棘突下	感冒、傷寒、頭痛、落枕、肩背腰脊部疼痛、痹症、角弓反張、低位癱
	風府	入後髮際正中一寸枕骨粗隆下凹陷處中	中風不醒、癱瘓、感冒頭痛、目眩、咽喉腫痛、舌緩不語、精神失常
	百會	頭頂正中線與兩耳聯線交點	頭痛、眩暈、耳聾、耳鳴、鼻塞、健忘、失眠、半身不遂、角弓反張、破傷風、小兒驚風、脫肛
	人中	人中溝正中線上1/3與2/3交界處	驚風、口眼斜歪、休克、脊強腫脹、牙痛、癲癇、精神病
	印堂	兩眉間	小兒驚風、驚癇、高血壓、頭痛、失眠鼻炎
	素髎	鼻之尖端	鼻塞、多涕、煤氣中毒、暈厥、酒醉不省

第二節　醫功奧秘

氣功醫療奧秘有待探索，它所反應出來的神奇效果，確實令人驚嘆。在上一節中我們雖然已從現代醫學和中醫經絡學的角度尋找了它的依據，但目前對這個問題的探討還是初步的。下面再粗淺地談些見解。

1、潛在功能的煥發　人體有許多奧秘，存在著巨大的潛在功能，其自身就有抵禦外來干擾和侵害，進行自我調解的能力。

人的巨大潛在功能，還在人有一種超感神經知覺。它通過氣功修煉和接受氣功醫療可以調發出來。一九八七年九月，筆者在南開大學進修心理學。一天晚十點多鐘，在洗臉間因燈泡壞了，室內很黑，屋裡只有從外邊透進來的光線。這時，進來一位女同志，聽她說話知道是個不熟悉的人。回頭看她，立刻在腦子裡產生一種感覺，當即問她是否是患有風濕症，並且心臟不好。她聽了感到驚訝地說：「是的，你怎麽知道？」筆者說：你一進來我腦子裡就出現一種特殊的信息感覺。這種感覺，筆者把它叫做超感神經知覺。

2、「外氣」的物質性　氣功發放「外氣」的物理試驗，一再證明它是客觀存在的。一九七五年上海中醫研究所在中科院上海原子核研究所的協助下，發現人體體表有超微弱可見光波的光子發射，提出「精微物質論」，那麼這種精微物質是什麼呢？它對人體有哪些作用呢？有人說它是一種電磁波、感應射線、帶電粒子流、生物電的輸出，還有人認為，是人體內外能量的總稱等等。這些說法筆者認為都不能充分解釋，氣功師發放出來的外氣的性質和作用。實驗證明，氣功師發放的「外氣」具有輻射性、可聚性、積累性、穿透性，它可以穿透木板、牆壁、人體，甚至穿透X光射線所不能穿透的鉛板。它可以在人體中聚集、儲存、積累。「外氣」，即所謂的「精微物質」，是人體內細胞核各種化學元素物質施放出的基本粒子流，包括生物電子流，質子流、中子流，α、β、γ等高能基本粒子。

人體是一個極為複雜的有機生命結構體，也是一個複雜的生化反應的大「化工廠」。一九五九年十一月法國學者克爾符蘭的法國醫學會提交了一篇題為《生命和原子轉換》的論文，他認為：為了滿足人體本身營養物質的需要，人的生命作用可能具有把過剩的元素轉變成所需要的元素的功能，其中人和生命的細胞質就是「原子反應堆」。《科學二十四小時》一九八六年二期《生命的迷路》以大量事實證明了他的論點。筆者認為，氣功師在氣功態下，就是通過生命體內不斷進行的原子核反應獲得大量能量，放出具有多種基本粒子組成的高能粒子束，這就是所謂「練精化氣」的過程。練功有素的氣功師能將這種強烈反應連續不斷地繼續下去，通過穴位將其放出體外，這就是「外氣」。

3、「外氣」治病的機理 實踐證明「外氣」具有靜電效應、電磁波效應、次聲效應、輻射效應、貫穿效應等等。這些效應引起人體的強烈反應，當外氣作用人體以後，首先打通穴道，刺激機體組織，引起機體組織細胞核質產生一系列的原子核化反應，放出大量的氣體，使機體組織活化，排除病灶、恢復正常功能，達到治病目的。要徹底治療，必須有足夠的「外氣」保證，使刺激——反應——活化——正常不斷進行下去，才能達到治癒的目的，對於這點，愛因斯坦的公式$E=mc^2$告訴我們，是完全可以辦得到的（E——代表能量，生化之氣，m——代表質量，消耗真精；c——代表光速，值為3×10^{7}公尺／秒）。從公式中不難看出，只要少量的真精消耗就可以得到相當大的真氣。因此，氣功師不必擔心能量消耗，只要生命未終止，這種反應就會不斷地進行下去，就有「外氣」放出，完全可以做出使常人不可思議的事情。

氣功師雖有外氣可為人治病，但還是離不開一般的常理，即治病要針對性，這才是醫功的真正奧秘。而作為病人，則應與氣功師密切配合，才能達到理想的療效。

第三節　醫應對症

中、西醫講對症下藥。練氣功和實施氣功治療，也要講醫應對症，猶如中醫針對病症開處方。氣功治療雖說是整體性療法，可也有選擇適合個人具體情況功法的問題。因為每種功法都有它特定的目的性和相應的原理，練起來就大不一樣，效果也不盡相同。選擇對路的功法，練起來才會有深刻體驗，取得好的效果。

三元開慧功包括許多具體功法，分別針對各種不同人的不同練功目的和不同疾病。練虛合道、虛無空的練功要循序漸進，逐步提高，達到練神還虛理想的境界。

一、入門靜心

佛有三不度，即無緣者不度，無信者不度，無願者不度。這三不度對修功、接受醫功治療者來說也是適用的。「天雨雖大不潤無根之草，佛法雖廣難度無緣之人。」所謂緣份，美國波士頓心理學家威廉昆頓認為，就是節奏和配合，二人合拍協調就是緣份，否則就是沒有緣份。筆者認為緣份就是天意，就是不同機體中某種信息的投合。

「有緣千里來相會，無緣對面不相逢」。感情融洽之人，信息相通的人才能有心領神會的心性，才能悟出氣功的真諦。

所謂無信者不度，無信，一是對氣功本身不信，二是對氣功師人不信。不信就無法進行信息溝通。人的大腦好比一台收報機、也好比電視信號發射機和電視接收機。發射的信號無論怎麼強，接收機不把開關打開，不把頻道對上，是無論如何接收不到發射機的信號的。人的大腦也不例外，氣功師無論把氣功信息波發射得怎麼強，對方沒有打開思維開關，信號當然收不到，就不會引起同步共振效應，當然沒有效果。半信半疑就是一是開關沒有全打開、接收信號不全。二是頻道不對，產生意念干擾，其效果也不好。這樣，豈不是對牛彈琴、白費功夫？對那些信而不堅、疑三惑四、觀望不前的人，是難以度化的，他們會「當面不識韓湘子，過後難逢呂洞賓」。有緣而無信心，錯過機會，想再找也困難了。

所謂無願，願指宏願，如果連接受氣功治療的願望也沒有，那就更談不上什麼效果了。更何況練功講修心，修道、修德，三者必須合而為一，才能收效甚大。療疾必須先靜心，明心如鏡，才能得道，修得圓滿。

三元開慧功正是抓住修功這一要害，把入門靜心放在首位，靜心、心淨，才能穩定情緒，與師傅同步，與天、地、人三元同步進入修功境界。

所謂靜心，指心緒要清靜，排除各種雜念，去掉各種私心貪慾。無心無相才能達心淨。抱著種種私心雜念是練不好功，也治不好病的。有的人抱著出功夫、出特異功能的目的，追求氣感強度，盲目的開天目，結果，不但出不了功夫和特異功能，反而會引起氣機性紊亂，造成頭痛、頭昏等偏差。所以練功和進行氣功治療，必先修心、治「心病」。醫應對症、先要對心症。

二、靜心站樁

要靜心先練樁。凡是思緒紊亂、神經系統疾患、神經衰弱、腦血管硬化、神經性頭痛、三叉神經痛、坐骨神經痛、中樞神經炎、眩暈、心神不定、心煩意亂、情緒不穩定的人應先練站樁。

站樁，既是靜功，又是基礎功，並且帶有一定的強化性作用。開始練幾分鐘，逐漸增加到三十至四十五分鐘以上，邊練邊收神，收意，收心，逐漸就會淨化心靈，鎖心猿之馬，神於內守，恬淡虛無。

在樁法中，以練三元樁為基礎，兼練其它樁法。

第四節 醫技要略

運用氣功科學防病治病，增強人體健康，延年益壽，是當前醫學界研究探索「非藥物」治療的重要途徑，也是廣大人民群衆戰勝各種慢性疾病、疑難雜症的重要手段。因此，研究探索其施功技術與方式方法，具有十分重要的應用價值。功法對路，方法對症，方式得體，就會取得奇效。

一、氣功診斷

診斷，是氣功醫師根據病史、四診，必要的化驗報告、X光報告、B超報告、CT報告、手診、體查、透視等獲得的資料，進行綜合、分析、推理和判斷，對病人疾病作出合乎客觀實際的結論的過程。正確的診斷是施功治病的前提和依據。沒有正確的診斷便沒有有用的施功，教功和治療，當然就是「糊塗神治糊塗病」了，也談不上理想的治療效果。

正確診斷來源於正確的判斷。特別在獲得一般材料之後，進行手感、體感檢查，以及非視覺無同穴實施透視所獲得的超神經知覺材料，都是大腦信息加工再現過程，往往以第一、二信號準確率為最高。此時，大腦所耗能量最大，約百分之九十以上。所以，反應出的診斷結論可信度最大。

本文就一般診斷方法不再敍述，僅就氣功手診、體查、透視、遙視、遙感方法略談己見，供讀者參考。

1、手診　手診的方法很多，有手相、手感、脈診之分。這裡只談手相與手感二方法。

手相診法，不是一般的看手相，而是通過看手相掌紋的變化預測和診斷患者疾病。它是建立在生命全息論基礎上的。人體任何部分發生病變，都會在手相的相應部分有所反應。

觀察掌紋男女有所區別，男一般看左手、女一般看右手。早上睡醒五分鐘後看掌紋，準確率較高。看掌紋方法，先將手掌微握，再將掌放平，此時再看，紋路線清晰。病變掌紋有許多情形、表現在不同掌紋線上，其中以生命線、感情線、智慧線、健康線四者為最重要

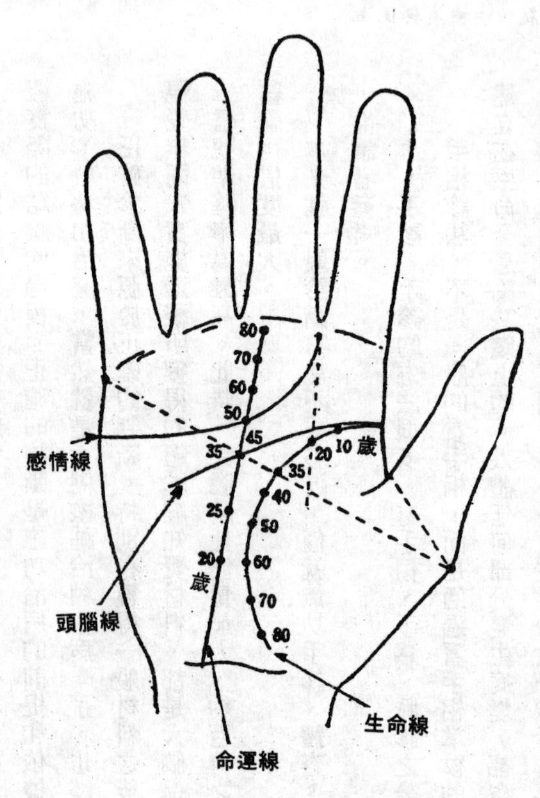

圖六—20　掌紋線圖

（圖六—20、21）。

掌紋形態特徵。通常有星紋：⚹、✳；十字紋：十、×；三角紋：△△△；島紋：◇ ♢；環紋（）◯；井字紋：井、#等，分別預示或表示某種疾病。

①生命線掌紋。健康的生命線掌紋沒有支線和島紋，沒有裂痕間斷，直達手腕，表示健康長壽。若健康線與生命線交接，示大病威脅；交接並有島紋，會有慢性疾病；若在生命線末端有星紋路出現，示有半身不遂或腦充血的危險性；若生命線

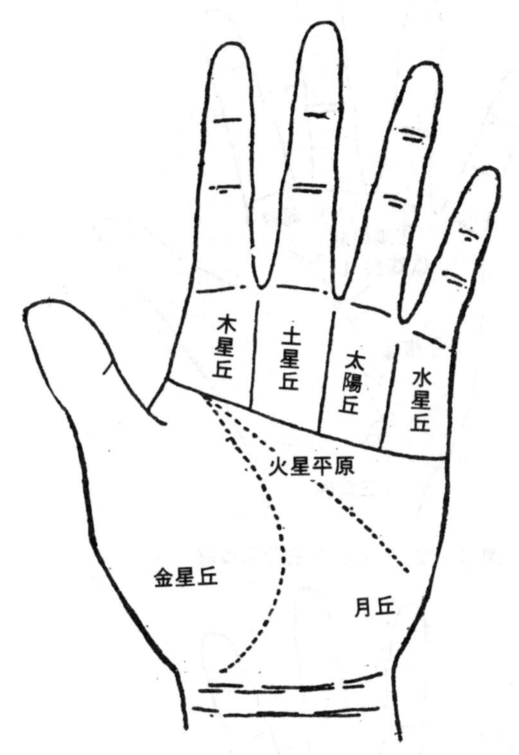

圖六—21　掌丘位置及名稱

出現曲線，示患者有糖尿病；生命線雜亂表示患有肝病；其多支紋連接是肺病留下的痕跡，當有三角紋洲表示子宮肌瘤或子宮癌手術痕，當有分岔而折斷是妊娠外孕手術後痕跡（圖六—22）。

②智慧線，又稱頭腦線。若呈現鏈狀紊亂，亦有障礙性病變、頭腦部傷害，以及腦部腫瘤類疾病症，同時有頭痛、失眠症、腦出血等情形發生，又有憂鬱症、癲癇精神錯亂的可能性。有島紋示營餐不良，有分離線示頭病，斷裂線示意識障礙。

斷掌智慧線示頭腦清晰，性格剛毅（圖六－23）。

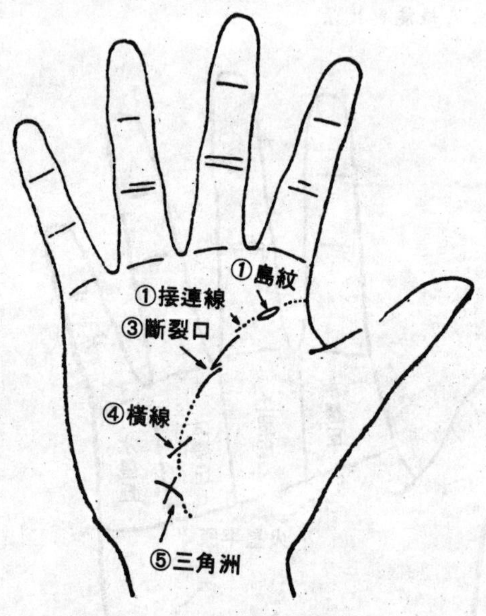

圖六－22　生命線的變化障礙線

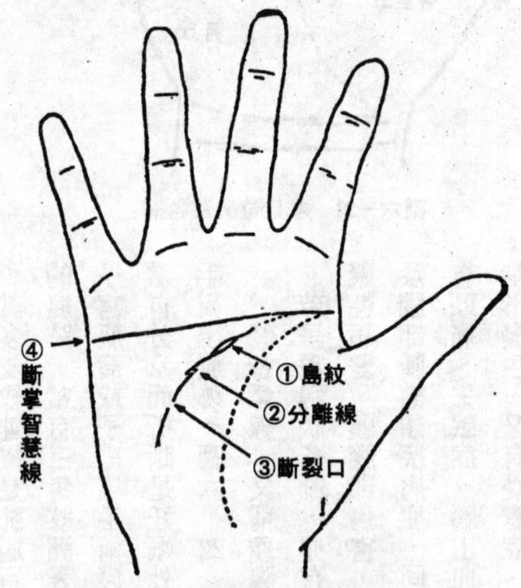

圖六－23　智慧線的變化障礙線

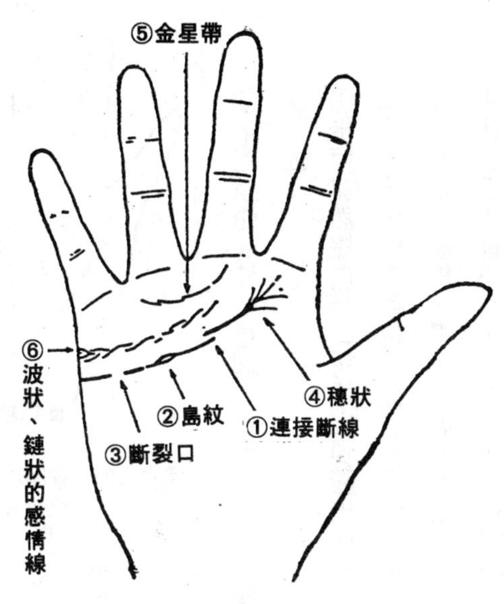

圖六—24　感情線的變化障礙線

③感情線，有人稱愛情線。有島紋示有患靜脈瘤及痔、風濕、頭痛、心疾患等的可能；有連接斷線，示熱病；有斷裂口示意識障礙；其末端有穗狀叉紋線示神經過敏近於病症；呈現波狀或鏈狀示心臟病（圖六—24）。

若感情線在無名指下方位置出現分裂時，示易患心臟病，或眼疾，婚姻易遭到障礙。

④健康線。沒有健康線示身體最佳；彎彎曲曲示肝病或腎病，斷斷續續示消化系統病症，雜亂無章示肝病，呈鎖鏈狀示呼吸系統疾患。健康線與生命線交叉示有意外性傷害的可能（圖六—25）。

綜合掌紋判斷的主要病症的各掌紋顯示：

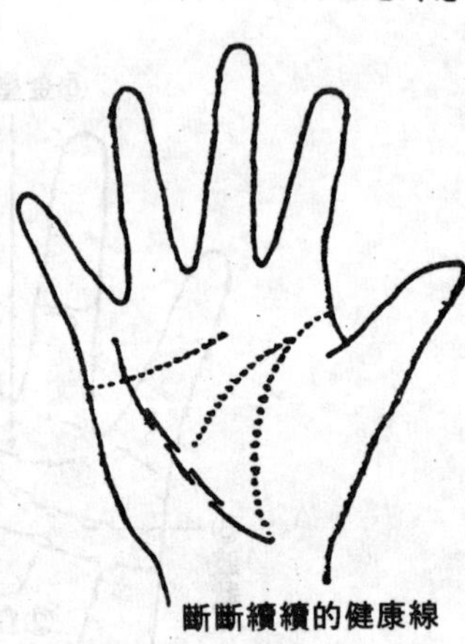

圖六—25　健康不佳的健康線位置表現

心臟病：

①手掌中央出現十字紋，若把手分成四等分是正常，若下移示心臟病。

②生命線末端呈現十字紋三角洲狀。

③感情線呈現波形或曲扭的鏈狀或下部分出現縱短線，或在生命線之間有幾道斜線示心臟病。

④感情線中央區（中指和無名指之間）皮下出現血淤有痛感，示心包炎發生。

⑤手指呈蝌蚪棒槌指頭，多數示有先天性心臟病和呼吸系統病。

腦出血：

①指甲突然變白示有可能出現腦出血。

②手掌紋變成赤茶色，並血壓高的人示先兆性腦出血。

③生命線刻紋線，看上去調而不緊示腦出血。

④智慧線粗細不均，隨處變小，並出現斷口，示腦出血可能性。

⑤中指下方出現星紋是中風的先兆。

⑥食指下比其他部位特別高，示血脂高易出現高血壓或腦出血。

腎臟病：

①手掌健康線外側（月丘）鼓脹或出現橫紋線，示排尿障礙、腎病、膀胱炎等。或出現星紋、放縱線示腎臟病。

②生命線自中途紊亂示腎病。

③智慧線斜下垂，中途斷口，出現細小雜線，示膀胱結石。

④小指根部出現多條短線，示膀胱炎。

肺部病：

①生命線起點有數條細線縱線切斷，並出現島紋，示肺部病。

②感情線末端出現星紋岔線，示肺部病。

③小指或無名指關節出現青筋示胸部障礙性疾患。

神經性病：

①感情線出現島紋，示精神打擊、神經衰弱。

②智慧線極為彎曲，趨向魚際（金星丘）示神經衰弱和抑鬱症。

③智慧線上出現汚點或黑點示腦腫瘤發生。

婦科病：

①健康線外側（月丘）上多橫線，示子宮弱，生殖功能低下。

②小指彎曲，示卵巢功能不全，不易產子。

腸胃病：

①手掌中央青黑而沉色，示腸胃不佳。或示腹靜脈氣血鬱滯。

②健康線外側（月丘）多斜紋，示消化欠佳。若指尖青白色，多是慢性腸胃炎或癌症之類所致。

③生命線幅度寬闊，多患有慢性腹瀉。

肝臟病：

①健康線上出現波紋和障礙線示肝病，惡化時健康線切斷生命線。

②在魚際部（金星丘）、健康線外側（月丘）出現黃或褐色斑點，示肝病。

糖尿病：

①生命線末端分叉，不圓曲，呈直線為糖尿病。

②健康線外側（月丘）出現橫線、紅色斑點，多為糖尿病。

③患糖尿病的人指甲匙形。

風濕病：

①手掌肌肉滑溜溜，示風濕病。

②手腕及健康線外側（月丘）顯黑斑示風濕病。

③手掌關節腫脹而痛是風濕病。

④感情線起點成雙線，多有風濕痛。

手感診法，是通過手在被診者身體的不同區域的感覺反應來確診的。根據生命全息觀點，人體各組織器官在手上都有其代表區域。手感探病時，就是通過提取患者病灶區的信號相應地，在診斷者手上的不同代表區之反應確定的。

手上各組織器官的代表區域一般可通過功法訓練，在自己手上找出來。方法：每天早或日中取坐式練三元功。十分鐘後開始提取心、肝、肺、腎、脾、胃、頭……不同組織的信息信號在手上的對應感覺區域點，多次反覆練習，慢慢就明顯敏感了。在自己手上找到各組織器官對應感覺區域後，診病時只需提取患者的病灶區信息信號，在自己手上的反應就可以確診。其感覺不盡相同，一般是脹、麻、刺痛、跳、涼氣等。參考手診圖。

手感八診法：

①酸為外傷。

②麻為血質病變。

③木為虛、為炎症。

④脹為腫、脹氣。

⑤涼為風寒、寒症。

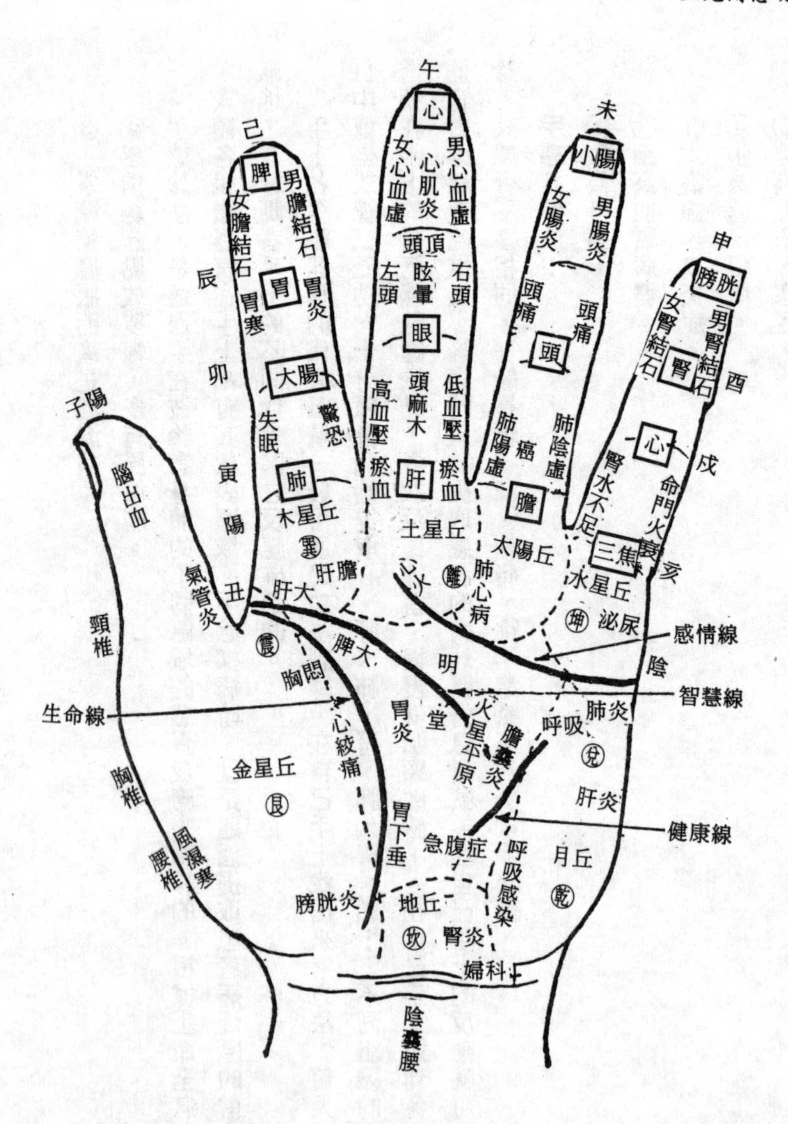

午
心
男心血虛
女心血虛
心肌炎
頂
頭
右頭
左頭
眩暈
眼
頭麻木
低血壓
高血壓
瘀血
肝
瘀血
土星丘
未
小腸
男腸炎
女腸炎
頭痛
頭痛
頭
肺陰虛
肺陽虛
癌
膽
太陽丘
己
脾
男膽結石
女膽結石
辰
胃
胃炎
胃寒
大腸
卯
驚恐
失眠
寅
肺
木星丘
陽
巽
肝膽
離
肺心病
申
膀胱
男腎結石
女腎結石
腎
酉
心
戌
腎水不足
命門火衰
三焦
亥
水星丘
坤
泌尿
子陽
腦出血
氣管炎
丑
肝大
震
脾大
胸悶
頸椎
感情線
陰
智慧線
明
堂
火星平原
肺炎
呼吸
兌
生命線
心絞痛
胃炎
膽囊炎
金星丘
艮
肝炎
健康線
胸椎
胃下垂
急腹症
呼吸感染
月丘
乾
風濕寒
腰椎
膀胱炎
地丘
坎
腎炎
婦科
陰囊腰

圖六—26　手感診圖

⑥痛為神經、實證、不通淤阻。
⑦沉為氣血淤滯、風濕。
⑧跳為痙攣、肌顫。
採用手感診斷，需要在實踐中慢慢體會總結，努力尋找出自己的一套行之有效的方法。

2、體查法　這裡所說的體查法是在望診與其他手段的基礎上，運用氣感進行確診的一種方法。

體查法實質是把病人病灶信息號提取到自己身體的對應部位，引起氣功感應的一種確診方法。這種確診方法準確率極高，幾乎無誤差。但是往往引起自己對應器官和臟腑部位不舒服，如同患病一樣難受。所以，這種方法的採用必須在掌握排除病氣的方法後才能運用，否則提取到自己身上的患者信息排除不掉，會引起自身生病。

這種方法的掌握並不難，主要是扎扎實實地練好基礎功，提高自身對氣的敏感程度即可。達到一定功夫後，會自然地出現感覺，然後再進行有意識的訓練，逐漸就能準確地運用體查法診斷了。

3、透視法　這裡所說的透視法，並不是X光透視，而是通過練功打開天目穴，出非視覺功能後，運用天目進行人體透視的一種方法。

人的大腦中有個叫松果體的部分，現代醫學科學研究證明，它具有視覺功能。由於人類在進化過程中，它不經常被利用，所以就退化了，殘留在大腦裡邊。如今，無數氣功研究事實證明，當松果體獲得一定能量以後，它受到激發，就會重新煥發出潛在的視覺功能，能對人體和其它物體透視，可以用來探礦、尋物、非視覺識字等。筆者於一九八九年七月在大連市旅順口區，曾對十名十二歲以下兒童進行開天目氣功訓練，十天之後這十名兒童全部具有了非視覺功能，能用天目認出放在手心勞宮穴、腋膕下，腳底下、臀下的任何字。筆者弟子李曉強十二歲時，受訓三次激發出透視功能。在醫院驗證，對十名癌症患者病灶進行透視，對癌瘤位置、大小、形狀的判斷準確無誤，同B超、CT結果完全相同。

要具備這種功能，對成年人來說需下苦功，要扎扎實實練功才有可能出現。因此，透視診斷不是一朝一夕的功夫。一是靠基因，二是靠長期堅持練功。

4、**遙感、遙視法** 這種方法是在能採用體感、手感，透視法的基礎上，具備更高功夫後才能採取的診斷方法。這種方法給人一種神秘的感覺。其實，它主要是靠間接提取信息信號進行診斷的。這是將思維意念放出去搜尋，將遠距離的有關信息信號提取到自己手上或身體上，然後再確診的方法。

二、施功方法

施功方法，即氣功醫療方法。施功的方法主要是：思維念力施功和外氣布氣施功或二者結合，對患者進行調治。

1、思維念力施功　即採取思維念力調場的方法對患者進行治療。包括，機體局部制動、念力點穴、念力扎針、體內外設場、調場、飲用離子水、象形體物場等方法。

①機體局部制動。分頭、面部制動，上肢制動，下肢制動、腰部制動和腹部制動。制動方法是，先設井字線，網狀線及立方體、方形體等，再把被制動的身體某部分放在線內，然後以意念力引動周圍宇宙能量場，使之制動，從而達到治療目的。

②念力點穴。即意念點穴。念力點要放在施術的穴位上，如同用手指點在上面一樣，然後壓、旋、推，拉等。意念要輕輕，著意即得，隨著意念把能量送入體內，達到治療目的。

③念力針灸。即思維意針，把念力針扎在要施術的敏感穴位上，採取扎、捻，提、振等手法。意念要輕。

④體內外設場。即在體內外設井字場、網字場、象形物質等，把機體內的能量調動起來產生共振，從而煥發潛在功能，達到治療目的。

⑤調場。即調動宇宙自然界各種能量場為患者治療。如調樹林能量場、調香花能量場、調太陽能量場、調星月能量場等。這要根據患者病情需要決定。

⑥飲用離子水，象形物場，即調制離子水，或在水中放進象形物場，供患者飲用從而治療。

2、**外氣布氣法** 它是氣功外氣治療的重要手段，具有很強的技巧性。其基本手法是：拂、推、提、抓、拿、揉、拍、叩、按、捏、拉、點等。通過這些手法的靈活運用，對機體進行補、泄、調、散、聚、順、通，達到補真氣、排病氣，調發潛能、增進健康、延年益壽目的。

這些外氣布氣方法也可與念力調場配合運用。施功時這些手法可接觸人體，也可不接觸人體，視患者病情而定。

熟練的手法應具備持久、有力、均勻、柔和、深透的基本要求。所謂：「持久」，是指同一手法能持續一定時間，保持動作和力量的連續性。「有力」，是指手法發放出來的外氣及手法本身要具備一定的力量，這種力量根據患者病情變化、施術部位的不同而不斷調整，如增加或減弱氣的強度、手法的力度等。「均勻」，是指手法和運氣的節奏性、平穩性。「柔和」，是指氣質要柔和，動作手法要靈活，力度輕而不浮，重而不澀滯。「深透」，指滲透力，能使外氣、手法力度逐漸滲透入。若加意念力，外氣的作用就更好。上述要求相互輔助，相互滲透，運用得當，就取得好的效果。然而，達到這些要求，需要在修煉中下大功夫，才能掌握技巧，運用自如。

三、五個結合

滿意療效的獲得還須做到五結合。世間一切事物都不是孤立的，人體又是一個開放系統，總是不斷地受到內外環境的影響和作用。要達到最佳療效，鞏固治療效果，就要做到練養結合、練治結合、氣與藥結合、藥與食結合、個體調治與組場結合。

1、練功與養生結合　練功與養生是一個問題的兩個方面，即健體強身、延年益壽這兩個方面。二者相輔相成，互補為用。只練不知養，為不會練，即使練出一點效果，也不能鞏固等於沒練。養是練的補充、提高和昇華，會養才能為之會練。練與養兼顧才能事半功倍。大凡練功有素的氣功師也都是有名的養生家。一些患有重危病症的人，通過練功治好了，又通過養生來鞏固。也有些人練功治好病，而不知養生，舊病復發，甚至又添新病。所以，要鞏固療效，達到祛病健身強體之目的，就要堅持練與養結合。

2、練功與治療結合　練功能治病，但練功不等於治病。因此，既要堅持在整體素質提高上練全套功法，又要有針對性的選擇適合治療自身的對症功法或請氣功師進行調治。這樣才能整體素質提高有保證，個別疾病又得到治療，取得雙層最佳效果。

3、氣與藥結合　氣功修煉和氣功治療並不排斥藥物治療，這是取得療效的理想途徑。有些病，藥到病除，再加練功和氣功治療，更有利於鞏固療效，從根本上提高機體的健康水平，達到既治表又治本的目的。

4、藥與食結合 用藥、練功，同時還必須注意調整飲食，注意飲食衛生才有利於痊癒。飲食清淡，多食素，不吸煙渴酒，不暴飲暴食，八分進餐最合適。飲食調整，補充營養所需，是藥物難以達到的效果。

5、個別調治與組場結合 是指個別調治疾病與組場集體練功調治相結合。組場調治場強度大，激發效果好，對那些敏感性差的人會較好地調動其內氣，有利於治療疾病，取得較滿意的效果。

第七章　三元開慧功養生法

世間萬事萬物惟人最寶貴，而人最寶貴的是生命，生命屬於人只有一次。諾貝爾講：「生命，那是自然付給人類去雕琢的寶石。」怎樣才能讓自己活得美好，活得有意義，這是人類多少年來苦苦探索的課題，而這一課題就是養生學。

談到養生似乎就是老年人的事，其實，養生應從青年人開始。步入青春期就開始養生，終生堅持，持之以恆，就會有一個朝氣蓬勃的青年、精力旺盛的中年、體魄健康的晚年。從而，學業上長進，事業上成功，生活上幸福。一個人，無論是青年、中年、還是老年，也不論其生活、工作、學習的條件如何優越，整天疾病纏身，那就根本沒有什麼幸福可言。什麼是幸福?健康就是幸福。要想健康，就必得講究養生之道。

第一節　養性之道

我國古代大醫學家孫思邈在《養生》篇中說：「夫養性者，欲習以成性，性自為善，不習不利也。」他還指出：「性既自善，內外百病，自然不生，禍亂災害，亦無由作。此養性之大經也。」可見，養生要先修性。

一、養生修性

修性即修養道德。

「生者，德之光也；性者，生之質也。」（《庚桑楚》）對人的生命來說，重要的在於道賦予人的性。筆者認為人應性空。這裡所說的空，絕不是空調無物，而是能夠包容一切，寬容一切。空也為無。凡是心裡充滿忿恨、嫉妒、憤怒等不調和的情緒，執著假相而生出自傲、自私心理的，那麼肉體也就不會調和、百疾苛起。這種惡果是因心術不善造成的。性自為善，正心正行。如果一個人心懷慈悲，充滿仁愛，勤勞、誠懇無偽，常持感謝之心，常作報答之行，心便常見光明，心理就平衡坦然。誰領悟此道，誰就獲得了長生之術。所謂悟，就是自己要做一個有心之人，常常領會心術之道，不要把心長偏了，此為正心。心正常樂，「樂易者，常壽長。」

人應該明白，人唯有肉體活著的時侯，才有使用價值，才是屬於你自己的。人如失去心靈，失去善良，心術不正，常存害人之心，到頭來會受到應有的懲罰。所以要使自己長壽，必先正心，心正才能精神輕鬆、肉體平和長壽。

此外，受想行識，亦復如是，才能追求到安寧祥和長生不老的境界。所謂受想行識，就是心裡想的和行為要統一。同佛經所講的從「空」到「色」，又從「色」到「空」的過程一樣。人的所思和所為相一致，這才是人的本性。許多人明白此道的重要性，可是卻任自己的心、行叛離正道，這樣嚴重的身、心失調，怎麼能長壽呢？

養生必先修性，這是人長壽的前提。但是另一方面，人人欲求長生還必須戒性。戒惡性、揚善性是修性的兩個方面。

《孫真人衛生歌》講：「欲求長生須戒性，火不出兮心自定，木還去火不成灰，人能戒性還延命。」所謂戒性即戒任性、戒慾性、戒貪性、戒痴性等。任性、慾性、貪性、痴性等惡劣秉性，是危機生命的因素。因為任性之人不進人言，就會我行我素，獨斷專行、飛揚跋扈，逞性妄為。當他的心願得不到滿足的時候，就大發脾氣，造成心理上和肌體內分泌的失調。怒則傷肝、怒則氣上，血壓升高，老年人此時最易腦血管破裂，造成腦中風，輕者癱瘓，重者死亡。年輕人任性的後果往往會幹出一些蠢事，悔恨一生。

任性不僅損害人的身心健康，而且影響家庭成員間和與周圍人們之間的關係。因此，欲健康長壽須戒任性。

戒慾性。慾，慾望。人有各種慾望，但並不是每種慾望都能得到滿足。得不到滿足時如能正確對待還好，如果不能正確對待，心理就產生不平衡造成精神上的沉重壓力。如青年人充滿理想，上大學，當工程師、當作家……慾望越強烈，在遭到挫折的時侯就越容易經受不住心理衝擊，再加上家長的斥責，極易喪失對自己、對生活的信心。當然也就談不上長壽了。人不可能沒有一點慾望，因為沒有慾望也就沒有目標，但也不要想入非非，慾望太高，因為太高了就不容易達到，達不到就受打擊，經受不住就帶來心理失調，也就影響健康，因此，欲長壽須戒慾。

戒貪性。貪，指貪心。從一定意義上講，貪也是一種慾望。當貪心慾得不到滿足的時侯，怨天怨地、身心失調，仍然是損於健康。

人不可太貪。物極必反，這是世間一切事物發展的規律。這個道理淺顯易懂，就如吃多了脹肚，錢多了就睡不著一樣。思慮過度就會病魔纏身。所以，人還是清心寡慾才好，正如俗話說的，知足者長樂。錢沒有不行，夠花就行；衣服沒的穿不行，能穿就行。總之，無論什麼東西，多了就是包袱，背包袱精神上壓力就大，就會引起肉體上的失調。

戒痴性，痴，這裡並不是指愚笨，而是指極度迷戀某種事物。俗話說的一條道跑到黑、鑽牛角尖即是此意。一些青年男女戀愛，愛得痴迷，飯吃不下，覺睡不好，每日如丟了魂似的，這樣的痴情對身體百損而無一利。還有些老人養花、養鳥，原本是件好事，可以怡養精神，健腦健體。可是養到痴迷的程度時，花誰也不許動，鳥誰也不許逗，生怕別人給動壞了，逗飛了。一旦花死、鳥亡、精神上就受到沉重打擊，陷入極為沉痛的境界，甚至病上一場。這樣痴情，不但得不到樂趣，反而身心受損，當然更談不上長壽。

綜上所述，欲求長生須戒性。戒性乃是養性之道。孫思邈《道林養性》講：「善攝生者，常少思、少念、少慾、少事、少說、少笑、少樂、少喜、少怒、少好、少惡，行止十二少者，養性已都契也。」他還指出：「多思則神殆，多念則志散，多慾則志昏，多事則形勞，多語則氣乏，多笑則臟傷，多愁則心懾，多樂則意溢，多喜則忘錯昏亂，多怒則百脈不定，多好則專迷不理，多惡則憔悴無歡。此十二多不除，則榮衛失度，血氣妄行，表生之本也。惟無多無少也，幾於道也。」所以，戒性而勿過，乃是養性之道。

養性之道，儒家講存心養性，道家講修心煉性，佛家講明心見性。可見，養性必修心淨心，才能見其人之本性。

心者，一身之主，神之帥也。中醫學稱之為君主之官。這裡所說的心是一個內涵廣泛的概念，既指心臟本身，又指心思而言。《靈樞》講：「心者，五臟六腑之大主，故悲哀憂愁則心動，心動則五臟、六腑皆搖」。說明心與人體內臟組織的密切關係，修心淨心之法的重要。

修心，就是修養心性，明心見性，正其心見其本。「心為動靜之要，情為亂性之要，性為樂道之要。知此三要則不失本性，復其性而處厚也。故喜怒哀樂不能動乎心，或有所動，則發於自然，是不失吾心常矣，而物不能引也。可以靜則於守廉，而萬變不能惑也，故學者動靜之要，不可不察也。」（《黃帝陰符經注解》）所以修心，就要抑心動，控其情，斂五關。人的五關，指耳、目、口、鼻、身，是人的感受器，七情皆生於五關。《友漁齋醫話》講：「七情者，人不能免，惟不可過，過則傷矣，其傷雖分五臟，其實一心耳。」所以，修心常念七情「當」字歌。：

當喜不過喜，當憂不知憂，當愁而不愁，當悲喜眉頭，當思不多思，當怒忍為高，當恐定神中，五關鎖神龍，七情當字歌，恰當乃中和。

淨心，清淨之心。心清淨無瑕，潔白如玉，不存私心、邪念、貪念、憤懑。人生在大千世界中，七情六慾常使人心受到種種擾亂。這裡所說七情，指人的七種情感，即喜、怒、哀、樂、愛、惡、慾。六慾，指引起情緒，意識、心神動盪的六種因素。即色慾，見女色而生貪慾；形貌慾，見人美貌而生貪著；威儀姿態慾，見含笑嬌態而生貪著；語言音聲慾，聽清音巧語而生愛著；細滑慾，見男女皮膚細膩滑著而生染著；人相慾，見可愛之人而生貪著。皆為六根動而生六慾。所以，使六根不動是淨心養性之要法。《莊子•庚桑楚》講：「徹志之勃，解心之謬，去德之累，達道之塞。富、貴、顯、嚴、名、利六者，勃志也；容、動、色、理、氣、意六者，謬心也；惡、慾、喜、怒、哀、樂六者，累德也；去、就、取、與、知、能六者，塞道也；此四六者不蕩，胸中則正，正則靜，靜則明，明則虛，虛則無為而無不為也。」這裡莊子指出「四六」二十四種對人體有害的精神活動和行為：富有、榮貴、高顯、威勢、名聲、利祿、姿容、舉動、顏色、辭理、氣息、情意、憎惡、愛慾、欣喜、憤怒、悲哀、歡樂、去捨、從就、貪取、付與、知慮、技能等過分追求與不當，會影響身體和心理平衡。「四六」不動，則心胸開闊，無為而無所不為，身體健康延年益壽。

二、情緒調攝

情緒是體驗，又是反應；是衝動，又是行為。它是機體的一種復合狀態，是六根眼、耳、鼻、口、舌、身在某種情境下，所表現出來的一種心理的東西。情緒通常包括三種因素：情緒體驗、情緒表現、情緒生理。情緒的體驗和表現有緩和的，有激動的，有細微的，有強烈的，有輕鬆的，有緊張的等等諸多形式。情緒生理的變化也是細微多樣的，由此引起五臟、六腑各分泌腺的不同反應，有旺盛的，也有抑制的；有迅速的，也有緩慢的；有緊張的，也有輕鬆的。情緒對人的心理、生理以及行為產生的影響是極大的，對人的身體健康有著至關重要的作用，所以探討情緒與養生之關係有著十分重要的意義。

情緒與環境、情緒與認知、情緒與行為有著極為密切的關係。

客觀環境是作用「六根」引起人的情緒反應的直接因素。環境的好壞在人們的心理上產生的體驗是不同的。諸如愉快、悲傷、憤怒、懼怕、驚奇、厭惡等等。如有的人上班時，心情總是感到特別壓抑，情緒就不愉快，說明這個環境中有某種因素，對他的情緒產生了影響，使他在這裡樂不起來。如此長期下去，就要產生不良後果，嚴重影響身心健康，影響工作。這就必須及時加以調攝。從自我角度來說，要善於排除那些影響情感體驗的不良因素，視而不見，聽而不聞，腦子不想心裡不煩，也就是關閉體驗的閘門，不讓那些消極的因素擾亂心神。再者，自我尋找能對情緒產生積極影響的樂事，找樂開心。這點很重要。此外自我也要善於創造積極因素，變被動消極為主動積極，從而使自己從苦悶低沉的心理狀態中解脫出來，從不良情感體驗中走出來，不為環境的消極因素所左右。

協調情緒與環境的關係，保持情緒的穩定、心態的平衡，是養生的重要方面。良好的社會、工作、家庭環境能使人的情緒振奮。熾熱的情緒能激發無限的能量，使人思維敏捷，動作靈活，最易創造優秀的工作效率。然而，這時也最易喜而過之，造成情緒激動，產生激烈的心理反應，引起心速加快，血壓升高。喜過傷心，如果平時患有心血管疾病，就易產生不良的嚴重後果。所以，一個人在遇到喜事，心情特別愉快的時候，也要控制這種情緒的體驗，這也是養生的一個方面。

另外，環境的惡劣也易使人的情緒惡劣。這時易生無名火，吵嘴，動手打人，甚至以武力相見。怒則氣上，怒則傷肝，有的人就在這一氣一怒之下休克甚至肝破裂、腦出血而死。因此，在容易引起情緒激憤的環境中，要學會控制調攝情感的體驗，要壓住火，冷靜地對待所發生的一切。

客觀的刺激，在心理上所引起的情緒變化是多種多樣的。《壽世傳真》中講：「暴怒傷肝、思慮傷脾、極憂傷心，過悲傷肺，多恐傷腎。」所以，面對紛繁的世界必須學會調攝情緒的變化，否則人是極易在身心各方面受到傷害的。

情緒既是一種客觀表現，又是一種主觀體驗。情感體驗又與認知密切相關。認知的評價是情緒反應的重要原因。一個人對世間各種各樣事物的認知評價，構成了各種情緒的表現。所以，改變認知評價是調攝情緒的很好途徑。如，在我們的日常工作、生活、學習中，常常遇到各種挫折，如果認為挫折是一個沉重的打擊，從此產生一種悲觀沮喪的情緒，那麽，在行為上表現出消極就不利於身心的健康。相反，在挫折面前，把它作為重新開始的起點，作為一種教訓來吸取，就是一種積極的認知評價，它會產生振奮、熱情的情緒，使身心得到調整。

在日常生活中對許多事物所引起的情緒變化。都要善於從不同的觀察角度去認知評價，才能有利於身心修養。

情緒的表現形式是行為。強化某種行為也可以改變人的情緒。當一個人高興的時候，他所表現出來的是積極熱情的行為，並且，對自己的行為充滿堅定的信心。對這行為給以肯定和表揚，於是產生激發作用，社會心理學把它叫翁哥馬利效應。當一個人被焦慮的情緒纏擾，表現出孤獨的行為時，設法讓他用產生愉快心情的行為去改變焦慮的情緒，從而改變其孤獨的行為。這個過程叫內化。比如，參加聯歡晚會、遊覽名勝古蹟、逛商店、找朋友談心等，最好的方法還是練氣功，通過氣功修煉能較好地調節人的情緒。其好處：

①增強人情緒的穩定性。長期堅持三元開慧功的修煉，能使人的精神意識進入一種特殊狀態，在這種狀態下人的心理得到調整，情緒逐漸穩定下來，遇事就不再那麼激動了。就是遇到較大事件，情緒雖有波動，但也能自控，很快穩定下來。

②調節人情緒的強度情。人的情緒在不同的環境中，往往表現出不同程度的激昂或低沉。特別是中老年人在更年期，遇到一點小事就激動了，甚至大吵大叫。在想不通、轉不過彎的時候，又表現出情緒特別低沉，甚至幾天不說話，臉上沒有一點笑容。在個別年輕人身上這種情緒也有表現，特別是那些性格暴躁的青年人。患有情緒波動症的人可以在練三元開慧功中得到調節。練功過程也是修心、養性和調節人體內泌機制的過程。

練功可以使激昂的情緒強度降低下來，使情緒低沉的人心理得到解脫，增加他的愉快度，提高情緒的強度性。在練功過程中所產生的愉快心情，老子用三個連續的「妙、妙、妙」來形容，可見練功對人的情緒的調節作用是太神奇了。這種感覺被稱為氣功快感。在這種快感中能真正體會到人生的美妙。

③消除人在驚恐中所產生的情緒緊張度。當人遇到某種意外情況時，如驚嚇、打鬥、意外事故、驚夢、威脅等等，易產生緊張情緒，很害怕，甚至「一次被蛇咬，終生怕井繩」。

對這種精神上、心理上的緊張，可以通過修煉三元開慧功消除。練功時要求放鬆，使大腦的緊張度鬆弛下來，進入一種全身高度放鬆狀態，從而使精神意識不平衡狀態得到調整，逐漸消除緊張情緒的干擾。

④增強人的理智性。情緒的波動、過於激昂或過於低沉，以及心胸狹隘，都是由於缺乏對各種事物的理智性。頭腦中缺乏理智，遇到意外事件往往不能正確對待，產生過激行為，甚至造成不良後果。通過三元開慧功的修煉，可以開發大腦的潛在功能，增智開慧，逐漸增強悟性，這樣，在遇到任何情況時，都可以以冷靜的態度，超人的智慧來處理和解決問題了。保持了心理平衡，保持了肌體組織內分泌的平衡，也就達到養生延年的目的了。

⑤改變認識上的狹隘性。一個人心胸狹隘，是與他認識上的狹隘性分不開的，關鍵在於他不能辨證地去認識問題。在氣功修煉中，思想境界能夠得到昇華，心變得善良了，一心想做好事，做善事，抱著與人為善的處世態度，也就不死抱住個人利益不放了。認識上的改變，使心胸豁達了，情緒也就發生了變化。人不再自私，大家也就願意接近他，同他交朋友，交往廣泛了，他的心胸也就更加開闊了。

⑥激發人的積極性。愉快的情緒是一種動力，它使人產生一種向上的積極性。如何使這種情緒得到鞏固並內化？氣功修煉是最好的方法。在氣功修煉中排除思想上的各種干擾，進入了一種似有非有、似無非無的忘我境界。在這種境界中，愉快的情緒得到內化，長期堅持

氣功修煉讓人充滿樂觀情緒，激發了人的積極向上的情緒，產生生命的動力。

總之，情緒調攝是養生的重要方面，良好的情緒有利於身心健康，延年益壽。

第二節 性生活調度

性生活如同吃飯、穿衣一樣平常。它是生命的延續，沒有它，人類的生命就將終止。從這種意義上講，性生活比吃飯、穿衣還重要。性生活還是一個人情緒和夫妻感情的調節器。和諧的性生活使人情緒愉快，夫妻感情融洽和睦。一個人長期沒有性生活就會產生性「飢餓」，脾氣暴躁，易動怒發火，情緒受到影響，甚至性格扭曲。

一、美的享受

和諧滿意的性生活，對增添人的容貌美，尤其對女人的美麗有神奇的效力。美國紐約州立大學尼克遜教授在一篇論文中論及接吻的實質時認為：接吻既是傳達愛慕感情，也是傳遞一種化學物質，這種物質叫做皮脂。接吻不但是把皮脂傳給對方，接吻時產生大量唾液，也把唾液傳給了對方，皮脂經過化學作用便產生興奮和快感，大量的唾液中有一種特殊化學物質，稱為「表皮生長素」。它能促進人體細胞的生長分裂，加速脫氧核糖核酸與蛋白質的合成，有助於機體的發育和成熟。這種激素還能促進眼睛、牙齒、肌肉和關節等間葉組織的發育，保持肌體的青春活力，延緩器官的衰老。人過中年，唾液腺的分泌機能減弱，經常接吻能較好的調節唾液腺的分泌機能。接吻，無論是對孩子、青年人還是中老年人都需要。父母親經常親吻孩子，能促進孩子的生長發育和身心健康；青年人接吻，不但促進發育成熟還達到美容健體的效果；中老年人接吻，不但在精神上是莫大的享受，而且，有助於延緩衰老，保持青春的活力。

近年來，科學家們研究發現唾液中還有大量的藥物，人們在口服或注射藥物期間，不論是中藥還是西藥，部分通過生物膜轉移到唾液中，有些藥物在唾液中濃度高達百分之四十四，甚至比血漿中濃度高出二至三倍。所以，中老年人因某種疾病服用藥物後，最好不要吐唾液，口水多時應嚥下去，提高藥物作用，以取得滿意的療效。

科學家還發現，唾液中含有各種各樣的能溶解食物，幫助消化的酶，能殺滅細菌的IgA抗體、非免疫性溶菌酶、乳酸亞鐵化合物、過氧化物乳酶等等多種成分。酶，是唾液的主要成分。它是生命的鑰匙，機體中化學變化幾乎都是酶促反應完成的，就連人的思維、記憶、感覺、識別等物質運動的高級形式，也是通過酶的作用來實現的。若沒有酶，生物的新陳代謝就會停止。

在醫學上，酶與疾病關係甚為密切。一些先天性遺傳病，是由於酶的生成障礙引起的，如人生來眉毛、頭髮、皮膚都是白色的。就是因體內細胞缺少酪氨酸酶，不能生成黑色素的緣故。再比如，癌症，歸根到底，是機體調節機制障礙，使一種叫乙二醛酶的作用失調導致細胞惡性增殖。酶的作用還可用來治療癌症。白血病人注射天門冬酰胺酶制劑，就可殺滅癌細胞。人體可以製造酶，接吻能產生大量唾液，唾液中含有大量的酶，酶對人體又如此之重要，接吻難道不是一種有意義的行為嗎！

男女雙方適當、和諧的性生活是快感和美感的享受。在性生活時，男女雙方都處在極度的興奮愉快之中，內分泌旺盛，大量地分泌各種津液，尤其是性激素，分泌盈溢而又得到彼此的補益，交媾時的快感和美感使血液沸騰，心臟跳動從平時的每分鐘七十至八十次上升的每分鐘一百二十次左右，血壓在高潮時也升高至六十毫米汞柱。性生活對心理平衡有著良好的調節作用，性愉快煥發生命的活力，對生命過程產生極為有益的作用。

二、「合房有術」

長期以來，性就是個敏感的問題，至於房中術，就更沒有人敢於談及了。許多性功能障礙的患者不敢就醫，因而造成不少美好家庭的破裂。為此，我們要用科學來解除對性的錯誤認識，並找到合理的性生活的方法。

1、性生理發展過程

性，從孩童時就有了，它同出汗、分泌唾液一樣，是人的一種功能表現。精神病學家弗洛依德對兒童的性問題進行了細緻研究後發現，新生男嬰常自發性勃起，新生女嬰可有陰道分泌物。它代表了一種先天的性反射活動。筆者，對二至五歲男孩十八人次的隱睪進行氣功治療時，也發現，在對股骨溝、恥骨穴發氣與點穴時，孩子的陰莖均有勃起現象出現。當陰睪被提拉出來到陰囊後勃起的持續時間更長。這點充分說明孩子的性功能條件反射。孩子的性發育，不同年齡階段表現是不同的，我們祖先在《黃帝內經》中，對人體從性成熟到性衰退的整個過程作出極細緻的描述。

《素問・上古天真論》述：「女子七歲腎氣實，齒更發長；二七而天癸至，任脈通，太冲脈盛，月事以時下，故有子；三七腎氣平均，故真牙（盡根牙）生而長極；四七筋骨堅，髮長極，身體盛壯；五七陽陰脈衰，面始焦，髮始墮；六七三陽脈衰於上，而皆焦，髮妨白；七七任脈虛，太冲脈衰少，天癸竭，地道不通，故形環而無子也。」接著又敍述：「丈夫八歲腎氣實，髮長齒更；二八腎氣盛，天癸至，精氣溢瀉，陰陽和，故能有子；三八腎氣平均，筋骨強勁，故真牙生而長極；四八筋骨隆盛，肌肉壯滿；五八腎氣衰，髮墮齒槁；六八陽氣衰竭於上，面焦，髮鬢斑白；七八肝氣衰，筋不能動，天癸竭，精少，腎臟衰，形體皆極；八八則齒髮去。」從古人所述可以看出，女逢七，正當「二七」十四歲左右月經來潮，標誌著生理上成熟，「七七」四十九歲月經斷絕，宣告性激素分泌衰竭。男逢八，「二八」

十六歲前後精氣溢瀉，表明生理上成熟，「七八」五十六歲左右精氣少，腎氣衰，性激素分泌將竭。然而，現代人由於生活水平的提高，醫療衛生條件發達，人的壽命大大延長了，健康水平提高了，所以，人的性成熟期提前二至三歲，衰老期大大推後了。七十多歲男人再婚仍有生子的，五十多歲的女人，仍有月經來潮的。

2、性生活調度

為了健康長壽，古人對性生活的調度也十分重視，稱其為「房中術」。

《玉房摘要》：「黃帝問素女曰：今欲長不交接為之奈何。素女曰：不可，天地有開合，陰陽有施行，人法陰陽，隨四時，今欲不交接，神氣不宣布，陰陽閉障。」可見，男女不交接逆天理，違天論，「神氣不宣布，陰陽閉障」，而患病，書中還認為：「過則為災」。「樂而有節」，「則和平壽考，及速者弗顧，以生疾而損性命。」「鼎內苦無天真神子，猶將猛火煮空鐺。」可見性生活無度，樂而成災，有損無益。有節制的調度，遵循人的生理正常規律，才會有樂有益有康有壽。

男女雙方在性生活上作合理又適度的安排，就會有益於身心，促進健康。清代諸人獲在《堅瓠七集》卷四說「女子十五至二十五，補陽和血，美顏色、悅精神，節而行之能成地仙。二十五至三十五，我施彼受，雖無裨亦無大損耗。四十以上能致疾。若天癸既絕，如枯枝吸水，不異鬼交，殺身而已。男子精血，少如膏雨，壯如露零，枯嫩含滋，春芽吐潤，老大如霜雪，使紅顏萎黃凋謝耳。」在這裡，古人為後人指出了男女性生活的最佳年齡段，以及性生活能補陽和血、美顏色、悅精神、節而行之能成地仙的好處。但也指出了四十歲以上性生活對人體的嚴重危害。但這一點需辨證地去看，今天由於生活水平的提高，科學的發展，人的平均壽命的延長，這一年齡也應相應地提高了。

有節制的性生活，養精延壽。年輕人雖精力充沛，也不可婚配太早，男子應該是二十五歲，女子應是二十一至二十三歲結婚比較合適。「男子破陽太早，則傷其精氣」，「女子破陰太早，則傷其血脈」。《壽世保元》講：「精未通而御女以通其精，則五體有不滿之處，異日有難狀之疾。」身體還處在發育生長階段，結婚對身體健康有不良影響，易使體弱多病。至於年輕人結婚後行房次數，要本著節制的原則，不要過頻。根據每人的體質狀況，體力充沛、精力旺盛者每周一至二次為度；體力差的每周一次或十天一次為度。年輕人如修煉三元開慧功，會明顯提高體力，但在練基礎功的階段，應以每月一至二次為度。

性生活對中老年人來說，不可沒有，又不可強求，勉強從事危害更大。四十歲上下正是中年，身體狀況發生顯著變化。《黃帝內經》講：「年四十而陰氣自半也，起居衰矣。」說明人到中年身體從旺盛期開始走下坡路了，肌體內發生較明顯變化。《養性》講：「年五十，體重、耳目不聰明也；年六十，陽痿、氣力大衰，九竅不和，下虛上實，涕泣俱出。」人到中年後，腦記憶力下降，反應遲鈍、血液粘稠度增高，相當部分人患有高血壓、心血管系統疾病，此時肝臟細胞變大，儲血能力下降，脾胃功能低下，經常出現脾胃不合、消化吸收不好、體力明顯下降的情況。加上工作、家庭負擔重，身體素質每況愈下。此時性生活的調度，對身體健康就顯得十分重要了。《參贊書》講：「人至中年後，陽氣漸弱，覺陽事猶盛而常舉，必慎而抑之，不可縱情過度。」特別是通過修煉三元開慧功後，身體狀況有改觀，體力明顯增強，精力較前充沛，腎氣得到補充，自覺陽盛，性慾強烈時，更不能過度。《抱朴子•內篇》講：「人慾不可絕，陰陽不交，則坐致壅遏之病，故幽病怨曠，多病而不壽也，任情肆意，又損年命，唯有得其節宣之和，可以不損。」這裡古人告訴我們：人慾，不可斷絕，男女適當相交，對身體有好處，若絕對不交，人反而也會生病，不能長壽。《荀子》正名篇講：「慾者，情之所應也……慾不可去，求可節也。」《三元延壽參贊書》講：「強力入房則精耗，精耗則腎傷，腎傷則髓氣內枯，腰痛不能俯仰。」可見，勉強房事會得多種疾病。只有有節制的性生活，才有利於健康長壽。

性生活調度，一是講時機與方法，二是講合房的頻數。所謂時機與方法：

①陰雨綿綿、雷雨交加、暴風驟雨、大雪紛飛之時不可交。此時，人的情緒不好，心情壓抑，交而不歡。

②子時前、日中後不交。此時陽衰陰升，身體疲勞，情緒低下，精力不充沛，交而有損真陽，草草從事而不快。

③勞累倦感不交。此時陽虛體衰，體力不支，情緒不快，交而無力，至陽甚衰，久之產生性功能障礙，出現陽痿、早泄等病疾。

④大醉酒後不交。交而氣竭傷肝。《參贊書》講：「大醉入房，氣竭肝傷。丈夫精液衰少，陽痿不起，女子則月事衰微，惡生淹留，生惡瘡。」

⑤情緒不快、憂恐衰傷之時不交。陰陽偏虛發厥，易自汗盜汗，虛陽暴脫，積而成疾，危害之極。

⑥合房有術，即掌握火候。男女同房必要待到雙方情慾萌動，火候成熟，夫婦雙方密切配合，多方體恤，徐徐嬉咬，神敍意志艮久，方才交接，這樣才有益健康。《婦科玉尺》講：「男子之至者，謂陽道奮昂而振者，肝氣至也；壯大而熱者，心氣至也；堅挺而久者，腎氣至也。三至俱足，女心之所悅也。」「女子五至也，面上赤起，眉醫乍生，心氣至也；眼光涎瀝，斜視送情，肝氣至也；低頭不語，鼻中涕出，肺氣至也；交頸相偎，其身自動，脾氣至也；玉戶開張，瓊液浸潤，腎氣至也；五氣俱至，男子方與之合，則情洽意美。」「三至」、「五至」說明了男女交合之機。這時才有「女心所悅」、「男心所快」之感。

所謂合房頻數，指男女合房的次數，也是性生活調度的重要方面。《素女經》講：「人年二十者，四日一泄；年三十者，八日一泄；年四十者，十六日一泄；年五十者，二十一日一泄；年六十者，即當閉精，勿復更泄也。若體力猶壯者，一月一泄……凡人氣力自相有強盛過人者，亦不可抑忍，久而不泄，致痈疽。年若過六十，而有數旬不得交接，意中平平者，可閉精勿泄也。」這裡指出了性生活要根據年齡和身體狀況調度。

總之，在性生活調度方面要做到「合房有術」，「入房有禁」。天氣變化，情緒不佳，勞倦疲乏，醉以入房，危害甚大。大飽大飢，婦病床榻，行房禁忌，切莫行差，合房有術，美快交加。性之科學，健康法則，吾人智知，天倫樂止。

三、性功能養生法

性功能強弱是身體健康的重要標誌，性功能減弱或衰竭，謂腎氣衰弱，元陽之氣衰，嚴重影響機體的健康。不但影響身體臟腑組織器官的功能，而且造成心理上的極大不平衡，精神壓力甚大，夫妻間感情受到影響。所以，強化性功能，進行性功能養生顯得多麼重要。這裡「合房有術」基礎上再向讀者推荐幾種性功能強化法。

1、**強腎法** 這裡所說的腎，是內涵廣泛的概念，既是指腎臟本身，包括生殖，泌尿系統而言。強腎法就是通過三元開慧功站樁功、基礎功、養生法等功法加以調治，調整和強化腎元之氣，增強性功能的方法。具體方法是：

①運氣法。三元開慧功樁功或坐功、臥功十分鐘後，將意念微微輕輕的放在命門穴附近，均勻深長呼吸，運氣至命門，待命門發熱，漸漸向後背上部擴散，沿督脈上行時，採取自

然呼吸，當熱流到達大椎穴時，再用意念輕輕下引，到命門、陽關、尾閭、會陰，當會陰溫熱，並有熱沿任脈上升至小腹入丹田時，內視丹田，漸漸會看到一個明亮的圓球，輕輕用意轉動，男順時針轉四十九圈，女逆時針轉四十九圈。然後再反轉二十一圈，而後順其自然練功三十至四十分鐘收功。

②提睪收陰法。三元開慧功三元樁或臥功十分鐘後，用雙手捧睪丸，先輕輕揉搓七至十四次，而後向上提拉，略停三至五秒，放下，再揉搓，再提拉，如此反覆七至二十一次。行功十至十五分鐘收功。

③點穴行氣法。三元樁或臥功十分鐘後運氣達指尖，點壓氣海、關元、恥骨、會陰穴，每穴點壓三至五分鐘，意念氣自指尖達腹內。

④陰經按摩法。坐功十分鐘後，循陰經自湧泉穴起向上順經按摩，意念有股熱流循經而上入小腹，按摩七至十四次。第一遍放鬆體會小腹及會陰的感覺，然後再行第二遍、第三遍，行功完畢收功。

⑤循陽經按摩法。三元樁或坐功十分鐘後，雙手勞宮穴按腎俞穴三至五分鐘，再沿太陽經向下按摩二十一次以上，待腰部發熱為止。再沿大腿外側向下按摩到腳尖，七至十四次。最後一次沿大腿內側陰經向上按摩，把元氣收入丹田，收功。

以上諸法，可以隨時隨地選擇練習，堅持下來定有成效。

2、**補元歸一法** 一是個整體，從整體著眼，從整體入手大補元氣，是調治性功能的關鍵。身體整體素質提高了，性功能改善才有可靠基礎。要求在修煉三元開慧功基礎功的同時堅持練習補元歸一法。補元歸一法是：

調身：採取站、坐、臥式均可。

調息：順式呼吸，呼氣時小腹內收，慢慢將氣排出。吸氣時，小腹凸起，氣沉丹田，然後閉氣，收會陰，提肛，略停。調整呼吸七至十四口後，改自然呼吸。

調意：用意輕輕體會調整呼吸時在小腹部的感覺，並隨呼吸意想太陽之光熱從腳底湧泉進入，到達氣海，當小腹發熱後，引入命門，命門發熱，再將熱放在丹田，小腹內正中位，內觀，它如火球向身體各處放射光芒。此時人在氣中，氣在人中，漸漸無所思念，進入功態。

注意：用意不可過重，似有非有即可。

練功時間為三十至四十分鐘。

第三節 按摩導引

「生命在於運動」。然而，劇烈的運動卻有損無益。筆者認為：外靜內動，延長壽命。

科學家們在研究探索自然界動物壽命差異奧秘的過程中發現，蝙蝠與老鼠儘管外形和體重相似，但它們壽命的差異卻很大。老鼠只能存活三年左右，而蝙蝠能高出五倍。分析原因，老鼠總是在不分晝夜一刻不停的活動，而蝙蝠一天中大部分時間躲在洞穴中，只有晚上飛出幾小時，冬天完全不動，它一生四分之三的時間處於休眠狀態，其代謝率很低，所以壽命比老鼠長。

任何生物有機體都有「生物鐘」，人類也不例外。生命能量是有限的。生物鐘走的快，能量消耗大，生命就縮短。科學家們研究發現每個人都有一定的「生存能量」，即人的生命率。生存能量消耗的快慢決定人的壽命長短。生活在熱帶的人和長期從事劇烈運動的人，新陳代謝旺盛，消耗能量速度快，就容易早成熟，進而導致早衰。一些體弱多病的人，其壽命並不一定短。體弱的女人往往比健康男人的壽命還長。據全國一九八三年第三次人口普查統計，百歲老人中男性占百分之二十二•九七，女性占百分之七七•〇三。可見，女性壽命比男性長。一些長期從事體育運動的人，大凡壽命都比較短，這是由於其「生存能量」消耗多。事實表明，人類壽命的長短，取決於人體能量消耗速度的快慢。因此，人類要想延年益壽，必須減少那些不必要消耗的能量，選擇適當的健身方法。

減少能量消耗，一是形體的，二是心理的。心理失調也能引起較大能量的消耗。≪素問•上古天真論≫講：「上古之人，其知道者，法於陰陽，和於術數，食飲有節，起居有常，不妄作勞，故能形與神俱，而盡其天年，度百歲乃去。」其中「不妄作勞」，就是講在形體上要減少能量的消耗。

外靜內動，延長壽命。按摩導引法，從古至今為養生練功之人重視。人到中午以後，應以按摩導引法為主鍛鍊比較適合。跑步、打球因消耗能量太大，不利於養生。

1、頭部按摩導引法

①雙手搓熱，將掌心勞宮穴對著眼球，撫面十至二十秒，然後對面頰從裡、從上向外向下按摩七次，按摩時動作要輕柔。

②雙手食指彎曲，從眉攢竹穴開始向太陽穴按摩七次。

③點壓太陽穴十至十五秒，再沿太陽穴至耳宮按摩七次。

④點壓按摩大眼角、小眼角，上眼眶、下眼眶各七次。

⑤乾梳頭，從前向後，用雙手指乾梳頭七至十四次，點壓頭頂百會穴，頭兩側率谷，後腦風府穴、玉枕穴、風池穴等各七次。

⑥按摩頸椎七次，按摩廉泉、天突、扶突穴各七次。

2、手掌導引功

①搓掌四十九次熱為準。

②擊掌（內、外勞宮穴），內擊四十九次，外擊四十九次。擊至手掌發紅、發癢、發脹

為準。然後，手掌自然鬆直，放鬆十分鐘。

③扣指尖功。雙手十指尖相對相互扣擊四十九次，略停十秒，再扣擊四十九次，再停十秒，扣擊五次後略停三至五分鐘，放鬆調氣到指尖。

④彈指功。大拇指捏其他四指彈動，每指七次，五指各彈七次為一遍，彈七遍為一次功，雙手同時彈動。

3、腳部按摩功

①搓腳心、從足趾尖向足跟搓四十九次，反向搓二十一次。

②點壓湧泉穴七至二十一次。

③捏足趾尖，每個七至十四次，十指捏完一遍，共七遍一次功。

④搓腳背，從足踝向足趾尖搓七至十四次，再從足前向足踝搓七次。

⑤點壓解溪穴、內外踝。

⑥搓腳背外側七至十四次。

4、循經按摩法

①按摩陰經，從腳沿大腿內側向上按摩七至十四次，補陰氣，調陰經。從鎖骨外沿前胸部向下走大腿內側為瀉法，調整疏瀉陰經氣機。

②從腋窩下沿小臂內側向下到指尖為補，從掌尖沿小臂向肩按摩為瀉法，疏通氣機。

③按摩大腿外側和後側，從背向下到腿、到足尖為補法，從足尖向上到後背到肩為瀉法，調整陽經。每次按摩七至十四次為宜。

5、摩腹

①雙手推兩肋向下時手法重點，向上時輕點。

②雙推任脈。雙手掌重疊從天突開始向下直接推到恥骨。反覆摩腹七至十四次。

③揉腹，順時針摩七至十四次，反時針摩七至十四次。然後全身放鬆。

6、按摩腎俞、陽關、命門　每次按摩七至十四次，至熱。

7、拍打法

①腹部拍打法。

②大腿拍打法。

③胳膊拍打法。

④兩肋拍打法。

⑤頭、後背拍打法。

要橫拍，循經拍打，手法先輕後重。拍打百會穴時拍頭頂即可。不可用拳擊。

8、棍功

取長七十至七十五公分，直徑三至四公分的木棍一根。

①每日放在腳下（最好赤腳），先從腳尖到腳跟蹬木棍，再返回來蹬，就這樣蹬一千次以上。

②將棍立直，用雙手掌搓棍，每搓四十九次略停再搓四十九次，如此反覆，做一千次以上。

以下是三元開慧功養生法的口訣，從中我們可以學會日常隨時隨地可練習的健身功。

赤龍攪海津嗽口。
搓臉運目常梳頭。
鳴鼓扣齒三十六，
擊掌彈指四十九。
雙手摩腹太極球，
搓腎命門熱至中。
腳下蹬棍千次有，
堅持三元開慧功，
幸福伴隨度終生。

按摩導引的主要作用：

1、**舒筋通絡**　通過按摩導引能較好的消除肌肉、筋膜、韌帶、關節囊等肌體組織的緊張狀態，解除由於痙攣引起的疼痛。「不通則痛」，舒筋通絡，改善局部血液循環，消除血腫、水腫等淤阻，從而，氣血得以暢通，肌肉放鬆，鬆則通，「通則不痛」。

2、活血祛淤 按摩導引對臟腑器官有直接促進和調整的作用。適當的手法可使肌肉的收縮和舒張能力增強，組織間壓力得到調整，血液循環得到改善，增加血流量，從而起到活血祛淤，活化新生的作用。

3、促進內分泌 按摩導引法對機體內各種內分泌腺體有著較好的調整作用。它刺激內分泌腺體旺盛，改善和恢復功能，從而大量地分泌津液和人體所需要的激素。

4、調整氣機 人體常因氣機紊亂，引起胸悶、腹脹、串痛之感。通過按摩導引促進氣血流動，消除淤阻障礙及失調，理順氣機，消除紊亂，從而「動則通」、「順則通」，消除脹痛。

5、激發機體的潛在功能 人體有許多潛在功能。在按摩導引中能使局部能量得到調整和激發，能量的激發有可能把人體某種潛在功能調發出來，如臟腑器官潛在功能、大腦潛在功能，在按摩導引時有可能激發出來。

第八章　效應與糾偏

三元開慧功是一種獨特的功法，是醫療與體育相結合的健身開智功，它以發揮人體的潛力，調整身體內部功能來增強體質，提高抵抗疾病的能力，從而達到祛病強身之目的。

在練三元開慧功的過程中，人們進入一種特殊狀態——氣功態，在氣功態下會產生各種不同的效應，出現各種不同的氣感現象，既有主觀感覺也有客觀反應。但由於年齡、性格、習慣、體質、生活經歷、思想、心理狀態，所患疾病的不同，氣感也就一樣。

第一節　主觀感覺

練功的人練到一定功夫，或接受氣功外氣治療時，自然會出現一些特殊感覺。

一、所謂「八觸」

當進入氣功態後，有些人全身或某些部位有不同的感覺，如冷（涼）、暖（熱）、輕、重、痛、癢（麻）、澀、滑等心理上的感覺，稱為「八觸。」《靜坐要訣》記載：「作功有十六種觸景象，動、癢、涼、暖、輕、重、澀、滑、掉、猗、冷、熱、浮、沉、堅、軟等」，以上感覺，是練功者，練到不同程度出現的主觀心理現象。筆者體會，練功者由於不同的生理基因，練不同的功法，在不同的練功階段，所出現的心理效應是不同的，它有幾十種之多。除上述感覺外還有，痛、大、小、長、短、高、矮、蟲爬感、水流聲、熱流串動、酸、脹等，都屬於正常的心理反應。自覺得發涼，並不是空氣冷，涼是一種自身退火解毒的機體內調解現象；發熱說明自身功能加強；痛，說明痛處經絡不通，機體有病，正在疏通；輕，說明機體充氣產生的飄浮力克服了地磁引力。這些現象的出現不奇怪，我們應順其自然，自由自在地練功、接功，就會有更大的收穫。

二、感受性減弱

在氣功鍛鍊中或接受氣功治療時，還有一種多見的現象，就是感覺的閾限值下降。進入氣功態後，雜念減少，大腦思維活動減少，對外界的刺激的感受性減弱，「惚兮恍兮」，「恍兮惚兮」，聽不到細小聲音，自覺清靜無為、飄飄蕩蕩、虛若懸空，似睡非睡、有意無意、綿綿若存，機體猶如不復存在，心情十分愉快。

上述主觀感覺上的變化，來源於大腦皮層活動狀態的變化，練功過程中大腦皮層抑制範圍加大，處在不同程度的催眠時相中，於是出現了上述的感覺現象。

第二節　客觀感應

修煉三元開慧功，除種種主觀意識感覺現象外，在客觀上靜極生動，由於「外氣」，物場的刺激激發，還會出現許多動象，還會有腸鳴、打嗝、出汗、唾液分泌增多，飯量增加或辟谷、月經量得到調整等。

隨著功夫的增長還會出現發光現象，如紅光、藍光、白光、黃光、綠光、紫光等，甚至出現頭爆炸聲、身體爆炸聲等等。這些現象出現是機體能量得到激發的結果。

一、外動現象

修煉三元開慧功，內氣得到補充，機體器官得到調正，內分泌機制得到改善，在外氣、物場的激發作用下，進入氣功態後，人體內的氣活化，於是產生千姿百態的動象，有的跑、跳、走、搖頭、甩手、提腰、前俯後仰，有的如跳舞、舞姿優美大方；有的如打拳，拳術動作俐落、瀟灑；還有的邊動邊說邊唱歌，歌聲悅耳動聽，說的似中非中，似洋非洋；有的不加任何暗示，時哭、時笑、又哭又笑，哭的那麼傷心，笑的那麼開心。

這些複雜多變的動象，有利地調整了身體內氣，疏通了經絡，排除了病氣，增進了健康。

二、食慾增加與辟谷

修三元開慧功以後許多人明顯出現消化系統機能得到改善，腸胃蠕動性增強，飯量增加的現象，這當然就使身體得到充分的營養補充，機體健康狀況得到提高。

然而，也有部分人會出現「辟谷」現象。所謂辟谷，是指練功後出現不想吃飯可又不感到餓，甚至不想喝水的厭食現象，這是一種功能態表現。這是因為氣功調動了人體多年的積存的營養庫的能力，以及皮膚竅穴從宇宙空間直接吸收營養能量，所以雖然不吃不喝，或只喝點水，仍然特別有精神，能照常工作學習。齊齊哈爾有位十二歲小男孩李曉強聽筆者三次帶功報告，學練三元開慧功，曾出現十八天辟谷現象，並具有了透視功能。

三、內分泌增多

絕大多數人在練功中或接受氣功治療時，由於末梢血管擴張，血液循環加快，體內新陳代謝旺盛，全身發熱出微汗，感到全身輕鬆，心情愉快，頭腦清醒。還有不少人唾液增多。

練功能有效地激發內分泌腺體的功能，如性腺的性激素、荷爾蒙分泌的增加，使不少老年人不僅又恢復了青春的活力，而且防寒禦寒能力增強，冬天可以不穿棉衣，晚上不蓋棉被不覺冷、不感冒。由於性激素的大量分泌，婦女月經不正常得到調整，性慾增強，男性精子成活率提高，陽痿得到治療。

練功和接受氣功治療後，可使腦、腸壁等產生大量的呔啡素，要比平常分泌多幾倍，它的鎮痛作用，比嗎啡強十至一百倍，所以，對癌症晚期的病人、神經性頭痛的病人，以及胃腸疼痛的病人，採取氣功止痛與治療，效果神奇而又迅速，大大減輕了病人的痛苦。筆者的八十三歲老父親舌癌轉移晚期一年零十個月，沒有注射一支杜冷丁之類的止痛藥，採取氣功治療與止痛，效果顯著。

此外，也有的人通過練功或接受氣功治療後，毛髮、指甲生長快，白髮變黑髮，皮膚光澤，甚至有的老人重新長出新牙。

第三節 「偏差」與糾偏

對偏差問題，在氣功界認識不統一。有的人認為練功有偏差，《中國醫學百科全書》「氣功學」中講：「練功偏差，是指練功者在練功中，由於選擇功法不當，或操作時未掌握要領，也有極少數是因指導不及時，而引起的一些如亂動不止、氣感亂行、氣感衝頭等嚴重的異常反應，稱為練功偏差。」有的人認為練功沒有什麽偏差。

究竟練功有無偏差，還要具體情況具體分析，這不是一個能夠一概而論的問題。

一、「偏差」的實質

修煉三元開慧功，是不會出現偏差的。所謂偏差只是練功產生的一些反應，有時顯得很強烈，但不能把練功和接受氣功治療時產生的氣感現象，以及某些不適之感稱為偏差。在許多情況下，絕大多數的不適感覺是由於練功者本人的主觀因素（不得法）造成的。正確處理好調身、調意、調息之間的關係，一般不會出現偏差。

筆者認為有沒有偏差，是個對氣感反應的理解問題，原本沒有什麼氣功偏差之說，有的只是氣感反應。所謂反應，是指有舒適愉快的反應，也有酸、脹、痲、痛、癢、嘔吐、精神緊張等不適的反應。所謂偏差，就是指這些不適的反應。古代有「走火入魔」之說，實際是出現功能前，一種功能態的表現，如異常的迷迷糊糊狀態；耳朵聽見「師傅」的聲音；眼睛看見了常人看不到的一些現象；說一些一般人聽不懂的語言；寫一些「天書」般的文字。這些非同一般的現象由於被常人不能理解，就被人們看成是走火入魔了。其實這是練功進入高級階段，是強烈的氣功功能態反應，我們不能將其誤認為是精神病。此時，大腦潛在功能得到激發，出現了所謂「五眼」、「六通」；耳朵能聽到常人聽不到的聲音，甚至能聽到別人大腦正在想什麼，也可聽到很遠距離別講話的聲音，唱歌的聲音，聽到植物生長的聲音等；

眼睛可以看到常人看不到的東西，如人體光、各種物體光等；至於說話，既不是英語，又不是日語，也不是俄語，究竟屬於哪種語言聽不懂，有人將其稱為「宇宙語」。

練功中出現不適之感的原因紛繁複雜，大致可從思想、身體素質、心理、方法、環境等因素去分析。不適之感可因單一因素引起，但多數是多種的共同作用造成的。

1、**思想因素**：缺乏正確的練功指導思想，捕珍獵奇、急於求成。在練功中懷有希翼之心，刻求羽化奇景，急於出功能，心浮神躁，結果迷於虛景幻像，行為出現錯亂，神不守舍。

2、**身體素質因素**：所謂素質包括體質和性格兩方面，體質差，又有敏感善疑性格者易出無端恐懼；凡生理失調者，易出現氣機性紊亂，內氣走漏；一些患有慢性病的人，易出現精神緊張，意識恍惚、氣跡不規，行為變態等。

3、**心理因素**：不良的心理是出現不適反應的重要因素。實踐證明，凡有頹廢沮喪心境、惆悵情感、憂思傷緒等消極心理者，易出現張狂、大動不止等類型不良反應。

4、**方法因素**：練功方法不當，選擇功法不對路，調身、調息、調心三者關係處理不當也易出現不適反應。姿勢不放鬆，易出現氣阻氣滯；一味追求深長呼吸造成氣亂；一味追求入靜，意念過重，反而招致虛幻。照書本練功不悟真諦極易出偏，練功必須有師傅指導，而且要是名師。有的人自己瞎練，全身漏氣，弄得全身無力，後果嚴重。選擇功法，如同吃藥要對症一樣，若功法不對路，消極作用會很大。

一般來說，練靜功和意念過強的功法，易出「偏差」，這是因為入靜到一定層次出現八觸，進入更高層次尚會出現諸業煩惱、執染五蘊發相現象。所謂五蘊，佛語又稱「五陰」、「五衆」，指色（形相）、受（情慾）、想（意念）、行（行為）、識（心靈）。唐玄奘講：「照見五蘊皆空，度一切苦厄」，所以說五蘊損定慧，故稱惡根發相，發相就是功中發生某種感知或景象，不要一味追求。

5、環境因素：惡劣環境是氣功「偏差」的誘發因素。環境因素很多，如強噪音、突發聲響、惡劣氣候、社會動亂、生活驟變等。這些情況在練功中極易造成氣機性紊亂，使氣纏頭、氣滯等病象出現。

二、「偏差」的糾正方法

練功中一旦出現「偏差」要及時糾正。糾正的方法有兩種：一是自身調整，二是請有經驗的氣功師幫助糾正。

在出現如下不適應時，要有的放矢地調治：

1、泰山壓頂氣纏頭：即自覺氣聚頭頂，像壓塊石頭，或感到氣纏頭如戴頂小帽，頭頂脹痛。糾正方法：氣功醫師半握拳，用大拇指點壓百會穴發氣，向下一推，同時指尖做半周旋動。當病人感到頭部輕鬆、症狀消失即可。

2、前額凝貼：即自覺氣聚額頭，兩眉間如貼膏藥，氣聚不散，兩眼皮發沉，目不敢視、怕光。糾正方法：氣功醫師或自己用大拇指點壓印堂穴，向太陽穴推，再點壓太陽穴，反覆推壓，直到症狀消失為止。

3、搖頭失控：即入靜後出現自動搖頭，不能自控。糾正方法：用兩手中指塞入耳孔微微轉動，振動耳竅發出鼓鳴之聲，然後突然一拔，耳內轟的一聲，搖頭即停。

4、腹脹：自覺氣聚腹下脹痛。糾正方法：用大拇指、食指捏住肚臍兩側四至五寸的粗筋向外拉動三至五次，腹內咕嚕作響後，腹脹消失。

5、氣閉纏身：自覺熱氣纏身，猶如火燒，兩眼昏花，頭昏腦脹等。糾正方法：用食指或中指點壓大椎穴，運氣下拉，連續做五至七次，或八至十次，熱氣下降，恢復正常。

6、胸悶：自覺胸悶憋氣，氣短，呼吸困難，心驚肉跳。糾正方法：點壓天突、膻中穴，順勢向下推，胸悶自消。

7、動象不止：出現自發功，動象不止。糾正方法：睜眼向遠方看，轉移意念，用指輕輕拍擊百會穴。食指或中指點壓鎖骨凹陷處肩井穴，動即可停。

8、漏氣、遺精：少數男性患者，練功中自覺有氣從會陰漏出或遺精。糾正方法：取臥位，點壓臍中、關元、會陰，至小腹感到微熱止。

所謂氣功「偏差」現象多種多樣，其糾正方法也各不相同，出了「偏差」，不要怕，有許多「偏差」並不需糾正，改變一下練功方法就會自行消失。

糾偏不如防偏，防止練功中出現「偏差」，要比糾偏更重要。

首先，練功意念不要過重，遇到意外影響，心不要煩，要置之不理，多做自我安慰，如「沒事，練下去」等，以消除緊張情緒，即使產生一些不適之感，也不要驚恐，要樹立信心，改變方法就會自行消除。

二是採取自然放鬆降氣，輕鬆拍打排氣、按摩理氣。特別是收功時的整理動作，要認真做好，這是預防「偏差」的重要措施。

三是選擇對路的功法。請明白功理、功法，有一定基礎的師傅指導。千萬不要自己瞎練。

作者簡介

本書作者辛桂林，著名氣功師，三元開慧功創編人。

辛桂林係齊齊哈爾人，一九六三年畢業於齊齊哈爾師範學院化學專業，後參軍入伍。一九八四年在公安部武警學院任上校教官、康復研究所所長。在此期間進行人體科學研究，傳授氣功功法，進行氣功治療。曾被沙河市聘為醫療氣功師。現任我市氣功科研會常務理事。

辛桂林具有深厚的氣功功底。自幼隨母修煉佛家坐禪法，十六歲修煉少林內勁功，後又修煉達摩「易筋經」、道家「養生法」、「內丹氣功」、「空勁氣功」等十幾種功法，還習練武術和太極拳。在修煉過程中自修了大學中西醫理論和診治技術。又在南開大學進修攻讀了系統論、控制論、信息論和社會心理學、生理心理學等課程。

幾年來，結合學習和實踐，撰寫和發表了《淺析組場帶功治療效應》、《人體自身爆炸體驗》、《氣功調場，牽引頸椎、腰椎一百例》、《氣功調治腫瘤十五例報告》等文章。同時先後在北京、天津、河北、河南、山東、山西、廣東、遼寧、黑龍江等省市進行教功及醫療活動，組場報告六十餘場，受到社會人士好評。

辛桂林積三十多年練功體驗，融佛、道、儒、醫、武於一體，綜合各門派之精華創編的《三元開慧功》，是一套獨具特色的上乘功法。其特點：①內容豐富，套路簡單。包括基礎功、中級功和高級功。含有動功、靜功、臥功、坐功、行步功和金剛彈子功，及氣功醫療術等內容。②靜純恆穩，動靜相兼，不出偏，男女老少皆宜。③不須意守，似意非意，其意微微，意氣勢相隨。④綿綿急發，氣感強烈，內氣外放，外氣內收，綿綿如常。⑤以氣發勁，貫於全身，安心定魄。對於修養心性、防病治病，開發智能、延年益壽有良好作用。

齊齊哈爾市氣功科學研究會

一九九二年四月八日

大展出版社有限公司	圖書目錄
地址：台北市北投區11204 致遠一路二段12巷1號 郵撥： 0166955～1	電話：(02) 8236031 8236033 傳眞：(02) 8272069

•法律專欄連載•電腦編號 58

台大法學院 法律學系／策劃
法律服務社／編著

①別讓您的權利睡著了① 200元
②別讓您的權利睡著了② 200元

•秘傳占卜系列•電腦編號 14

①手相術	淺野八郎著	150元
②人相術	淺野八郎著	150元
③西洋占星術	淺野八郎著	150元
④中國神奇占卜	淺野八郎著	150元
⑤夢判斷	淺野八郎著	150元
⑥前世、來世占卜	淺野八郎著	150元
⑦法國式血型學	淺野八郎著	150元
⑧靈感、符咒學	淺野八郎著	150元
⑨紙牌占卜學	淺野八郎著	150元
⑩ＥＳＰ超能力占卜	淺野八郎著	150元
⑪猶太數的秘術	淺野八郎著	150元
⑫新心理測驗	淺野八郎著	160元

•趣味心理講座•電腦編號 15

①性格測驗1	探索男與女	淺野八郎著	140元
②性格測驗2	透視人心奧秘	淺野八郎著	140元
③性格測驗3	發現陌生的自己	淺野八郎著	140元
④性格測驗4	發現你的真面目	淺野八郎著	140元
⑤性格測驗5	讓你們吃驚	淺野八郎著	140元
⑥性格測驗6	洞穿心理盲點	淺野八郎著	140元
⑦性格測驗7	探索對方心理	淺野八郎著	140元
⑧性格測驗8	由吃認識自己	淺野八郎著	140元
⑨性格測驗9	戀愛知多少	淺野八郎著	140元

⑩性格測驗10　由裝扮瞭解人心　淺野八郎著　140元
⑪性格測驗11　敲開內心玄機　淺野八郎著　140元
⑫性格測驗12　透視你的未來　淺野八郎著　140元
⑬血型與你的一生　淺野八郎著　140元
⑭趣味推理遊戲　淺野八郎著　160元
⑮行爲語言解析　淺野八郎著　160元

・婦 幼 天 地・電腦編號 16

①八萬人減肥成果　黃靜香譯　180元
②三分鐘減肥體操　楊鴻儒譯　150元
③窈窕淑女美髮秘訣　柯素娥譯　130元
④使妳更迷人　成　玉譯　130元
⑤女性的更年期　官舒妍編譯　160元
⑥胎內育兒法　李玉瓊編譯　150元
⑦早產兒袋鼠式護理　唐岱蘭譯　200元
⑧初次懷孕與生產　婦幼天地編譯組　180元
⑨初次育兒12個月　婦幼天地編譯組　180元
⑩斷乳食與幼兒食　婦幼天地編譯組　180元
⑪培養幼兒能力與性向　婦幼天地編譯組　180元
⑫培養幼兒創造力的玩具與遊戲　婦幼天地編譯組　180元
⑬幼兒的症狀與疾病　婦幼天地編譯組　180元
⑭腿部苗條健美法　婦幼天地編譯組　150元
⑮女性腰痛別忽視　婦幼天地編譯組　150元
⑯舒展身心體操術　李玉瓊編譯　130元
⑰三分鐘臉部體操　趙薇妮著　160元
⑱生動的笑容表情術　趙薇妮著　160元
⑲心曠神怡減肥法　川津祐介著　130元
⑳內衣使妳更美麗　陳玄茹譯　130元
㉑瑜伽美姿美容　黃靜香編著　150元
㉒高雅女性裝扮學　陳珮玲譯　180元
㉓蠶糞肌膚美顏法　坂梨秀子著　160元
㉔認識妳的身體　李玉瓊譯　160元
㉕產後恢復苗條體態　居理安・芙萊喬著　200元
㉖正確護髮美容法　山崎伊久江著　180元
㉗安琪拉美姿養生學　安琪拉蘭斯博瑞著　180元
㉘女體性醫學剖析　增田豐著　220元
㉙懷孕與生產剖析　岡部綾子著　180元
㉚斷奶後的健康育兒　東城百合子著　220元

・青 春 天 地・電腦編號 17

①A血型與星座	柯素娥編譯	120元
②B血型與星座	柯素娥編譯	120元
③O血型與星座	柯素娥編譯	120元
④AB血型與星座	柯素娥編譯	120元
⑤青春期性教室	呂貴嵐編譯	130元
⑥事半功倍讀書法	王毅希編譯	150元
⑦難解數學破題	宋釗宜編譯	130元
⑧速算解題技巧	宋釗宜編譯	130元
⑨小論文寫作秘訣	林顯茂編譯	120元
⑪中學生野外遊戲	熊谷康編著	120元
⑫恐怖極短篇	柯素娥編譯	130元
⑬恐怖夜話	小毛驢編譯	130元
⑭恐怖幽默短篇	小毛驢編譯	120元
⑮黑色幽默短篇	小毛驢編譯	120元
⑯靈異怪談	小毛驢編譯	130元
⑰錯覺遊戲	小毛驢編譯	130元
⑱整人遊戲	小毛驢編著	150元
⑲有趣的超常識	柯素娥編譯	130元
⑳哦！原來如此	林慶旺編譯	130元
㉑趣味競賽100種	劉名揚編譯	120元
㉒數學謎題入門	宋釗宜編譯	150元
㉓數學謎題解析	宋釗宜編譯	150元
㉔透視男女心理	林慶旺編譯	120元
㉕少女情懷的自白	李桂蘭編譯	120元
㉖由兄弟姊妹看命運	李玉瓊編譯	130元
㉗趣味的科學魔術	林慶旺編譯	150元
㉘趣味的心理實驗室	李燕玲編譯	150元
㉙愛與性心理測驗	小毛驢編譯	130元
㉚刑案推理解謎	小毛驢編譯	130元
㉛偵探常識推理	小毛驢編譯	130元
㉜偵探常識解謎	小毛驢編譯	130元
㉝偵探推理遊戲	小毛驢編譯	130元
㉞趣味的超魔術	廖玉山編著	150元
㉟趣味的珍奇發明	柯素娥編著	150元
㊱登山用具與技巧	陳瑞菊編著	150元

・健 康 天 地・電腦編號 18

①壓力的預防與治療	柯素娥編譯	130元
②超科學氣的魔力	柯素娥編譯	130元
③尿療法治病的神奇	中尾良一著	130元
④鐵證如山的尿療法奇蹟	廖玉山譯	120元
⑤一日斷食健康法	葉慈容編譯	120元
⑥胃部強健法	陳炳崑譯	120元
⑦癌症早期檢查法	廖松濤譯	160元
⑧老人痴呆症防止法	柯素娥編譯	130元
⑨松葉汁健康飲料	陳麗芬編譯	130元
⑩揉肚臍健康法	永井秋夫著	150元
⑪過勞死、猝死的預防	卓秀貞編譯	130元
⑫高血壓治療與飲食	藤山順豐著	150元
⑬老人看護指南	柯素娥編譯	150元
⑭美容外科淺談	楊啟宏著	150元
⑮美容外科新境界	楊啟宏著	150元
⑯鹽是天然的醫生	西英司郎著	140元
⑰年輕十歲不是夢	梁瑞麟譯	200元
⑱茶料理治百病	桑野和民著	180元
⑲綠茶治病寶典	桑野和民著	150元
⑳杜仲茶養顏減肥法	西田博著	150元
㉑蜂膠驚人療效	瀨長良三郎著	150元
㉒蜂膠治百病	瀨長良三郎著	180元
㉓醫藥與生活	鄭炳全著	180元
㉔鈣長生寶典	落合敏著	180元
㉕大蒜長生寶典	木下繁太郎著	160元
㉖居家自我健康檢查	石川恭三著	160元
㉗永恒的健康人生	李秀鈴譯	200元
㉘大豆卵磷脂長生寶典	劉雪卿譯	150元
㉙芳香療法	梁艾琳譯	160元
㉚醋長生寶典	柯素娥譯	180元
㉛從星座透視健康	席拉・吉蒂斯著	180元
㉜愉悅自在保健學	野本二士夫著	160元
㉝裸睡健康法	丸山淳士等著	160元
㉞糖尿病預防與治療	藤田順豐著	180元
㉟維他命長生寶典	菅原明子著	180元
㊱維他命C新效果	鐘文訓編	150元
㊲手、腳病理按摩	堤芳郎著	160元
㊳AIDS瞭解與預防	彼得塔歇爾著	180元
㊴甲殼質殼聚糖健康法	沈永嘉譯	160元
㊵神經痛預防與治療	木下眞男著	160元
㊶室內身體鍛鍊法	陳炳崑編著	160元

㊷吃出健康藥膳 劉大器編著 180元
㊸自我指壓術 蘇燕謀編著 160元
㊹紅蘿蔔汁斷食療法 李玉瓊編著 150元
㊺洗心術健康秘法 竺翠萍編譯 170元
㊻枇杷葉健康療法 柯素娥編譯 180元
㊼抗衰血癒 楊啟宏著 180元

・實用女性學講座・電腦編號 19

①解讀女性內心世界 島田一男著 150元
②塑造成熟的女性 島田一男著 150元
③女性整體裝扮學 黃靜香編著 180元
④女性應對禮儀 黃靜香編著 180元

・校 園 系 列・電腦編號 20

①讀書集中術 多湖輝著 150元
②應考的訣竅 多湖輝著 150元
③輕鬆讀書贏得聯考 多湖輝著 150元
④讀書記憶秘訣 多湖輝著 150元
⑤視力恢復！超速讀術 江錦雲譯 180元

・實用心理學講座・電腦編號 21

①拆穿欺騙伎倆 多湖輝著 140元
②創造好構想 多湖輝著 140元
③面對面心理術 多湖輝著 160元
④偽裝心理術 多湖輝著 140元
⑤透視人性弱點 多湖輝著 140元
⑥自我表現術 多湖輝著 150元
⑦不可思議的人性心理 多湖輝著 150元
⑧催眠術入門 多湖輝著 150元
⑨責罵部屬的藝術 多湖輝著 150元
⑩精神力 多湖輝著 150元
⑪厚黑說服術 多湖輝著 150元
⑫集中力 多湖輝著 150元
⑬構想力 多湖輝著 150元
⑭深層心理術 多湖輝著 160元
⑮深層語言術 多湖輝著 160元
⑯深層說服術 多湖輝著 180元
⑰掌握潛在心理 多湖輝著 160元

⑱洞悉心理陷阱　多湖輝著　180元

•超現實心理講座•電腦編號 22

①超意識覺醒法　詹蔚芬編譯　130元
②護摩秘法與人生　劉名揚編譯　130元
③秘法！超級仙術入門　陸　明譯　150元
④給地球人的訊息　柯素娥編著　150元
⑤密教的神通力　劉名揚編著　130元
⑥神秘奇妙的世界　平川陽一著　180元
⑦地球文明的超革命　吳秋嬌譯　200元
⑧力量石的秘密　吳秋嬌譯　180元
⑨超能力的靈異世界　馬小莉譯　200元

•養生保健•電腦編號 23

①醫療養生氣功　黃孝寬著　250元
②中國氣功圖譜　余功保著　230元
③少林醫療氣功精粹　井玉蘭著　250元
④龍形實用氣功　吳大才等著　220元
⑤魚戲增視強身氣功　宮　嬰著　220元
⑥嚴新氣功　前新培金著　250元
⑦道家玄牝氣功　張　章著　200元
⑧仙家秘傳袪病功　李遠國著　160元
⑨少林十大健身功　秦慶豐著　180元
⑩中國自控氣功　張明武著　250元
⑪醫療防癌氣功　黃孝寬著　250元
⑫醫療強身氣功　黃孝寬著　250元
⑬醫療點穴氣功　黃孝寬著　220元
⑭中國八卦如意功　趙維漢著　180元
⑮正宗馬禮堂養氣功　馬禮堂著　420元

•社會人智囊•電腦編號 24

①糾紛談判術　清水增三著　160元
②創造關鍵術　淺野八郎著　150元
③觀人術　淺野八郎著　180元
④應急詭辯術　廖英迪編著　160元
⑤天才家學習術　木原武一著　160元
⑥猫型狗式鑑人術　淺野八郎著　180元
⑦逆轉運掌握術　淺野八郎著　180元

⑧人際圓融術	澀谷昌三著	160元
⑨解讀人心術	淺野八郎著	180元
⑩與上司水乳交融術	秋元隆司著	180元

•精 選 系 列• 電腦編號 25

①毛澤東與鄧小平	渡邊利夫等著	280元
②中國大崩裂	江戶介雄著	180元
③台灣・亞洲奇蹟	上村幸治著	220元
④7-ELEVEN高盈收策略	國友隆一著	180元
⑤台灣獨立	森　詠著	200元
⑥迷失中國的末路	江戶雄介著	220元
⑦2000年5月全世界毀滅	紫藤甲子男著	180元

•運 動 遊 戲• 電腦編號 26

①雙人運動	李玉瓊譯	160元
②愉快的跳繩運動	廖玉山譯	180元
③運動會項目精選	王佑京譯	150元
④肋木運動	廖玉山譯	150元
⑤測力運動	王佑宗譯	150元

•銀髮族智慧學• 電腦編號 28

①銀髮六十樂逍遙	多湖輝著	170元
②人生六十反年輕	多湖輝著	170元

•心 靈 雅 集• 電腦編號 00

①禪言佛語看人生	松濤弘道著	180元
②禪密教的奧秘	葉逯謙譯	120元
③觀音大法力	田口日勝著	120元
④觀音法力的大功德	田口日勝著	120元
⑤達摩禪106智慧	劉華亭編譯	150元
⑥有趣的佛教研究	葉逯謙編譯	120元
⑦夢的開運法	蕭京凌譯	130元
⑧禪學智慧	柯素娥編譯	130元
⑨女性佛教入門	許俐萍譯	110元
⑩佛像小百科	心靈雅集編譯組	130元
⑪佛教小百科趣談	心靈雅集編譯組	120元
⑫佛教小百科漫談	心靈雅集編譯組	150元

⑬佛教知識小百科	心靈雅集編譯組	150元
⑭佛學名言智慧	松濤弘道著	220元
⑮釋迦名言智慧	松濤弘道著	220元
⑯活人禪	平田精耕著	120元
⑰坐禪入門	柯素娥編譯	120元
⑱現代禪悟	柯素娥編譯	130元
⑲道元禪師語錄	心靈雅集編譯組	130元
⑳佛學經典指南	心靈雅集編譯組	130元
㉑何謂「生」　阿含經	心靈雅集編譯組	150元
㉒一切皆空　般若心經	心靈雅集編譯組	150元
㉓超越迷惘　法句經	心靈雅集編譯組	130元
㉔開拓宇宙觀　華嚴經	心靈雅集編譯組	130元
㉕真實之道　法華經	心靈雅集編譯組	130元
㉖自由自在　涅槃經	心靈雅集編譯組	130元
㉗沈默的教示　維摩經	心靈雅集編譯組	150元
㉘開通心眼　佛語佛戒	心靈雅集編譯組	130元
㉙揭秘寶庫　密教經典	心靈雅集編譯組	130元
㉚坐禪與養生	廖松濤譯	110元
㉛釋尊十戒	柯素娥編譯	120元
㉜佛法與神通	劉欣如編著	120元
㉝悟（正法眼藏的世界）	柯素娥編譯	120元
㉞只管打坐	劉欣如編著	120元
㉟喬答摩・佛陀傳	劉欣如編著	120元
㊱唐玄奘留學記	劉欣如編著	120元
㊲佛教的人生觀	劉欣如編譯	110元
㊳無門關（上卷）	心靈雅集編譯組	150元
㊴無門關（下卷）	心靈雅集編譯組	150元
㊵業的思想	劉欣如編著	130元
㊶佛法難學嗎	劉欣如著	140元
㊷佛法實用嗎	劉欣如著	140元
㊸佛法殊勝嗎	劉欣如著	140元
㊹因果報應法則	李常傳編	140元
㊺佛教醫學的奧秘	劉欣如編著	150元
㊻紅塵絕唱	海　若著	130元
㊼佛教生活風情	洪丕謨、姜玉珍著	220元
㊽行住坐臥有佛法	劉欣如著	160元
㊾起心動念是佛法	劉欣如著	160元
㊿四字禪語	曹洞宗青年會	200元
51妙法蓮華經	劉欣如編著	160元

㊾根本佛教與大乘佛教	葉作森編	元

•經 營 管 理•電腦編號 01

◎創新經營六十六大計（精）	蔡弘文編	780元
①如何獲取生意情報	蘇燕謀譯	110元
②經濟常識問答	蘇燕謀譯	130元
③股票致富68秘訣	簡文祥譯	200元
④台灣商戰風雲錄	陳中雄著	120元
⑤推銷大王秘錄	原一平著	180元
⑥新創意•賺大錢	王家成譯	90元
⑦工廠管理新手法	琪 輝著	120元
⑧奇蹟推銷術	蘇燕謀譯	100元
⑨經營參謀	柯順隆譯	120元
⑩美國實業24小時	柯順隆譯	80元
⑪撼動人心的推銷法	原一平著	150元
⑫高竿經營法	蔡弘文編	120元
⑬如何掌握顧客	柯順隆譯	150元
⑭一等一賺錢策略	蔡弘文編	120元
⑯成功經營妙方	鐘文訓著	120元
⑰一流的管理	蔡弘文編	150元
⑱外國人看中韓經濟	劉華亭譯	150元
⑲企業不良幹部群相	琪輝編著	120元
⑳突破商場人際學	林振輝編著	90元
㉑無中生有術	琪輝編著	140元
㉒如何使女人打開錢包	林振輝編著	100元
㉓操縱上司術	邑井操著	90元
㉔小公司經營策略	王嘉誠著	160元
㉕成功的會議技巧	鐘文訓編譯	100元
㉖新時代老闆學	黃柏松編著	100元
㉗如何創造商場智囊團	林振輝編譯	150元
㉘十分鐘推銷術	林振輝編譯	180元
㉙五分鐘育才	黃柏松編譯	100元
㉚成功商場戰術	陸明編譯	100元
㉛商場談話技巧	劉華亭編譯	120元
㉜企業帝王學	鐘文訓譯	90元
㉝自我經濟學	廖松濤編譯	100元
㉞一流的經營	陶田生編著	120元
㉟女性職員管理術	王昭國編譯	120元
㊱ＩＢＭ的人事管理	鐘文訓編譯	150元
㊲現代電腦常識	王昭國編譯	150元

㊳電腦管理的危機	鐘文訓編譯	120元
㊴如何發揮廣告效果	王昭國編譯	150元
㊵最新管理技巧	王昭國編譯	150元
㊶一流推銷術	廖松濤編譯	150元
㊷包裝與促銷技巧	王昭國編譯	130元
㊸企業王國指揮塔	松下幸之助著	120元
㊹企業精銳兵團	松下幸之助著	120元
㊺企業人事管理	松下幸之助著	100元
㊻華僑經商致富術	廖松濤編譯	130元
㊼豐田式銷售技巧	廖松濤編譯	180元
㊽如何掌握銷售技巧	王昭國編著	130元
㊿洞燭機先的經營	鐘文訓編譯	150元
㊾新世紀的服務業	鐘文訓編譯	100元
㊿成功的領導者	廖松濤編譯	120元
54女推銷員成功術	李玉瓊編譯	130元
55ＩＢＭ人才培育術	鐘文訓編譯	100元
56企業人自我突破法	黃琪輝編著	150元
58財富開發術	蔡弘文編著	130元
59成功的店舖設計	鐘文訓編著	150元
61企管回春法	蔡弘文編著	130元
62小企業經營指南	鐘文訓編譯	100元
63商場致勝名言	鐘文訓編譯	150元
64迎接商業新時代	廖松濤編譯	100元
66新手股票投資入門	何朝乾　編	180元
67上揚股與下跌股	何朝乾編譯	180元
68股票速成學	何朝乾編譯	180元
69理財與股票投資策略	黃俊豪編著	180元
70黃金投資策略	黃俊豪編著	180元
71厚黑管理學	廖松濤編譯	180元
72股市致勝格言	呂梅莎編譯	180元
73透視西武集團	林谷燁編譯	150元
76巡迴行銷術	陳蒼杰譯	150元
77推銷的魔術	王嘉誠譯	120元
78 60秒指導部屬	周蓮芬編譯	150元
79精銳女推銷員特訓	李玉瓊編譯	130元
80企劃、提案、報告圖表的技巧	鄭　汶　譯	180元
81海外不動產投資	許達守編譯	150元
82八百件的世界策略	李玉瓊譯	150元
83服務業品質管理	吳宜芬譯	180元
84零庫存銷售	黃東謙編譯	150元
85三分鐘推銷管理	劉名揚編譯	150元

㊻推銷大王奮鬥史	原一平著	150元
㊼豐田汽車的生產管理	林谷燁編譯	150元

•成功寶庫•電腦編號02

①上班族交際術	江森滋著	100元
②拍馬屁訣竅	廖玉山編譯	110元
④聽話的藝術	歐陽輝編譯	110元
⑨求職轉業成功術	陳　義編著	110元
⑩上班族禮儀	廖玉山編著	120元
⑪接近心理學	李玉瓊編著	100元
⑫創造自信的新人生	廖松濤編著	120元
⑭上班族如何出人頭地	廖松濤編著	100元
⑮神奇瞬間瞑想法	廖松濤編譯	100元
⑯人生成功之鑰	楊意苓編著	150元
⑲給企業人的諍言	鐘文訓編著	120元
⑳企業家自律訓練法	陳　義編譯	100元
㉑上班族妖怪學	廖松濤編著	100元
㉒猶太人縱橫世界的奇蹟	孟佑政編著	110元
㉓訪問推銷術	黃静香編著	130元
㉕你是上班族中強者	嚴思圖編著	100元
㉖向失敗挑戰	黃静香編著	100元
㉙機智應對術	李玉瓊編著	130元
㉚成功頓悟100則	蕭京凌編譯	130元
㉛掌握好運100則	蕭京凌編譯	110元
㉜知性幽默	李玉瓊編譯	130元
㉝熟記對方絕招	黃静香編譯	100元
㉞男性成功秘訣	陳蒼杰編譯	130元
㊱業務員成功秘方	李玉瓊編著	120元
㊲察言觀色的技巧	劉華亭編著	130元
㊳一流領導力	施義彥編譯	120元
㊴一流說服力	李玉瓊編著	130元
㊵30秒鐘推銷術	廖松濤編譯	150元
㊶猶太成功商法	周蓮芬編譯	120元
㊷尖端時代行銷策略	陳蒼杰編著	100元
㊸顧客管理學	廖松濤編著	100元
㊹如何使對方說Yes	程　羲編著	150元
㊺如何提高工作效率	劉華亭編著	150元
㊼上班族口才學	楊鴻儒譯	120元
㊽上班族新鮮人須知	程　羲編著	120元
㊾如何左右逢源	程　羲編著	130元

⑸語言的心理戰	多湖輝著	130元
⑸扣人心弦演說術	劉名揚編著	120元
⑸如何增進記憶力、集中力	廖松濤譯	130元
⑸性惡企業管理學	陳蒼杰譯	130元
⑸自我啟發200招	楊鴻儒編著	150元
⑸做個傑出女職員	劉名揚編著	130元
⑸靈活的集團營運術	楊鴻儒編著	120元
⑹個案研究活用法	楊鴻儒編著	130元
⑹企業教育訓練遊戲	楊鴻儒編著	120元
⑹管理者的智慧	程　義編譯	130元
⑹做個佼佼管理者	馬筱莉編譯	130元
⑹智慧型說話技巧	沈永嘉編譯	130元
⑹活用佛學於經營	松濤弘道著	150元
⑹活用禪學於企業	柯素娥編譯	130元
⑹詭辯的智慧	沈永嘉編譯	150元
⑹幽默詭辯術	廖玉山編譯	150元
⑺拿破崙智慧箴言	柯素娥編譯	130元
⑺自我培育・超越	蕭京凌編譯	150元
⑺時間即一切	沈永嘉編譯	130元
⑺自我脫胎換骨	柯素娥譯	150元
⑺贏在起跑點—人才培育鐵則	楊鴻儒編譯	150元
⑺做一枚活棋	李玉瓊編譯	130元
⑺面試成功戰略	柯素娥編譯	130元
⑺自我介紹與社交禮儀	柯素娥編譯	150元
⑻說NO的技巧	廖玉山編譯	130元
⑻瞬間攻破心防法	廖玉山編譯	120元
⑻改變一生的名言	李玉瓊編譯	130元
⑻性格性向創前程	楊鴻儒編譯	130元
⑻訪問行銷新竅門	廖玉山編譯	150元
⑻無所不達的推銷話術	李玉瓊編譯	150元

・處世智慧・電腦編號 03

①如何改變你自己	陸明編譯	120元
④幽默說話術	林振輝編譯	120元
⑤讀書36計	黃柏松編譯	120元
⑥靈感成功術	譚繼山編譯	80元
⑧扭轉一生的五分鐘	黃柏松編譯	100元
⑨知人、知面、知其心	林振輝譯	110元
⑩現代人的詭計	林振輝譯	100元
⑫如何利用你的時間	蘇遠謀譯	80元

⑬口才必勝術	黃柏松編譯	120元
⑭女性的智慧	譚繼山編譯	90元
⑮如何突破孤獨	張文志編譯	80元
⑯人生的體驗	陸明編譯	80元
⑰微笑社交術	張芳明譯	90元
⑱幽默吹牛術	金子登著	90元
⑲攻心說服術	多湖輝著	100元
⑳當機立斷	陸明編譯	70元
㉑勝利者的戰略	宋恩臨編譯	80元
㉒如何交朋友	安紀芳編著	70元
㉓鬥智奇謀（諸葛孔明兵法）	陳炳崑著	70元
㉔慧心良言	亦　奇著	80元
㉕名家慧語	蔡逸鴻主編	90元
㉗稱霸者啟示金言	黃柏松編譯	90元
㉘如何發揮你的潛能	陸明編譯	90元
㉙女人身態語言學	李常傳譯	130元
㉚摸透女人心	張文志譯	90元
㉛現代戀愛秘訣	王家成譯	70元
㉜給女人的悄悄話	妮倩編譯	90元
㉞如何開拓快樂人生	陸明編譯	90元
㉟驚人時間活用法	鐘文訓譯	80元
㊱成功的捷徑	鐘文訓譯	70元
㊲幽默逗笑術	林振輝著	120元
㊳活用血型讀書法	陳炳崑譯	80元
㊴心　燈	葉于模著	100元
㊵當心受騙	林顯茂譯	90元
㊶心・體・命運	蘇燕謀譯	70元
㊷如何使頭腦更敏銳	陸明編譯	70元
㊸宮本武藏五輪書金言錄	宮本武藏著	100元
㊺勇者的智慧	黃柏松編譯	80元
㊼成熟的愛	林振輝譯	120元
㊽現代女性駕馭術	蔡德華著	90元
㊾禁忌遊戲	酒井潔著	90元
52摸透男人心	劉華亭編譯	80元
53如何達成願望	謝世輝著	90元
54創造奇蹟的「想念法」	謝世輝著	90元
55創造成功奇蹟	謝世輝著	90元
56男女幽默趣典	劉華亭譯	90元
57幻想與成功	廖松濤譯	80元
58反派角色的啟示	廖松濤編譯	70元
59現代女性須知	劉華亭編著	75元

⑥1機智說話術	劉華亭編譯	100元
⑥2如何突破內向	姜倩怡編譯	110元
⑥4讀心術入門	王家成編譯	100元
⑥5如何解除內心壓力	林美羽編著	110元
⑥6取信於人的技巧	多湖輝著	110元
⑥7如何培養堅強的自我	林美羽編著	90元
⑥8自我能力的開拓	卓一凡編著	110元
⑦0縱橫交涉術	嚴思圖編著	90元
⑦1如何培養妳的魅力	劉文珊編著	90元
⑦2魅力的力量	姜倩怡編著	90元
⑦3金錢心理學	多湖輝著	100元
⑦4語言的圈套	多湖輝著	110元
⑦5個性膽怯者的成功術	廖松濤編譯	100元
⑦6人性的光輝	文可式編著	90元
⑦8驚人的速讀術	鐘文訓編譯	90元
⑦9培養靈敏頭腦秘訣	廖玉山編著	90元
⑧0夜晚心理術	鄭秀美編譯	80元
⑧1如何做個成熟的女性	李玉瓊編著	80元
⑧2現代女性成功術	劉文珊編著	90元
⑧3成功說話技巧	梁惠珠編譯	100元
⑧4人生的真諦	鐘文訓編譯	100元
⑧5妳是人見人愛的女孩	廖松濤編著	120元
⑧7指尖・頭腦體操	蕭京凌編譯	90元
⑧8電話應對禮儀	蕭京凌編著	120元
⑧9自我表現的威力	廖松濤編譯	100元
⑨0名人名語啟示錄	喬家楓編著	100元
⑨1男與女的哲思	程鐘梅編譯	110元
⑨2靈思慧語	牧　風著	110元
⑨3心靈夜語	牧　風著	100元
⑨4激盪腦力訓練	廖松濤編譯	100元
⑨5三分鐘頭腦活性法	廖玉山編譯	110元
⑨6星期一的智慧	廖玉山編譯	100元
⑨7溝通說服術	賴文琇編譯	100元
⑨8超速讀超記憶法	廖松濤編譯	140元

・健康與美容・電腦編號 04

①B型肝炎預防與治療	曾慧琪譯	130元
③媚酒傳（中國王朝秘酒）	陸明主編	120元
④藥酒與健康果菜汁	成玉主編	150元
⑤中國回春健康術	蔡一藩著	100元

⑥奇蹟的斷食療法	蘇燕謀譯	110元
⑧健美食物法	陳炳崑譯	120元
⑨驚異的漢方療法	唐龍編著	90元
⑩不老強精食	唐龍編著	100元
⑪經脈美容法	月乃桂子著	90元
⑫五分鐘跳繩健身法	蘇明達譯	100元
⑬睡眠健康法	王家成譯	80元
⑭你就是名醫	張芳明譯	90元
⑮如何保護你的眼睛	蘇燕謀譯	70元
⑲釋迦長壽健康法	譚繼山譯	90元
⑳腳部按摩健康法	譚繼山譯	120元
㉑自律健康法	蘇明達譯	90元
㉓身心保健座右銘	張仁福著	160元
㉔腦中風家庭看護與運動治療	林振輝譯	100元
㉕秘傳醫學人相術	成玉主編	120元
㉖導引術入門(1)治療慢性病	成玉主編	110元
㉗導引術入門(2)健康・美容	成玉主編	110元
㉘導引術入門(3)身心健康法	成玉主編	110元
㉙妙用靈藥・蘆薈	李常傳譯	150元
㉚萬病回春百科	吳通華著	150元
㉛初次懷孕的10個月	成玉編譯	130元
㉜中國秘傳氣功治百病	陳炳崑編譯	130元
㉞仙人成仙術	陸明編譯	100元
㉟仙人長生不老學	陸明編譯	100元
㊱釋迦秘傳米粒刺激法	鐘文訓譯	120元
㊲痔・治療與預防	陸明編譯	130元
㊳自我防身絕技	陳炳崑編譯	120元
㊴運動不足時疲勞消除法	廖松濤譯	110元
㊵三溫暖健康法	鐘文訓編譯	90元
㊸維他命與健康	鐘文訓譯	150元
㊺森林浴—綠的健康法	劉華亭編譯	80元
㊼導引術入門(4)酒浴健康法	成玉主編	90元
㊽導引術入門(5)不老回春法	成玉主編	90元
㊾山白竹(劍竹)健康法	鐘文訓譯	90元
㊿解救你的心臟	鐘文訓編譯	100元
51牙齒保健法	廖玉山譯	90元
52超人氣功法	陸明編譯	110元
53超能力秘密開發法	廖松濤譯	80元
54借力的奇蹟(1)	力拔山著	100元
55借力的奇蹟(2)	力拔山著	100元
56五分鐘小睡健康法	呂添發撰	120元

㊼禿髮、白髮預防與治療	陳炳崑撰	120元
㊾艾草健康法	張汝明編譯	90元
㊿一分鐘健康診斷	蕭京凌編譯	90元
61念術入門	黃靜香編譯	90元
62念術健康法	黃靜香編譯	90元
63健身回春法	梁惠珠編譯	100元
64姿勢養生法	黃秀娟編譯	90元
65仙人瞑想法	鐘文訓譯	120元
66人蔘的神效	林慶旺譯	100元
67奇穴治百病	吳通華著	120元
68中國傳統健康法	靳海東著	100元
69下半身減肥法	納他夏・史達賓著	110元
70使妳的肌膚更亮麗	楊　皓編譯	100元
71酵素健康法	楊　皓編譯	120元
73腰痛預防與治療	五味雅吉著	100元
74如何預防心臟病・腦中風	譚定長等著	100元
75少女的生理秘密	蕭京凌譯	120元
76頭部按摩與針灸	楊鴻儒譯	100元
77雙極療術入門	林聖道著	100元
78氣功自療法	梁景蓮著	120元
79大蒜健康法	李玉瓊編譯	100元
81健胸美容秘訣	黃靜香譯	120元
82鍺奇蹟療效	林宏儒譯	120元
83三分鐘健身運動	廖玉山譯	120元
84尿療法的奇蹟	廖玉山譯	120元
85神奇的聚積療法	廖玉山譯	120元
86預防運動傷害伸展體操	楊鴻儒編譯	120元
88五日就能改變你	柯素娥譯	110元
89三分鐘氣功健康法	陳美華譯	120元
90痛風劇痛消除法	余昇凌譯	120元
91道家氣功術	早島正雄著	130元
92氣功減肥術	早島正雄著	120元
93超能力氣功法	柯素娥譯	130元
94氣的瞑想法	早島正雄著	120元

・家 庭 ／ 生 活・電腦編號 05

①單身女郎生活經驗談	廖玉山編著	100元
②血型・人際關係	黃靜編著	120元
③血型・妻子	黃靜編著	110元
④血型・丈夫	廖玉山編譯	130元

⑤血型・升學考試	沈永嘉編譯	120元
⑥血型・臉型・愛情	鐘文訓編譯	120元
⑦現代社交須知	廖松濤編譯	100元
⑧簡易家庭按摩	鐘文訓編譯	150元
⑨圖解家庭看護	廖玉山編譯	120元
⑩生男育女隨心所欲	岡正基編著	160元
⑪家庭急救治療法	鐘文訓編著	100元
⑫新孕婦體操	林曉鐘譯	120元
⑬從食物改變個性	廖玉山編譯	100元
⑭藥草的自然療法	東城百合子著	200元
⑮糙米菜食與健康料理	東城百合子著	180元
⑯現代人的婚姻危機	黃　靜編著	90元
⑰親子遊戲　0歲	林慶旺編譯	100元
⑱親子遊戲　1～2歲	林慶旺編譯	110元
⑲親子遊戲　3歲	林慶旺編譯	100元
⑳女性醫學新知	林曉鐘編譯	130元
㉑媽媽與嬰兒	張汝明編譯	180元
㉒生活智慧百科	黃　靜編譯	100元
㉓手相・健康・你	林曉鐘編譯	120元
㉔菜食與健康	張汝明編譯	110元
㉕家庭素食料理	陳東達著	140元
㉖性能力活用秘法	米開・尼里著	150元
㉗兩性之間	林慶旺編譯	120元
㉘性感經穴健康法	蕭京凌編譯	150元
㉙幼兒推拿健康法	蕭京凌編譯	100元
㉚談中國料理	丁秀山編著	100元
㉛舌技入門	增田豐　著	160元
㉜預防癌症的飲食法	黃靜香編譯	150元
㉝性與健康寶典	黃靜香編譯	180元
㉞正確避孕法	蕭京凌編譯	130元
㉟吃的更漂亮美容食譜	楊萬里著	120元
㊱圖解交際舞速成	鐘文訓編譯	150元
㊲觀相導引術	沈永嘉譯	130元
㊳初為人母12個月	陳義譯	130元
㊴圖解麻將入門	顧安行編譯	160元
㊵麻將必勝秘訣	石利夫編譯	160元
㊶女性一生與漢方	蕭京凌編譯	100元
㊷家電的使用與修護	鐘文訓編譯	160元
㊸錯誤的家庭醫療法	鐘文訓編譯	100元
㊹簡易防身術	陳慧珍編譯	130元
㊺茶健康法	鐘文訓編譯	130元

㊻雞尾酒大全　劉雪卿譯　180元
㊼生活的藝術　沈永嘉編著　120元
㊽雜草雜果健康法　沈永嘉編著　120元
㊾如何選擇理想妻子　荒谷慈著　110元
㊿如何選擇理想丈夫　荒谷慈著　110元
51中國食與性的智慧　根本光人著　150元
52開運法話　陳宏男譯　100元
53禪語經典＜上＞　平田精耕著　150元
54禪語經典＜下＞　平田精耕著　150元
55手掌按摩健康法　鐘文訓譯　180元
56脚底按摩健康法　鐘文訓譯　150元
57仙道運氣健身法　高藤聰一郎著　150元
58健心、健體呼吸法　蕭京凌譯　120元
59自彊術入門　蕭京凌譯　120元
60指技入門　增田豐著　160元
61下半身鍛鍊法　增田豐著　180元
62表象式學舞法　黃靜香編譯　180元
63圖解家庭瑜伽　鐘文訓譯　130元
64食物治療寶典　黃靜香編譯　130元
65智障兒保育入門　楊鴻儒譯　130元
66自閉兒童指導入門　楊鴻儒譯　180元
67乳癌發現與治療　黃靜香譯　130元
68盆栽培養與欣賞　廖啟新編譯　180元
69世界手語入門　蕭京凌編譯　180元
70賽馬必勝法　李錦雀編譯　200元
71中藥健康粥　蕭京凌編譯　120元
72健康食品指南　劉文珊編譯　130元
73健康長壽飲食法　鐘文訓編譯　150元
74夜生活規則　增田豐著　120元
75自製家庭食品　鐘文訓編譯　200元
76仙道帝王招財術　廖玉山譯　130元
77「氣」的蓄財術　劉名揚譯　130元
78佛教健康法入門　劉名揚譯　130元
79男女健康醫學　郭汝蘭譯　150元
80成功的果樹培育法　張煌編譯　130元
81實用家庭菜園　孔翔儀編譯　130元
82氣與中國飲食法　柯素娥編譯　130元
83世界生活趣譚　林其英著　160元
84胎教二八〇天　鄭淑美譯　180元
85酒自己動手釀　柯素娥編著　160元
86自己動「手」健康法　手嶋舜著　160元

⑰香味活用法	森田洋子著	160元
⑱寰宇趣聞搜奇	林其英著	200元

・命理與預言・電腦編號06

①星座算命術	張文志譯	120元
③圖解命運學	陸明編著	200元
④中國秘傳面相術	陳炳崑編著	110元
⑤輪迴法則(生命轉生的秘密)	五島勉著	80元
⑥命名彙典	水雲居士編著	180元
⑦簡明紫微斗術命運學	唐龍編著	130元
⑧住宅風水吉凶判斷法	琪輝編譯	180元
⑨鬼谷算命秘術	鬼谷子著	150元
⑩中國算命占星學	陸　明著	120元
⑪女性星魂術	岩滿羅門著	200元
⑫簡明四柱推命學	李常傳編譯	150元
⑬手相鑑定奧秘	高山東明著	200元
⑭簡易精確手相	高山東明著	200元
⑮啟示錄中的世界末日	蘇燕謀編譯	80元
⑯簡明易占學	黃小娥著	100元
⑰指紋算命學	邱夢蕾譯	90元
⑱樸克牌占卜入門	王家成譯	100元
⑲Ａ血型與十二生肖	鄒雲英編譯	90元
⑳Ｂ血型與十二生肖	鄒雲英編譯	90元
㉑Ｏ血型與十二生肖	鄒雲英編譯	100元
㉒ＡＢ血型與十二生肖	鄒雲英編譯	90元
㉓筆跡占卜學	周子敬著	120元
㉔神秘消失的人類	林達中譯	80元
㉕世界之謎與怪談	陳炳崑譯	80元
㉖符咒術入門	柳玉山人編	150元
㉗神奇的白符咒	柳玉山人編	160元
㉘神奇的紫符咒	柳玉山人編	200元
㉙秘咒魔法開運術	吳慧鈴編譯	180元
㉚中國式面相學入門	蕭京凌編著	90元
㉛改變命運的手相術	鐘文訓編著	120元
㉜黃帝手相占術	鮑黎明著	230元
㉝惡魔的咒法	杜美芳譯	230元
㉞脚相開運術	王瑞禎譯	130元
㉟面相開運術	許麗玲譯	150元
㊱房屋風水與運勢	邱震睿編譯	160元
㊲商店風水與運勢	邱震睿編譯	200元

㊳諸葛流天文遁甲	巫立華譯	150元
㊴聖帝五龍占術	廖玉山譯	180元
㊵萬能神算	張助馨編著	120元
㊶神祕的前世占卜	劉名揚譯	150元
㊷諸葛流奇門遁甲	巫立華譯	150元
㊸諸葛流四柱推命	巫立華譯	180元
㊹室內擺設創好運	小林祥晃著	200元
㊺室內裝潢開運法	小林祥晃著	230元
㊻新・大開運吉方位	小林祥晃著	200元

・教養特輯・電腦編號 07

①管教子女絕招	多湖輝著	70元
⑤如何教育幼兒	林振輝譯	80元
⑥看圖學英文	陳炳崑編著	90元
⑦關心孩子的眼睛	陸明編	70元
⑧如何生育優秀下一代	邱夢蕾編著	100元
⑨父母如何與子女相處	安紀芳編譯	80元
⑩現代育兒指南	劉華亭編譯	90元
⑫如何培養自立的下一代	黃静香編譯	80元
⑬使用雙手增強腦力	沈永嘉編譯	70元
⑭教養孩子的母親暗示法	多湖輝著	90元
⑮奇蹟教養法	鐘文訓編譯	90元
⑯慈父嚴母的時代	多湖輝著	90元
⑰如何發現問題兒童的才智	林慶旺譯	100元
⑱再見！夜尿症	黃静香編譯	90元
⑲育兒新智慧	黃静編譯	90元
⑳長子培育術	劉華亭編譯	80元
㉑親子運動遊戲	蕭京凌編譯	90元
㉒一分鐘刺激會話法	鐘文訓編著	90元
㉓啟發孩子讀書的興趣	李玉瓊編著	100元
㉔如何使孩子更聰明	黃静編著	100元
㉕３・４歲育兒寶典	黃静香編譯	100元
㉖一對一教育法	林振輝編譯	100元
㉗母親的七大過失	鐘文訓編譯	100元
㉘幼兒才能開發測驗	蕭京凌編譯	100元
㉙教養孩子的智慧之眼	黃静香編譯	100元
㉚如何創造天才兒童	林振輝編譯	90元
㉛如何使孩子數學滿點	林明嬋編著	100元

・消遣特輯・電腦編號08

①小動物飼養秘訣	徐道政譯	120元
②狗的飼養與訓練	張文志譯	130元
③四季釣魚法	釣朋會編	120元
④鴿的飼養與訓練	林振輝譯	120元
⑤金魚飼養法	鐘文訓編譯	130元
⑥熱帶魚飼養法	鐘文訓編譯	180元
⑦有趣的科學（動腦時間）	蘇燕謀譯	70元
⑧妙事多多	金家驊編譯	80元
⑨有趣的性知識	蘇燕謀編譯	100元
⑩圖解攝影技巧	譚繼山編譯	220元
⑪100種小鳥養育法	譚繼山編譯	200元
⑫樸克牌遊戲與贏牌秘訣	林振輝編譯	120元
⑬遊戲與餘興節目	廖松濤編著	100元
⑭樸克牌魔術・算命・遊戲	林振輝編譯	100元
⑯世界怪動物之謎	王家成譯	90元
⑰有趣智商測驗	譚繼山譯	120元
⑲絕妙電話遊戲	開心俱樂部著	80元
⑳透視超能力	廖玉山譯	90元
㉑戶外登山野營	劉青篁編譯	90元
㉒測驗你的智力	蕭京凌編著	90元
㉓有趣數字遊戲	廖玉山編著	90元
㉔巴士旅行遊戲	陳羲編著	110元
㉕快樂的生活常識	林泰彥編著	90元
㉖室內室外遊戲	蕭京凌編著	110元
㉗神奇的火柴棒測驗術	廖玉山編著	100元
㉘醫學趣味問答	陸明編譯	90元
㉙樸克牌單人遊戲	周蓮芬編譯	130元
㉚靈驗樸克牌占卜	周蓮芬編譯	120元
㉜性趣無窮	蕭京凌編譯	110元
㉝歡樂遊戲手册	張汝明編譯	100元
㉞美國技藝大全	程玫立編譯	100元
㉟聚會即興表演	高育強編譯	90元
㊱恐怖幽默	幽默選集編譯組	120元
㊲兩性幽默	幽默選集編譯組	100元
㊹藝術家幽默	幽默選集編譯組	100元
㊺旅遊幽默	幽默選集編譯組	100元
㊻投機幽默	幽默選集編譯組	100元
㊼異色幽默	幽默選集編譯組	100元

⑱青春幽默　　幽默選集編譯組　100元
⑲焦點幽默　　幽默選集編譯組　100元
⑳政治幽默　　幽默選集編譯組　130元
㊶美國式幽默　　幽默選集編譯組　130元

•語文特輯•電腦編號 09

①日本話1000句速成　　王復華編著　60元
②美國話1000句速成　　吳銘編著　60元
③美國話1000句速成　附卡帶　　220元
④日本話1000句速成　附卡帶　　220元
⑤簡明日本話速成　　陳炳崑編著　90元

•武術特輯•電腦編號 10

①陳式太極拳入門　　馮志強編著　150元
②武式太極拳　　郝少如編著　150元
③練功十八法入門　　蕭京凌編著　120元
④教門長拳　　蕭京凌編譯　150元
⑤跆拳道　　蕭京凌編譯　150元
⑥正傳合氣道　　程曉鈴譯　180元
⑦圖解雙節棍　　陳銘遠著　150元
⑧格鬥空手道　　鄭旭旭編著　180元
⑨實用跆拳道　　陳國榮編著　180元
⑩武術初學指南　　李文英、解守德編著　250元
⑪泰國拳　　陳國榮著　180元
⑫中國式摔跤　　黃　斌編著　180元
⑬太極劍入門　　李德印編著　180元
⑭太極拳運動　　運動司編　220元
⑮太極拳譜　　清・王宗岳等著　280元
⑯散手初學　　冷　峰編著　180元

•趣味益智百科•電腦編號 11

①宇宙和星辰的奧妙　　林振輝譯　70元
②神奇魔術入門　　陳炳崑譯　70元
③智商180訓練金頭腦　　徐道政譯　90元
④趣味遊戲107入門　　徐道政譯　60元
⑤漫畫入門　　張芳明譯　70元
⑥氣象觀測入門　　陳炳崑譯　50元
⑦圖解游泳入門　　黃慶篤譯　80元

⑧野外露營指南	林振輝譯	60元
⑨少女派對入門	陳昱仁譯	70元
⑩簡易勞作入門	陳昱仁譯	70元
⑪手製玩具入門	趣味百科編譯組	80元
⑫圖解遊戲百科	趣味百科編譯組	70元
⑬奇妙火柴棒遊戲	趣味百科編譯組	70元
⑭奇妙手指遊戲	趣味百科編譯組	70元
⑮快樂的勞作—走	趣味百科編譯組	70元
⑯快樂的勞作—動	趣味百科編譯組	70元
⑰快樂的勞作—飛	趣味百科編譯組	70元
⑱不可思議的恐龍	趣味百科編譯組	70元
⑲不可思議的化石	趣味百科編譯組	70元
⑳偵探推理入門	趣味百科編譯組	70元
㉑愛與幸福占星術	趣味百科編譯組	70元

・神奇傳眞・電腦編號 12

①鬼故事	賴曉梅著	70元
②妖怪故事	賴曉梅著	70元
③鬼怪故事	周維潔著	70元
④神鬼怪談	周維潔著	60元
⑤中國神奇怪案	人亦奇著	70元
⑥中國奇情小說	周景雯著	75元

國家圖書館出版品預行編目資料

三元開慧功／辛桂林著；──初版
──臺北市；大展，民85
面； 公分──（養生保健；17）
ISBN 957-557-607-1（平裝）

1. 氣功

411.12 85005184

行政院新聞局局版臺陸字第 100567 號核准
北京人民體育出版社授權中文繁體字版

ISBN 957-557-607-1

三元開慧功

著　　者／辛　桂　林
發 行 人／蔡　森　明
出 版 者／大展出版社有限公司
社　　址／台北市北投區（石牌）
致遠一路二段12巷1號
電　　話／(02) 8236031・8236033
傳　　眞／(02) 8272069
郵政劃撥／0166955－1
登 記 證／局版臺業字第2171號
承 印 者／國順圖書印刷公司
裝　　訂／嶸興裝訂有限公司
排 版 者／千賓電腦打字有限公司
電　　話／（02）8836052
初　　版／1996年（民85年）7月
定　　價／250元

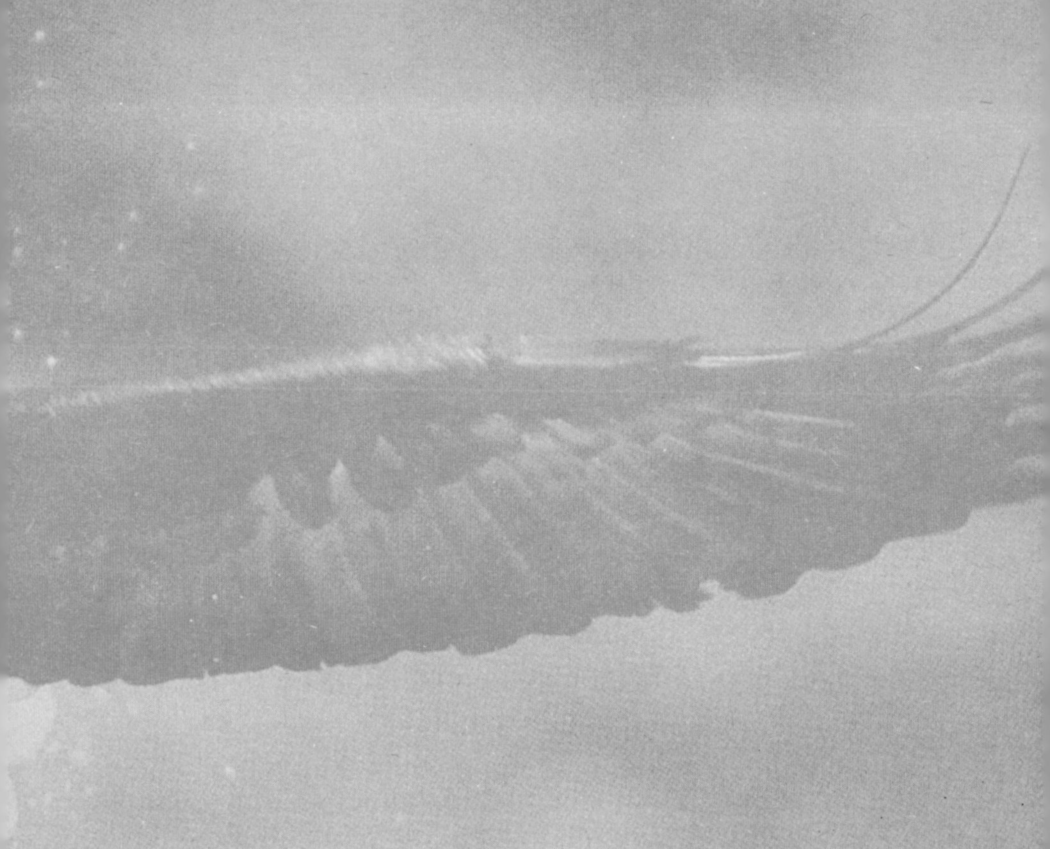

大展好書 好書大展

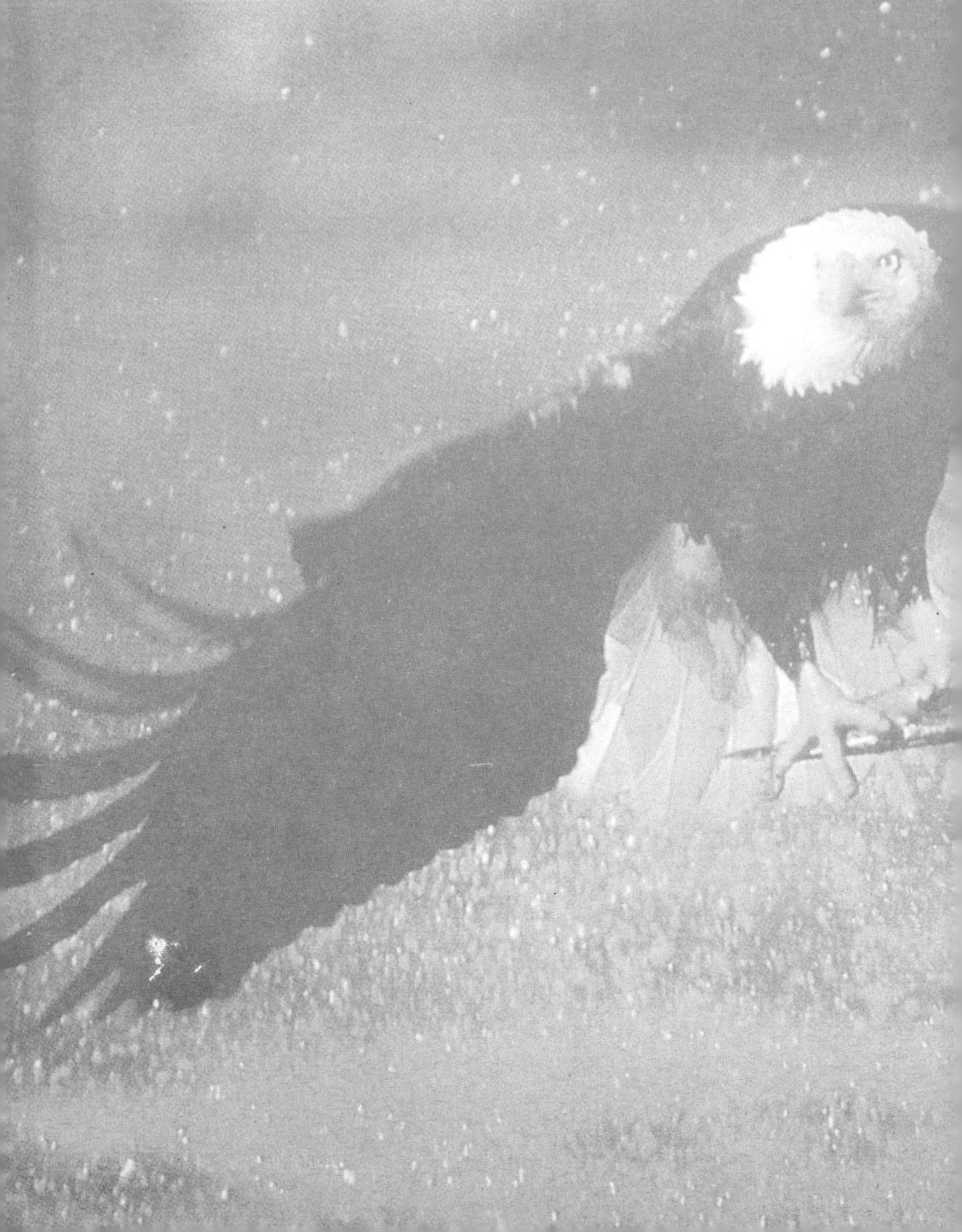